Il gioco d'azzardo patologico

Jon E. Grant • Marc N. Potenza

Il gioco d'azzardo patologico

Una guida clinica al trattamento

Edizione italiana a cura di
Massimo Clerici

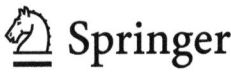

Edizione italiana a cura di:
Massimo Clerici
Professore Associato di Psichiatria
Dipartimento di Neuroscienze e Tecnologie Biomediche
Università degli Studi Milano-Bicocca
Milano

Traduzione a cura di Lara Bellardita

Titolo pubblicato in originale negli Stati Uniti dall'American Psychiatric Publishing, Inc., Washington D.C. e Londra, UK. First published in the United States by American Psychiatric Publishing, Inc., Washington D.C. and London, UK
© 2004. All rights reserved

La prefazione di S. Pallanti è presente nella sola edizione italiana. Pertanto, l'American Psychiatric Publishing, Inc. non è responsabile di tali contenuti.

ISBN 978-88-470-1537-1   e-ISBN 978-88-470-1538-8

DOI 10.1007/978-88-470-1538-8

© Springer-Verlag Italia 2010

Quest'opera è protetta dalla legge sul diritto d'autore, e la sua riproduzione è ammessa solo ed esclusivamente nei limiti stabiliti dalla stessa. Le fotocopie per uso personale possono essere effettuate nei limiti del 15% di ciascun volume dietro pagamento alla SIAE del compenso previsto dall'art. 68, commi 4 e 5, della legge 22 aprile 1941 n. 633. Le riproduzioni per uso non personale e/o oltre il limite del 15% potranno avvenire solo a seguito di specifica autorizzazione rilasciata da AIDRO, Corso di Porta Romana n. 108, Milano 20122, e-mail segreteria@aidro.org e sito web www.aidro.org.
Tutti i diritti, in particolare quelli relativi alla traduzione, alla ristampa, all'utilizzo di illustrazioni e tabelle, alla citazione orale, alla trasmissione radiofonica o televisiva, alla registrazione su microfilm o in database, o alla riproduzione in qualsiasi altra forma (stampata o elettronica) rimangono riservati anche nel caso di utilizzo parziale. La violazione delle norme comporta le sanzioni previste dalla legge.

L'utilizzo in questa pubblicazione di denominazioni generiche, nomi commerciali, marchi registrati, ecc. anche se non specificatamente identificati, non implica che tali denominazioni o marchi non siano protetti dalle relative leggi e regolamenti.

Responsabilità legale per i prodotti: l'editore non può garantire l'esattezza delle indicazioni sui dosaggi e l'impiego dei prodotti menzionati nella presente opera. Il lettore dovrà di volta in volta verificarne l'esattezza consultando la bibliografia di pertinenza.

9 8 7 6 5 4 3 2 1

Layout copertina: Ikona S.r.l., Milano

Impaginazione: Ikona S.r.l., Milano
Stampa: Fotoincisione Varesina (VA)
Stampato in Italia

Springer-Verlag Italia S.r.l., Via Decembrio 28, I-20137 Milano
Springer fa parte di Springer Science+Business Media (www.springer.com)

Prefazione all'edizione italiana

Anche in Italia, finalmente, assieme all'aumento della diffusione del gioco d'azzardo patologico, cresce l'attenzione per gli interventi preventivi e terapeutici specificamente provati, e la traduzione di questo bel libro lo testimonia.
Jon Grant e Marc Potenza condensano per i clinici e tutti gli altri operatori del settore le necessarie informazioni che la ricerca ha elaborato al fine di migliorare l'approccio alla terapia ed alla prevenzione di questo fenomeno di massa che è il gioco d'azzardo patologico.

Non credo che si potesse pensare ad una coppia di Autori più autorevole e competente: Jon Grant, oltre che psichiatra anche avvocato – quindi per vocazione di studio attento alla multidisciplinarietà in questo campo di studi – e Marc Potenza, organizzatore a Yale, prima che risultasse evidente a tutti, del più importante centro per lo studio e il trattamento del *gambling* patologico, accanto a quello del trattamento dell'alcolismo, il quale ha colto una vicinanza di grande importanza per la comprensione della diffusione di queste due grandi minacce alla salute pubblica e in particolare dei giovani.

I due Autori sono americani e qualcuno potrebbe dire che negli Stati Uniti esiste più tradizione, non soltanto come educazione e ricerca, ma anche in termini di leggenda e cultura popolare, riguardo al *gambling* che, oltretutto, è in genere più ufficiale e legalizzato.

Certamente in Italia il problema si presenta in maniera peculiare, ma forse soltanto per il grado di severità; ed è, infatti, apparentemente più stretta la commistione tra legalità e illegalità nel mondo dell'azzardo. Sarebbe stato interessante includere un capitolo riguardo all'impatto corrosivo a livello economico e sociale (pensiamo ai correlati dell'usura o a quanto riguarda tutta la criminalità quotidiana e organizzata) ma forse mancherebbero i dati "ufficiali".

È sicuro che, percentualmente, in base alla spesa ed al numero di soggetti coinvolti, l'Italia non è seconda a nessuno su questo tema. Infatti, nel nostro paese, le dimensioni del fenomeno stanno emergendo ed i dati sono inquietanti. Secondo i dati più recenti, forniti dall'Istituto di Fisiologia Clinica del Consiglio Nazionale delle Ricerche (IFC-CNR) di Pisa, Sezione di Epidemiologia e Ricerca sui Servizi Sanitari – analizzando i dati Ipsad-Espad 2007-2008 – più di 15 milioni, il 38,3% della popolazione tra i 15 e i 64 anni, almeno una volta nella vita ha giocato d'azzardo; e la maggioranza sono i giovani tra i 25 ed i 34 anni, in particolare i maschi: 55,1% vs il 34,5% delle femmine.

Si tratta di un fenomeno pervasivo e non riconducibile al boom delle giocate indotto dai jackpot record del Superenalotto che ormai hanno superato i 100 milioni. Questo studio, recentissimo, evidenzia soprattutto che ben il 10,8% dei giocatori, pari a un milione e mezzo di persone, prova l'impulso a giocare somme di denaro sempre più consistenti, a testimoniare una crescente "tolleranza", ovvero l'anticamera della dipendenza in senso farmacologico. Un problema che riguarda il 13,1% degli uomini e l'8% delle donne. Tra questi giocatori, il 5,3% nasconde addirittura l'entità del denaro speso ai familiari. Il dato più preoccupante è però quello della rilevante parte che rientra nella vera e propria dipendenza da *gambling*. Secondo l'analisi di questi dati il 19,8%, pari a tre milioni di persone residenti in Italia, potrebbe sviluppare una dipendenza da gioco d'azzardo; fra questi, il 12,4% – secondo la valutazione in base ai criteri del *Canadian Problem Gambling Index* – è nella fascia a rischio minimo, il 4,6% a rischio moderato e lo 0,8% – ovvero 120.000 persone – risulta corrispondere ad un profilo da *disordered gambler*.

Il fenomeno coinvolge anche i giovanissimi e circa il 40% degli studenti italiani delle scuole superiori, poco meno di un milione di iscritti – in base ai dati dell'indagine Espad 2008, condotta su 45.000 studenti di età compresa fra i 15 e i 19 anni – dice di aver giocato con soldi almeno una volta nel corso del 2008. Sono i ragazzi a giocare di più rispetto alle coetanee, il 52,6 contro il 28,8%. Tra gli studenti giocatori, il 69% ha speso nell'ultimo mese fino a 10 euro, il 24% tra gli 11 e i 50 euro ed il 7% dai 51 euro in su. Per il 30% circa degli studenti giocatori emerge un profilo di gioco "a rischio" basso o moderato, stimato utilizzando il *South Oaks Gambling Screen Revised for Adolescents*. Per lo 0,4% si è evidenziato un profilo di rischio problematico. Anche in questo caso sono i ragazzi a far rilevare i profili più gravi. Circa il 5% dei ragazzi ammette di essere tornato a giocare sperando di recuperare i soldi persi.

Il gioco, in generale, è un comportamento comunque percepito come rischioso dal 71,5% della popolazione fra i 15 ed i 64 anni, in particolare dal 75,8% delle donne e dal 66% degli uomini, e disapprovato dal 60,5% degli italiani: il 65,9% delle donne e il 53,5% degli uomini.

Il punto è che la diffusione del problema riguarda, quindi, il Sistema Sanitario Nazionale (SSN) e opportunamente i due Autori iniziano da questo argomento, enfatizzando come la consapevolezza del problema consenta di prevenire le complicazioni legate ai casi più gravi.

In Italia sono in aumento i programmi, presso il SSN: in particolare, presso i SERT, iniziative per affrontare la dipendenza dal Gioco d'Azzardo Patologico (GAP), che nascono a fianco e, spesso, conformandosi su preesistenti percorsi per la riabilitazione da altre dipendenze. Tutto il libro è teso a sottolineare la specificità dei problemi del GAP, quelli intrinseci e quelli correlati: specificità nella valutazione, metodi e strumenti ed anche, soprattutto, specificità nella cura.

Le dimensioni sono tali da far pensare che il problema vada affrontato in un'ottica ancora più vasta poiché è evidente che riguarda la società, e non solo la sanità pubblica.

In Italia, in misura maggiore rispetto ad altri paesi d'Europa (visti i dati relativi a quanto denaro vada bruciato per il gioco), stiamo assistendo ad una trasformazione antropologica: il "cittadino" consapevole e partecipe allo sviluppo civile è in estinzione, venendo rimpiazzato dallo "spettatore", costantemente stupefatto di fronte all'intrattenimento quotidiano. Per citare il Rushdie di "Furore", viviamo un'epoca in cui tutti sembrano voler scommettere, ma, soprattutto, tutti pensano di vincere. Il consumo della televisione, tra i bambini e tra gli adolescenti, e quello della comunicazione che si esaurisce nel verificare la pervietà del canale comunicativo, ma senza contenuto (del tipo: ci-sei? sì-ci-sono) sembrano crescere tanto più la situazione economica traballa. E il *talent show* rappresenta un'ipotesi di carriera, in cui il premio è la *instant celebrity*, trasferendo i principi della lotteria alla propria vita.

Come per tutte le dipendenze, anche per il *gambling* è la coincidenza della crescita spaventosa dell'offerta con una predisposizione individuale, ma anche situazionale, a generare la diffusione del fenomeno.

Sì, perché proprio nelle situazioni di stress il cervello può assumere una inclinazione a tentare soluzioni improbabili, magiche, e aumentano i soldi bruciati in giochi d'azzardo per i quali non occorre alcuno speciale addestramento, capacità di calcolo o conoscenza precedente.

Gli studi riportati in questa bella traduzione ci mostrano cosa oggi si conosca riguardo a tali complessi fenomeni, in cui la neuroplasticità gioca, è il caso di dirlo, un brutto scherzo al candidato alla dipendenza.

Inoltre, l'evoluzione tecnica, sia sul piano farmacologico, che relativamente agli interventi psicologici e di riabilitazione, viene riassunta senza perderne la complessità.

Grazie ai due Autori, con i quali ho avuto modo di collaborare in alcune pubblicazioni e dei quali, torno a dire, stimo il rigore e la profondità di analisi; ma grazie anche alla traduzione così fedele e gradevole, e all'Editore. Non perdete l'occasione di aggiornare – in una sola mossa – con l'acquisto (e poi la lettura, s'intende...) di questo volume, la vostra competenza; il campo della patologia del gioco, seppure in parte svelato, rimane di grande fascino anche per chi non se ne occupa professionalmente.

Stefano Pallanti
Professore Associato di Psichiatria, Università di Firenze
Professore Associato di Psichiatra, Mount Sinai School of Medicine, NY

Prefazione all'edizione originale

Negli ultimi cinque anni, la mole di ricerche sul gioco d'azzardo patologico è cresciuta in maniera significativa e questo testo, dedicato completamente all'argomento, riflette una fase importante della storia di questa patologia. Grazie agli studi condotti in questo ambito, i clinici hanno oggi a disposizione una serie di opzioni di trattamento tali da poter migliorare, in maniera apprezzabile, la vita dei pazienti che presentano un comportamento patologico legato al gioco d'azzardo. Questi studi sono importanti sia nella prospettiva clinica che in quella di ricerca.

Il gioco d'azzardo patologico è una patologia diffusa (con stime che superano quelle del disturbo bipolare e della schizofrenia) e che presenta una significativa comorbidità (perdita dell'autostima, disturbi da uso di sostanze, difficoltà legali e finanziarie, stress per quanto riguarda relazioni e famiglia, nonché rischio suicidario). Recentemente, la comprensione della fenomenologia, dell'epidemiologia, della neurobiologia, della psicologia e del trattamento di questo disturbo è cresciuta in maniera rapida. Sfortunatamente, nonostante molti clinici si trovino davanti ad un quadro di gioco d'azzardo patologico (tassi elevati sono osservati in pazienti con disturbi nell'area della salute mentale), spesso non viene fatta una vera e propria diagnosi e permane ancora molta ignoranza rispetto alle possibilità di trattamento di questa malattia. Molti clinici ignorano anche le conseguenze del gioco d'azzardo patologico a livello interpersonale e sociale. A sua volta, tale mancanza di consapevolezza porta spesso i medici ad ignorare la valutazione del gioco d'azzardo patologico sia nei contesti psichiatrici che in quelli della medicina generale.

Il gioco d'azzardo patologico ha implicazioni importanti sul sistema della salute pubblica e Shaffer e Kidman (Capitolo 1, "Gioco d'azzardo patologico e sistema sanitario") offrono un'iniziale rassegna delle definizioni di gioco d'azzardo ricreativo, problematico e patologico, esaminano la relazione tra i diversi livelli di gravità della malattia ed esplorano gli effetti del gioco d'azzardo sul benessere e sulla salute sociale, familiare e individuale. Una comprensione della diffusione del gioco d'azzardo patologico (Capitolo 2, "Epidemiologia") aiuterà i clinici a verificare meglio le probabilità di trovarsi davanti ad un quadro di questo tipo. Vengono discussi strumenti di valutazione, riportati nelle Appendici, utili nel diagnosticare il gioco d'azzardo patologico e nel monitorare i cambiamenti della sintomatologia (Capitolo 14, "Strumenti di *screening* e valutazione").

Obiettivo primario di questo libro è quello di documentare la fenomenologia clinica, l'eziologia e il trattamento del gioco d'azzardo patologico. Vengono evidenziati approcci clinici che, ad oggi, sembrano facilitare l'identificazione precoce, la remissione dei sintomi e il mantenimento dei miglioramenti acquisiti: Argo e Black (Capitolo 3, "Caratteristiche cliniche") presentano una descrizione esaustiva dei sintomi e delle conseguenze del gioco d'azzardo patologico. Nel libro viene anche descritto come il gioco d'azzardo patologico si possa distinguere nella popolazione adolescente (Capitolo 5, "Adolescenti e giovani adulti"), negli anziani (Capitolo 6, "Anziani") e tra uomini e donne (Capitolo 7, "Differenze di genere").

Molta della letteratura sul trattamento del gioco d'azzardo patologico si è basata su differenti teorie che riguardano la classificazione del disturbo. Il trattamento è cambiato a seconda di come il gioco d'azzardo patologico è stato categorizzato nel tempo: come manifestazione all'interno dello spettro dei disturbi ossessivo-compulsivi, come tipo di disturbo affettivo, come forma di dipendenza oppure come disturbo del controllo degli impulsi. In accordo con Moreyra e colleghi, una serie di evidenze indicano come il gioco d'azzardo patologico spesso presenti caratteristiche in comune con tutte queste patologie (Capitolo 4, "Classificazione").

Per migliorare ulteriormente le opzioni di trattamento a disposizione, sia i clinici che i ricercatori guardano a possibili fattori eziologici di natura psicologica e comportamentale, così come al raggiungimento di una maggiore comprensione dei fattori neurobiologici sottostanti. Di conseguenza, verranno esplorate anche queste due importanti aree esplicative del comportamento da gioco d'azzardo patologico. Abrams e Kushner (Capitolo 8, "Approccio comportamentale") discutono le teorie comportamentali, cognitive e costituzionali in merito all'eziologia del gioco d'azzardo patologico e forniscono un'associazione tra modelli psicologici e sistemi neurobiologici ad esso collegati. Shah e colleghi (Capitolo 9, "Basi biologiche del gioco d'azzardo patologico") esaminano le prove che supportano il coinvolgimento dei sistemi noradrenergico, serotoninergico, dopaminergico e degli oppioidi, così come dei fattori familiari ed ereditari. La comprensione psicologica e biologica del gioco d'azzardo patologico può essere utile per incrementare la conoscenza di una vasta gamma di disturbi da dipendenza e legati all'impulsività.

Nonostante esistano, attualmente, trattamenti efficaci per la cura del gioco d'azzardo patologico, con questo libro si mira ad aumentare l'abilità dei clinici nell'identificare e nel fornire interventi precoci rivolti agli individui che presentano un quadro di gioco d'azzardo patologico. In questa direzione, Potenza e Griffiths (Capitolo 10, "Prevenzione e ruolo del clinico") forniscono informazioni che riguardano l'importanza del ruolo del clinico nella prevenzione del disturbo. Questi Autori sostengono la necessità di una valida comunicazione tra professionisti della salute mentale e medici di medicina generale nell'identificazione precoce e nel trattamento del disturbo. Negli adolescenti e nei giovani adulti è stato riscontrato, in maniera costante, un elevato livello di gioco d'azzardo problematico e patologico (due volte maggiore rispetto alla popolazione adulta generale). Per affrontare tale questione, Derevensky e coll. presentano una strategia preventiva progettata specificamente per questo *target* di popolazione (Capitolo 11, "Prevenzione e trattamento del gioco d'azzardo problematico e patologico negli adolescenti").

Come già detto, negli ultimi anni sono stati fatti enormi progressi nel trattamento del gioco d'azzardo patologico. Come risultato, i clinici che operano in questo ambito hanno ora a disposizione più opzioni. Hodgins e Petry (Capitolo 12, "Terapie cognitive e comportamentali") discutono le attuali conoscenze in merito agli approcci comportamentali ed alla loro efficacia nel trattamento del gioco d'azzardo patologico. Gli Autori valutano il razionale sottostante, il supporto empirico e gli aspetti pratici di una serie di interventi di matrice comportamentale, inclusi un programma "12 passi", il *counseling* finanziario, l'intervista e l'approccio motivazionale, gli interventi brevi e il trattamento cognitivo-comportamentale. Inoltre, costoro discutono gli interventi di auto-aiuto e quelli professionali centrati sulla famiglia. In un capitolo collegato, Hollander e coll. (Capitolo 13, "Trattamenti farmacologici") discutono il razionale dei diversi approcci farmacologici al gioco d'azzardo patologico e passano in rassegna lo stato dell'arte di questi trattamenti. Gli Autori esaminano le evidenze su cui si basa l'utilizzo di inibitori della ricaptazione della serotonina, antagonisti dei recettori della serotonina (5-HT$_2$), stabilizzatori dell'umore, antagonisti degli oppiacei e agenti dopaminergici.

Riassumendo, il gioco d'azzardo patologico è una condizione clinica importante che, sovente, risulta in significative difficoltà personali per il paziente. Come testimoniato in maniera eloquente dai capitoli di questo libro, sono stati fatti straordinari progressi nella comprensione di epidemiologia, fenomenologia, comorbidità e possibile eziologia del disturbo. La prevenzione e il trattamento – inclusi gli interventi cognitivi, comportamentali e farmacologici – hanno spesso reso dunque possibile, ai pazienti con gioco d'azzardo patologico, l'opportunità di trovare sollievo da questa difficile condizione patologica.

Jon E. Grant
Marc N. Potenza

Indice

Elenco degli Autori xix

Parte I Sanità Pubblica ed epidemiologia 1

1 Gioco d'azzardo patologico e sistema sanitario 3
Howard J. Shaffer, Rachel Kidman

    1.1   Il gioco d'azzardo: una questione emergente di Sanità Pubblica 3
    1.2   Diffusione del gioco d'azzardo e problematiche connesse 6
    1.2.1 Crescita del gioco d'azzardo nell'era moderna 6
    1.2.2 Spettro delle problematiche individuali legate al gioco d'azzardo 6
    1.3   Valutazione dell'impatto del gioco d'azzardo sulla Sanità Pubblica 8
    1.3.1 Costi e benefici 9
    1.3.2 Stimare costi e benefici 13
    1.4   Raccomandazioni per le politiche e la pratica di Sanità Pubblica 13
    1.5   Raccomandazioni per la ricerca in Sanità 15
    1.5.1 Verso una ricerca basata sulle teorie 15
    1.5.2 Accuratezza dei modelli 16
    1.6   Conclusione 17
    Bibliografia 18

2 Epidemiologia 23
Renee M. Cunningham-Williams, Linda B. Cottler, Sharon B. Womack

    2.1   Correlati socio-demografici 25
    2.2   Gioco d'azzardo su Internet: una tendenza emergente 27
    2.3   Valutazione degli sviluppi nella ricerca sul gioco d'azzardo patologico .. 29
    2.4   Conclusione 29
    Bibliografia 30

Parte II Caratteristiche cliniche 35

3 Caratteristiche cliniche ... 37
Tami R. Argo, Donald W. Black

3.1	Decorso del gioco d'azzardo	38
3.2	Fenomenologia	39
3.3	Comportamento illegale	39
3.4	Conseguenze emotive	40
3.5	Comorbidità psichiatrica e personalità	41
3.6	Disturbi di personalità	44
3.7	Tratti e caratteristiche dimensionali della personalità	44
3.8	Sottotipi	46
3.9	Conclusione	47
	Bibliografia	48

4 Classificazione ... 51
Paula Moreya, Angela Ibáñez, Jerónimo Saiz-Ruiz, Carlos Blanco

4.1	Disturbo del controllo degli impulsi	51
4.2	Disturbo da abuso di sostanze	52
4.3	Disturbi dello spettro ossessivo-compulsivo	55
4.4	Disturbi dell'umore	57
4.5	Conclusione	58
	Bibliografia	58

5 Adolescenti e giovani adulti ... 63
Randy Stinchfield, Ken C. Winters

5.1	Studi di prevalenza	63
5.2	Valutazione del gioco d'azzardo giovanile	67
5.3	Differenze di genere	68
5.4	Confronto con giocatori adulti	68
5.5	Associazione con altri comportamenti	69
5.6	Ricerche future	71
5.7	Conclusione	72
	Bibliografia	73

6 Anziani ... 75
Rani A. Desai

6.1	Gioco d'azzardo problematico e patologico	75
6.1.1	Stime di prevalenza	75
6.1.2	Fenomenologia	76
6.1.3	Cause scatenanti e fattori di rischio peculiari per il GAP	77
6.2	Accesso ai giochi d'azzardo	80
6.3	Schemi di comportamento nel gioco d'azzardo	80

6.3.1	Ragioni per il gioco d'azzardo	80
6.3.2	Tipi di gioco preferito	81
6.3.3	Frequenza del gioco d'azzardo	82
6.3.4	Correlati di salute del gioco d'azzardo	82
6.4	Valutazione e trattamento del gioco d'azzardo patologico	83
6.5	Conclusione	85
Bibliografia		86

7 Differenze di genere 89
Jon E. Grant, Suck W. Kim

7.1	Epidemiologia	90
7.1.1	Popolazione generale	90
7.1.2	Popolazione clinica	91
7.2	Fenomenologia	92
7.2.1	Decorso della malattia	92
7.2.2	Fattori scatenanti	92
7.2.3	Comorbidità	93
7.2.4	Problemi dovuti al gioco d'azzardo	94
7.2.5	Differenze di personalità	94
7.3	Ereditarietà	95
7.4	Accesso e responsività al trattamento	96
7.5	Implicazioni terapeutiche	96
7.6	Conclusione	97
Bibliografia		97

Parte III Eziologia 101

8 Approccio comportamentale 103
Kenneth Abrams, Matt G. Kushner

8.1	Condizionamento operante	103
8.1.1	Schemi di rinforzo positivo	103
8.1.2	Schemi di rinforzo negativo	104
8.1.3	Apprendimento vicario	105
8.2	Fattori cognitivi	106
8.3	Tratti temperamentali	106
8.3.1	La personalità dipendente	106
8.3.2	Impulsività	107
8.3.3	Ricerca di sensazioni	108
8.3.4	Estroversione	108
8.3.5	Nevroticismo	109
8.3.6	Tratto di personalità antisociale	109
8.3.7	Bisogni psicogeni	110
8.3.8	Propensione alla dissociazione	110

8.4	Relazione delle teorie psicologiche con i sistemi neurobiologici	111
8.4.1	Modelli operanti	111
8.4.2	Modelli cognitivi	111
8.4.3	Modelli temperamentali	112
8.5	Conclusione	113
Bibliografia		113

9 Basi biologiche del gioco d'azzardo patologico 117
Kamini R. Shah, Marc N. Potenza, Seth A. Eisen

9.1	Neurobiologia	117
9.1.1	Meccanismi di produzione, alterazione e rilascio della serotonina	117
9.1.2	Meccanismi di produzione, alterazione e rilascio della dopamina	119
9.1.3	Meccanismi di produzione, alterazione e rilascio della noradrenalina	120
9.1.4	Meccanismi di produzione, alterazione e rilascio degli oppioidi	121
9.2	Studi di *Brain imaging* – tomografia del SNC	122
9.3	Studi neurocognitivi	122
9.4	Altre connessioni biologiche	123
9.4.1	*Arousal* e stress	123
9.4.2	Studi con elettroencefalografia	124
9.4.3	Studi sul fluido cerebrospinale	124
9.5	Studi genetici	124
9.5.1	Studi di familiarità	124
9.5.2	Studi sui gemelli	125
9.6	Genetica molecolare	126
9.7	Differenze di genere sessuale	128
9.8	Conclusione	128
Bibliografia		129

Parte IV Prevenzione e trattamento 133

10 Prevenzione e ruolo del clinico 135
Marc N. Potenza, Mark D. Griffiths

10.1	Prevenzione primaria	136
10.2	Prevenzione secondaria	138
10.3	Prevenzione terziaria	141
10.4	Conclusione	143
Bibliografia		143

11 Prevenzione e trattamento del gioco d'azzardo problematico e patologico negli adolescenti 147
Jeffrey L. Derevensky, Rina Gupta, Laurie Dickson

11.1	Iniziative di prevenzione	148

11.2	Trattamenti per adolescenti	150
11.3	Un esempio di programma terapeutico per adolescenti	152
11.4	Valutazione degli esiti del trattamento	152
11.5	Conclusione	153
	Bibliografia	154

12 Terapie cognitive e comportamentali ... 157
David C. Hodgins, Nancy M. Petry

12.1	Tipi di terapie cognitivo-comportamentali	157
12.1.1	La terapia cognitiva	158
12.1.2	Gli approcci cognitivo-comportamentali	160
12.1.3	Interventi brevi	163
12.1.4	Tecniche di avversione comportamentale e desensibilizzazione	164
12.1.5	Giocatori Anonimi	165
12.1.6	Altri approcci focalizzati	167
12.2	Questioni irrisolte nella terapia cognitivo-comportamentale	168
12.2.1	Astinenza versus controllo come obiettivo del trattamento	168
12.2.2	Trattamento delle comorbidità	170
12.2.3	Efficacia relativa del trattamento di gruppo verso quello individuale	170
12.3	Conclusione	171
	Bibliografia	171

13 Trattamenti farmacologici ... 175
Eric Hollander, Alicia Kaplan, Stefano Pallanti

13.1	Inibitori della ricaptazione della serotonina	178
13.1.1	Fluvoxamina	178
13.1.2	Paroxetina	180
13.1.3	Citalopram	181
13.1.4	Clomipramina	181
13.2	Altri antidepressivi	181
13.2.1	Nefazodone	181
13.3	Oppioidi antagonisti	182
13.4	Stabilizzatori dell'umore	183
13.5	Antipsicotici atipici	184
13.6	Condizioni di comorbidità	185
13.7	Conclusione	187
	Bibliografia	187

14 Strumenti di *screening* e valutazione ... 191
Randi Stinchfield, Richard Govoni, G. Ron Frisch

14.1	Strumenti di *screening* e valutazione	191
14.1.1	*South Oaks Gambling Screen*	191

14.1.2 Le 20 domande dei Giocatori Anonimi 192
14.1.3 *Massachusetts Gambling Screen* 193
14.1.4 Strumento a risposte multiple del DSM-IV 193
14.1.5 *Diagnostic Interview for Gambling Schedule* 194
14.1.6 *Screening* DSM-IV dei problemi di gioco d'azzardo
del *National Opinion Research Center* 194
14.1.7 *Lie/Bet Questionnaire* 194
14.1.8 *Gambling Assessment Module* 195
14.1.9 *Gambling Behavior Interview* 195
14.1.10 *Early Intervention Gambling Health Test* 196
14.1.11 *Time-Line Follow Back* 196
14.1.12 *Addiction Severity Index for Pathological Gamblers*
e *Gambling Severity Index* 197
14.1.13 *Structured Clinical Interview for Pathological Gambling* 197
14.2 Strumenti di valutazione dell'efficacia dei trattamenti 197
14.2.1 *Gambling Treatment Outcome Monitoring System* 197
14.2.2 *Pathological Gambling Modification of the Yale-Brown
Obsessive-Compulsive Scale* 198
14.2.3 *Gambling Symptoms Assessment Scale* 198
14.2.4 *Clinical Global Impression Scale – Pathological Gambling* 198
14.3 Strumenti di valutazione del gioco d'azzardo nei giovani 199
14.4 Conclusione 199
Appendice: Strumenti per la valutazione del gioco d'azzardo compulsivo 200
Bibliografia 212

Appendici 215

Appendice A
Criteri del DSM-IV-TR per il gioco d'azzardo patologico 217

Appendice B
Early Intervention Gambling Health Test (EIGHT) 219

Appendice C
Gambling Symptoms Assessment Scale (G-SAS) 221

Appendice D
South Oaks Gambling Screen (SOGS) 225

Appendice E
Yale-Brown Obsessive-Compulsive Scale modificata per *Pathological
Gambling* (PG-YBOCS) 229

Indice analitico 235

Elenco degli Autori

Kenneth Abrams
Docente di Psicologia, Dipartimento
di Psicologia, Università di Richmond,
Richmond, Virginia

Tami R. Argo
Ricercatore, Scuola di Farmacia, Università
dell'Iowa, Iowa City, Iowa

Donald W. Black
Professore, Dipartimento di Psichiatria,
Università dell'Iowa, Scuola di Medicina Roy
J. and Lucille A. Carver, Iowa City, Iowa

Carlos Blanco
Docente di Psichiatria Clinica, Istituto
Psichiatrico di New York/Università
Columbia, New York, New York

Linda B. Cottler
Professore di Epidemiologia Psichiatrica,
Scuola di Medicina Università
di Washington, St. Louis, Missouri

Renee M. Cunningham-Williams
Docente Ricercatore Assistenza Sociale
in Psichiatria, Dipartimento di Psichiatria,
Scuola di Medicina Università di
Washington, St. Louis, Missouri

Jeffrey L. Derevenski
Professore di Psicologia Scolastica e
Applicata all'Infanzia e Professore Associato,
Dipartimento di Psichiatria, Università Mc
Gill, Montreal, Québec, Canada

Rani A. Desai
Docente di Psichiatria, Epidemiologia
e Sanità Pubblica, Scuola di Medicina,
Università di Yale, West Haven,
Connecticut

Laurie Dickson
Dottoranda, Psicologia Scolastica
e Applicata all'Infanzia, Università Mc Gill,
Montreal, Québec, Canada

Seth A. Eisen
Medico, St. Louis VA Medical Center;
Professore di Medicina Interna
e Psichiatria, Scuola di Medicina
Università di Washington, St. Louis,
Missouri

G. Ron Frisch
Professore di Psicologia, Università
di Windsor, Windsor, Ontario, Canada

Richard Govoni
Direttore della Ricerca, Gruppo di Ricerca
sul Gioco d'Azzardo Problematico
e Professore Aggiunto, Dipartimento
di Psicologia, Università di Windsor,
Windsor, Ontario, Canada

Jon E. Grant
Docente di Psichiatria e Comportamento
Umano, Scuola di Medicina Brown
e Direttore, Clinica per i Disturbi
da Controllo degli Impulsi, Ospedale
Butler, Providence, Rhode Island

Mark D. Griffiths
Professore di Studi sul Gioco d'Azzardo,
Divisione di Psicologia, Università di
Nottingham Trent, Notthingham, Inghilterra

Rina Gupta
Docente di Psicologia Scolastica
e Applicata all'Infanzia, Università Mc Gill,
Montreal, Québec, Canada

David C. Hodgins
Professore, Dipartimento di Psicologia,
Università di Calgary, Calgary, Alberta,
Canada

Eric Hollander
Professore di Psichiatria e Direttore,
Programma per i Disturbi Compulsivi,
Impulsivi e d'Ansia, Dipartimento
di Psichiatria, Scuola di Medicina di Mount
Sinai, New York, New York

Angela Ibañez
Dipartimento di Psichiatria, Ospedale
Ramon y Cajal, Università di Alcalá
di Henares, Madrid, Spagna

Alicia Kaplan
Ricercatore, Programma per i Disturbi
Compulsivi, Impulsivi e d'Ansia,
Dipartimento di Psichiatria,
Scuola di Medicina di Mount Sinai, New
York, New York

Rachel Kidman
Assistente alla Ricerca, Divisione
per le Dipendenze, Scuola di Medicina
di Harvard, Boston, Massachusetts

Suck W. Kim
Professore Associato di Psichiatria,
Dipartimento di Psichiatria, Università
del Minnesota, Minneapolis, Minnesota

Matt G. Kushner
Professore Associato di Psichiatria,
Dipartimento di Psichiatria, Università
del Minnesota, Minneapolis, Minnesota

Paula Moreyra
Clinica per i Disturbi d'Ansia, Istituto
Psichiatrico di New York

Stefano Pallanti
Professore Associato di Psichiatria,
Università di Firenze, Firenze;
Professore Associato Aggregato
di Psichiatria, Scuola di Medicina di Mount
Sinai, New York, New York

Nancy M. Petry
Professore, Dipartimento di Psichiatria,
Centro per la Salute dell'Università
del Connecticut, Farmington, Connecticut

Marc N. Potenza
Docente di Psichiatria, Scuola di Medicina
dell'Università di Yale, New Haven,
Connecticut

Jerónimo Saiz-Ruiz
Dipartimento di Psichiatria, Ospedale
Ramon y Cajal, Università di Alcalá
di Henares, Madrid, Spagna

Howard J. Shaffer
Professore Associato e Direttore, Divisione
per le Dipendenze, Scuola di Medicina
di Harvard; Dipartimento di Psichiatria,
Ospedale dell'Università di Cambridge,
Boston, Massachusetts

Kamini R. Shah
Coordinatore, Centro Medico di St. Louis
VA; Analista dati, Scuola di Medicina
dell'Università di Washington, St. Louis,
Missouri

Randi Stinchfield
Psicologo Clinico e Docente, Dipartimento
di Psichiatria, Università del Minnesota,
Minneapolis, Minnesota

Ken C. Winters
Professore Associato di Psichiatria,
Dipartimento di Psichiatria, Università
del Minnesota, Minneapolis, Minnesota

Sharon B. Womack
Tirocinante, Dipartimento di Psichiatria,
Scuola di Medicina dell'Università
di Washington, St. Louis, Missouri

Parte I
Sanità Pubblica ed epidemiologia

Gioco d'azzardo patologico e sistema sanitario 1

H.J. Shaffer, R. Kidman

Gli studi sul gioco d'azzardo sono un'area "giovane" sospesa al confine con il "regno" della Sanità Pubblica. In questo capitolo, viene anticipato il punto d'arrivo delle ricerche sul gioco d'azzardo e incoraggiato l'uso di un approccio integrato collegato con la Sanità Pubblica e finalizzato alla comprensione di questo quadro patologico. In maniera specifica, viene riassunta la mole delle evidenze di area epidemiologica sul gioco d'azzardo e fornita una descrizione dei potenziali impatti sociali associati con il gioco d'azzardo; si considerano, inoltre, le implicazioni per la ricerca futura e per le politiche di Sanità Pubblica.

1.1
Il gioco d'azzardo: una questione emergente di Sanità Pubblica

Per buona parte della storia del gioco d'azzardo, gli osservatori hanno considerato gli eccessi nello scommettere come una forma di debolezza morale (Quinn 1892). In maniera graduale, si è iniziato a considerare il gioco d'azzardo eccessivo come un problema psicologico o psichiatrico (Freud 1928/1961; Jacobs 1989; Linder 1950). In tempi più recenti, prospettive neurobiologiche hanno iniziato ad emergere (Bergh et al. 1997; Blum et al. 2000; Breiter et al. 2001; Comings 1998; Hollander et al. 2000; Shaffer e Kidman 2003), ciascuna enfatizzando i problemi del singolo giocatore e le sue caratteristiche biopsicosociali. Ancora più recentemente, i ricercatori hanno considerato il gioco d'azzardo dal punto di vista della Sanità Pubblica (Korn e Shaffer 1999; Shaffer e Korn 2002; Shaffer et al. 2002; Skinner 1999). Avvicinare il gioco d'azzardo da questa prospettiva facilita la valutazione dei problemi di salute attraverso una lente focalizzata sulla popolazione. Un beneficio conseguente a questo approccio è che viene incoraggiata la considerazione dei fenomeni legati alla salute ad un macro-livello di analisi, che potrebbe non essere disponibile adottando approcci di ricerca maggiormente basati sull'individuo: di conseguenza, vi è stato un

Il gioco d'azzardo patologico. Jon E. Grant, Marc N. Potenza
© Springer-Verlag Italia 2010

crescente interesse anche nell'affrontare il gioco d'azzardo da una prospettiva di salute mentale.

Il gioco d'azzardo è un fenomeno complesso, così come sono complesse le sue determinanti. Così come il modello "ospite, agente e ambiente" ha contribuito all'avanzamento della comprensione di molte malattie contagiose, una simile strategia di Sanità Pubblica ci incoraggia a esaminare le caratteristiche individuali, le attività e il contesto sociale (vicino e distante) all'interno del quale la persona gioca d'azzardo. L'interazione tra questi fattori è essenziale per la comprensione del gioco d'azzardo e dei suoi effetti.

Le attività del giocatore d'azzardo implicano il rischio di perdere qualcosa di valore sulla base del risultato di un evento in cui la probabilità di vincita o perdita è determinata dal caso (Korn e Shaffer 1999). Le modalità di gioco possono essere sia formali che informali, individuali e sociali. In maniera simile alle droghe, ogni forma di gioco ha caratteristiche peculiari che possono diminuire o aumentare i fattori di rischio che influenzano lo sviluppo delle problematiche associate al gioco d'azzardo stesso. Nonostante vada oltre gli obiettivi di questo capitolo fornire una descrizione delle diverse tipologie di gioco d'azzardo, i lettori dovrebbero essere a conoscenza del fatto che le caratteristiche particolari di ciascuna tipologia di gioco possono influenzare il contesto sociale e determinare gli effetti del gioco d'azzardo nei diversi soggetti interessati.

Come campo relativamente nuovo, la ricerca sul gioco d'azzardo si è occupata principalmente delle caratteristiche individuali dei giocatori. A partire dal 1980 – quando l'*American Psychiatric Association* ha riconosciuto per la prima volta il gioco eccessivo come una patologia psichiatrica, definendola *gioco d'azzardo patologico* – l'approccio a livello individuale mirato alla comprensione del gioco d'azzardo ha enfatizzato i fattori psicobiologici e cognitivi. In quest'ottica, l'attenzione era focalizzata su eventi intrapersonali associati alla transizione dal gioco d'azzardo normale a quello patologico. Clinici e ricercatori che adottavano questa prospettiva hanno sviluppato una definizione di gioco patologico e, successivamente, hanno creato strumenti di *screening* basati sui criteri diagnostici associati a questo tipo di definizione.

Recentemente, le prospettive sul gioco d'azzardo si sono spostate da un *focus* ristretto sui singoli giocatori a una più estesa valutazione del contesto sociale (vale a dire, i fattori sociali che mediano il gioco d'azzardo). La classificazione e la descrizione sono le basi fondanti per la raccolta di dati e la ricerca epidemiologica rappresenta la fase iniziale per comprendere il fenomeno a livello di popolazione. Di conseguenza, molti ricercatori che studiano il gioco d'azzardo hanno intrapreso un percorso di studi epidemiologici per meglio descrivere la distribuzione e le determinanti del gioco d'azzardo nella popolazione generale. Dagli studi sul gioco d'azzardo, sono emerse le evidenze epidemiologiche sulla prevalenza del disturbo stesso (Shaffer e Korn 2002) e una descrizione affidabile della distribuzione in questo tipo di gioco e delle problematiche associate alle diverse fasce della popolazione. Un modello integrato di Sanità Pubblica incoraggia la fine dell'era degli studi sulla diffusione nella popolazione generale a favore di studi su vari segmenti della popolazione. Quest'ultimo approccio stimola la valutazione dei fattori di rischio e dei fattori protettivi che influenzano il passaggio da gioco d'azzardo ricreativo a problematico e l'identificazione di gruppi demografici vulnerabili (per esempio, differenze etniche associate a tassi più alti di gioco d'azzardo problematico, ecc.). La fotografia ottenuta dallo studio della popolazione generale avrà bisogno di un ritorno al livello individuale per accertare come le variabili sociali, economiche e culturali si traducono in esiti di salute. In maniera simile, gli studi epidemiologici sulla popolazione generale saranno nuovamente rilevanti nel momento in cui sarà necessario determinare il successo di nuove politiche legate al gioco d'azzardo, alla prevenzione e al trattamento.

Per una piena comprensione dell'impatto del gioco d'azzardo sulla salute, dobbiamo esaminare il fenomeno da diverse angolature. Il percorso di ricerca descritto sopra include sia un approccio medico individualizzato, sia un approccio di Sanità Pubblica centrato sulla popolazione; entrambi sono fondamentali nello studio del gioco d'azzardo. Questi due approcci si integrano e incoraggiano una strategia di ricerca di salute pubblica di tipo ricorsivo e integrato. La Figura 1.1 illustra una visione integrata della ricerca. Per ogni ciclo investigativo, l'osservatore guadagna una definizione più precisa e una più esaustiva comprensione del gioco d'azzardo. Tipicamente, il livello appropriato di analisi si espande alla popolazione e si focalizza sull'individuo, a seconda dello stadio della ricerca e dei risultati ottenuti; qualche volta, tuttavia, lo studio del gioco d'azzardo o di altri fenomeni si muove liberamente fra i diversi livelli di analisi.

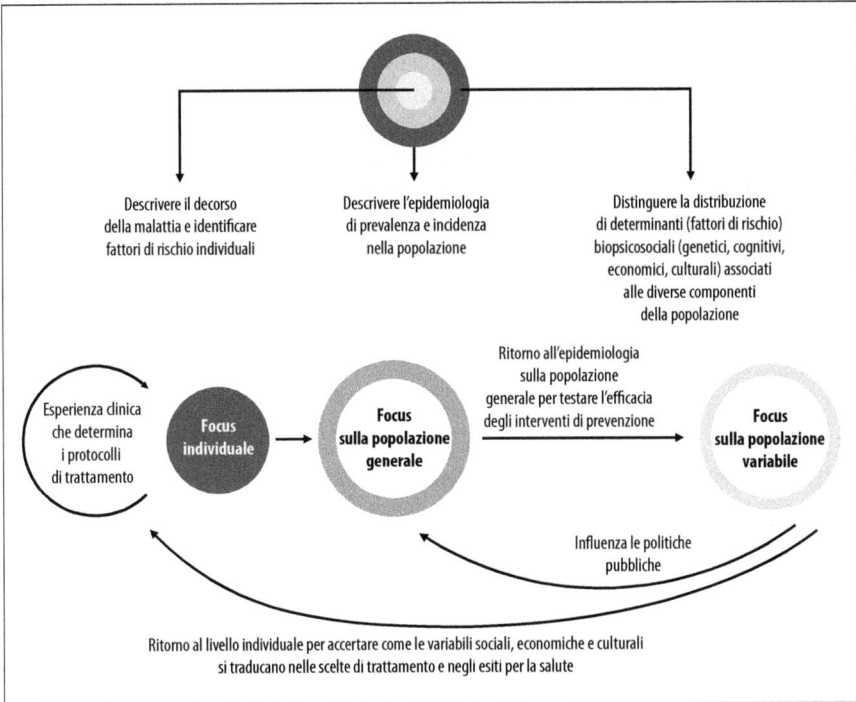

Fig. 1.1 Strategie di ricerca in un approccio integrato di Sanità Pubblica

1.2
Diffusione del gioco d'azzardo e problematiche connesse

1.2.1
Crescita del gioco d'azzardo nell'era moderna

Vi sono almeno tre spinte principali che hanno motivato la crescita del gioco d'azzardo in tutto il Nord America: 1) il desiderio dei governi di identificare nuove fonti di reddito senza invocare ulteriori tasse o aumentarle; 2) lo sviluppo, da parte degli imprenditori del turismo, di nuove destinazioni per l'intrattenimento e il tempo libero; 3) l'emergere di nuove tecnologie e forme di gioco d'azzardo (ad es., le macchinette a tipo *slot machine*, l'enalotto, il gioco d'azzardo *on line*) (Korn e Shaffer 1999).

Negli Stati Uniti tra il 1975 e il 1999, vi è stata una tendenza in costante aumento nella partecipazione al gioco d'azzardo (dal 68 all'86%); la spesa di denaro da reddito personale è aumentata da 0,30 a 0,74% e la modalità di gioco d'azzardo femminile è cresciuta tanto da raggiungere i livelli di quella maschile (Gerstein et al. 1999). Il più drastico aumento di partecipazione al gioco d'azzardo durante tutto l'arco della vita è stato riscontrato nel gruppo degli ultrasessantacinquenni, tra i quali le percentuali sono aumentate dal 35 all'80% (Gerstein et al. 1999). I profitti aziendali legati all'industria del gioco d'azzardo e dell'industria turistica ad esso associata sono arrivati alle stelle. Per esempio, in relazione all'industria del tempo libero negli Stati Uniti, le cifre del 1996 mostrano come il guadagno lordo del gioco d'azzardo fosse di 47,6 miliardi di dollari, una cifra più alta rispetto ai 40,8 miliardi di dollari che rappresentava il guadagno combinato dell'industria cinematografica, musicale, delle crociere, sportiva e dello spettacolo (Christiansen 1998). La spesa relativa al gioco d'azzardo ha continuato a salire; nel 2001, gli americani hanno fatto 303 milioni di viaggi ai casinò, che hanno portato ad incassi di 27,2 miliardi contribuendo a guadagni lordi dell'industria del gioco d'azzardo pari a 63,3 miliardi di dollari. Queste cifre rappresentano un aumento dei guadagni di circa un terzo in 5 anni. L'introito del gioco d'azzardo durante il 2001 è stato quasi pari a quello della cifra combinata spesa per televisione via cavo, acquisto di musica e cinema (63,7 miliardi di dollari) (American Gaming Association 2002).

1.2.2
Spettro delle problematiche individuali legate al gioco d'azzardo

Durante i vari periodi della storia, i ricercatori hanno riconosciuto e classificato le problematiche legate al gioco d'azzardo in termini personali, sociali ed economici (per esempio, avidità, crimine e costi sociali, ecc.). Amministratori pubblici, ricercatori e sociologi hanno fatto emergere la questione della rapida espansione del gioco d'azzardo durante l'ultima parte del XX secolo e del conseguente sviluppo di una varietà di problemi personali. La più evidente – e forse la più studiata – tra le problematiche è stato il gioco d'azzardo patologico, posto su un *continuum* comportamentale che può variare da inesistente ad eccessivo. Clinici e ricercatori hanno trasformato questo *continuum* quantitativo in categorie distinte, utilizzando molte etichette diverse e spesso confuse (per esempio, a rischio, problematico, sub-clinico, patologico, verosimilmente patologico, estremamente patologico, in transizione, compulsivo, ecc.). Nonostante questa nomenclatura ambigua, ciò che avviene più comunemente è che il gioco d'azzardo problematico venga considerato in maniera dicotomica: clinico (gioco d'azzardo eccessivo che soddisfa i criteri diagnostici) e sub-clinico (gioco d'azzardo sintomatico ma che non soddisfa i criteri diagnostici). Attualmente, il gioco d'azzardo patologico rappresenta uno schema di gioco d'azzardo eccessivo che soddisfa criteri diagnostici formali; non esiste un termine per il gioco d'azzardo sub-clinico, nonostante vi si riferisca spesso come a gioco d'azzardo problematico.

Per rispondere alla complessa definizione e ai termini contraddittori che sono stati usati, i ricercatori che si occupano di gioco d'azzardo e gli amministratori pubblici hanno adottato un sistema a livelli: uno strumento della Sanità Pubblica usato comunemente per stratificare il *continuum* della malattia che intende offrire una chiave di lettura in grado di far avanzare nella comprensione e nella ricerca basata sulla popolazione. Per esempio, clinici e ricercatori categorizzano ustioni, diabete e tumore usando un sistema a livelli (ustioni di primo, secondo e terzo grado; diabete di tipo I e II; e via dicendo). I ricercatori che si occupano di gioco d'azzardo utilizzano livelli che vanno da 0 a 4 per descrivere la prevalenza di comportamenti legati al gioco d'azzardo (Shaffer et al. 1997). Il livello 0 rappresenta le persone che non giocano d'azzardo. Il livello 1 rappresenta persone che giocano d'azzardo in maniera ricreativa e che non presentano conseguenze avverse. Quando invece il comportamento di gioco d'azzardo è associato con una qualsiasi di una vasta gamma di conseguenze negative gli viene attribuito un livello 2, cui ci si riferisce anche come a gioco d'azzardo problematico. Il livello 3 rappresenta le persone che manifestano conseguenze avverse sufficientemente gravi e comorbidità tali da soddisfare i criteri diagnostici per il gioco d'azzardo patologico. Infine, i giocatori d'azzardo vengono collocati al livello 4 quando ricercano supporto per i loro problemi a prescindere dall'estensione del loro disagio. Uno dei vantaggi del sistema a livelli è che permette a clinici e ricercatori di evitare l'utilizzo di un gergo dispregiativo.

Le stime relative al gioco d'azzardo patologico negli adulti della popolazione generale sono aumentate nel periodo tra il 1975 e il 1999. La prevalenza media stimata di giocatori adulti a livello 3 negli Stati Uniti e Canada è di 1,46% e di 2,54% per i giocatori di livello 2 (Shaffer e Hall 2001). Tenendo in considerazione i valori estremi, queste stime diventano 1,1% per il livello 3 e 2,2% per il livello 2. La prevalenza del gioco d'azzardo patologico è simile a quella di altri disturbi mentali e giustifica un'equivalente attenzione e utilizzo di risorse.

Le evidenze suggeriscono che le stime di prevalenza del gioco d'azzardo per gli adulti nella popolazione generale sono relativamente coerenti nei diversi studi, pur condotti con strategie di ricerca differenti e in diversi momenti e zone geografiche. I ricercatori di paesi differenti hanno riscontrato tassi simili. Per esempio, uno studio condotto in Svezia ha riportato stime pari a 1,4% per il livello 2 e di 0,6% per il livello 3 (Volberg et al. 2001). Uno studio svizzero ha riportato stime di prevalenza leggermente più alte per il livello 2 (2,2%) e per il livello 3 (0,8%) (Bondolfi et al. 2000). La prevalenza di gioco d'azzardo a livello 3 in Gran Bretagna si trova tra queste due stime con un valore pari a 0,7% (Sproston et al. 2000). Inoltre, ricerche nazionali suggeriscono come i tassi di prevalenza siano rimasti stabili nel tempo. Nella metà degli anni '70, il gioco d'azzardo a livello 3 era stimato a 0,7% (Kallic et al. 1979). Venti anni dopo, due stime nazionali condotte su richiesta della *National Gambling Impact Study Commission* riportavano tassi pari a 0,9% (National Research Council 1999) e 0,6% (Gerstein et al. 1999) per il gioco d'azzardo a livello 3.

La conoscenza del gioco d'azzardo a livello 2 fornisce una significativa opportunità per abbassare il fardello della Sanità Pubblica associato con il gioco d'azzardo patologico. Recenti evidenze suggeriscono che il gioco d'azzardo a livello 2 sia una forma più lieve di gioco d'azzardo patologico (Slutske et al. 2000). In maniera simile ai danni provocati dall'alcol, anche per il gioco d'azzardo i danni maggiori sono provocati dal livello 2 di patologia e non dalle forme più gravi (Brownson et al. 1997), a seguito del maggior numero di giocatori a livello 2 rispetto a quelli classificati a livello 3 o 4. Di conseguenza, piccoli cambiamenti in una fascia più vasta della popolazione risultano in un maggiore impatto piuttosto che grandi cambiamenti in settori più piccoli della popolazione. In aggiunta, i giocatori a livello 2 rispondono meglio agli interventi. L'impegno a prevenire che il gioco d'azzardo a livello 2 si sviluppi e si estenda a livello clinico rappresenta una buona strategia di prevenzione secondaria.

Ad oggi, la Sanità Pubblica ha adottato un approccio medico alle problematiche del gioco d'azzardo. Nonostante questa strategia apporti benefici a individui con gravi problemi legati al gioco d'azzardo, è di scarsa rilevanza nel miglioramento dei problemi sociali che da esso emergono. In aggiunta, un approccio di tipo individualistico mostra pochi vantaggi nella prevenzione dello sviluppo del gioco d'azzardo patologico in altri soggetti; quindi, l'incidenza dei disturbi legati al gioco d'azzardo non cambia. Una prospettiva di salute pubblica dovrebbe spostare l'attenzione dall'individuo alla comunità, riducendo il numero di giocatori a livello 2 e migliorando la salute della popolazione nel suo complesso.

1.3
Valutazione dell'impatto del gioco d'azzardo sulla Sanità Pubblica

Una strategia integrata di Sanità Pubblica per la conoscenza del gioco d'azzardo richiede attenzione all'individuo, alla popolazione generale e alle parti più vulnerabili della popolazione. Quando i problemi di salute emergono a livello individuale, tali difficoltà hanno il potenziale per creare un impatto globale. Vale a dire, le patologie con tassi di prevalenza molto bassi ma conseguenze molto gravi attraggono l'attenzione pubblica (per esempio i massacri nelle scuole gli atti autolesionistici seriali, ecc.). Alternativamente, i problemi di salute con alti tassi di prevalenza e conseguenze meno drammatiche potrebbero produrre un'attenzione altrettanto diffusa (per esempio, la distimia tra gli adolescenti, ecc.). La distribuzione sproporzionata degli schemi di gioco d'azzardo tra i vari segmenti della popolazione ha fatto emergere preoccupazione sulla potenziale influenza di fattori economici, psicologici, anagrafici e di altro tipo sul gioco d'azzardo. Queste osservazioni epidemiologiche sono evolute in varie controversie sull'impatto del gioco d'azzardo. Per esempio, c'è una considerevole preoccupazione sul potenziale del gioco d'azzardo legato alle lotterie come forma di tassazione regressiva e sulla dislocazione dei luoghi del gioco d'azzardo in maniera sproporzionata nelle aree a basso reddito.

L'arena della pubblica amministrazione ha solo recentemente fornito il contesto per esaminare e discutere l'impatto sociale, economico e di salute a lungo termine che emerge dalla drammatica espansione del gioco d'azzardo (National Gambling Impact Study Commission 1999). Molte controversie hanno circondato gli "spostamenti" in ambito sociale e politico che hanno consentito la crescita del gioco d'azzardo. I governi mostrano una considerevole ambivalenza rispetto all'equilibrio tra autorizzare nuovi programmi per il gioco d'azzardo e implementare politiche per regolamentarlo. Le lobby dell'industria dei casinò esercitano la loro pressione su stati e provincie per avere l'opportunità di offrire le loro attività di gioco d'azzardo. Le comunità si impegnano in accesi dibattiti sull'impatto del gioco d'azzardo nella realtà locale (per esempio, sicurezza e qualità della vita per il vicinato e per le famiglie) (Hornblower 1996). Gli organi statali che si occupano di gioco d'azzardo compulsivo o patologico forniscono interventi educativi, numeri verdi di sostegno, servizi di riferimento e supporto per le persone affette da problematiche legate al gioco d'azzardo e per le loro famiglie.

1.3.1
Costi e benefici

Una prospettiva di Sanità Pubblica riconosce che il gioco d'azzardo ha un notevole potenziale per procurare sia costi che benefici. Queste considerazioni influenzano tutti gli aspetti della comunità, incluse le dimensioni sanitarie, sociali ed economiche. Un'analisi in grado di incorporare la distribuzione di costi e benefici in una varietà di sotto-gruppi e di fasce vulnerabili di popolazione è essenziale per qualunque valutazione di impatto nella comunità. Solo dopo avere soppesato tali questioni è possibile sviluppare una strategia che risolva importanti preoccupazioni e supporti iniziative utili.

1.3.1.1
Costi: le potenziali conseguenze avverse del gioco d'azzardo

La letteratura scientifica e i *media* profani hanno identificato una gamma di difficoltà per gli individui, le famiglie e le comunità che potrebbero essere direttamente o indirettamente collegate al gioco d'azzardo (Ladouceur et al. 1994; Lesieur 1998). Le conseguenze negative indesiderabili possono includere:

1. Disturbi legati al gioco d'azzardo. Questa definizione è stata utilizzata per abbracciare uno spettro di problemi sperimentati lungo il *continuum* che incorpora i costrutti di gioco d'azzardo problematico e patologico (Shaffer et al. 1997).
2. Malfunzionamento familiare e violenza domestica, inclusi abuso del partner o dei figli (Bland et al. 1993; Heineman 1989; Jacobs et al. 1989; Lesieur e Rothschild 1989; Lorenz e Yaffee 1988; Moody 1989; Wildman 1989).
3. Gioco d'azzardo minorile (Eadington e Cornelius 1993; Shaffer e Hall 1996; Shaffer et al. 1997).
4. Alcol e altre problematiche di abuso di sostanze (Crockford e el-Guebaly 1998; Cunningham-Williams et al. 1998; Lesieur e Heineman 1988; Shaffer et al. 1999b; Smart e Ferris 1996; Spunt et al. 1995; Steinberg et al. 1992).
5. Condizioni psichiatriche, incluse depressione maggiore, disturbo bipolare, disturbo di personalità antisociale, ansia e disturbo da deficit di attenzione (Blaszczynski e Steel 1998; Crockford e el-Guebaly 1998; Cunningham-Williams et al. 1998; Horvath 1998; Knapp e Lech 1987; McCormick et al. 1984; Rugle e Melamed 1993; Shaffer et al. 1999a).
6. Suicidio, ideazione suicidaria e tentativi di suicidio (Bland et al. 1993; Crockford e el-Guebaly 1998; Cunningham-Williams et al. 1998; McLeary et al. 1998; Phillips et al. 1997).
7. Problemi economici significativi come risultato diretto di scommesse, incluse bancarotta, perdita del lavoro e povertà (Blaszczynski e McConaghy 1994; Fessenden 1999; Gerstein et al. 1999; Ladouceur et al. 1994; Lesieur 1998; Marshall 1998).
8. Comportamento criminale, che varia da prostituzione e furto a traffico di droga e omicidio (Brown 1987; Gerstein et al. 1999; National Research Council 1999; Smith e Wynne 1999).

Determinare se il gioco d'azzardo causi ciascuna di queste avversità è stato – e rimane – una faccenda spinosa e caldamente discussa. La ricerca suggerisce come il gioco d'azzardo possa avere un impatto negativo sulla salute a causa di crimini associati, abuso di sostanze, povertà e violenza domestica (National Research Council 1999). Tuttavia, separare la causa dall'effetto è difficile. I criminali giocano d'azzardo o i giocatori d'azzardo diventano criminali? Le persone con disturbi psicologici giocano d'azzardo per alleviare le problematiche emotive (Jacobs 1989; Khantzian 1997) o il gioco d'azzardo stimola i disturbi emotivi (Vaillant 1983)? Come per l'utilizzo di sostanze psicoattive, queste relazioni sono probabilmente collegate con fattori analoghi al dosaggio delle droghe (vale a dire, la somma di denaro utilizzata per il gioco d'azzardo, la frequenza del gioco d'azzardo e il tempo in cui un individuo ha giocato o è stato esposto al gioco d'azzardo, ecc.). Tuttavia, così come con le conseguenze positive del gioco d'azzardo, è necessaria ulteriore ricerca per risolvere tali importanti questioni.

Il *National Research Council* e la *National Gambling Impact Study Commission* (NGISC) hanno concluso che non era ancora possibile determinare se il gioco d'azzardo fosse causa di crimine, bancarotta, violenza domestica o una serie di altre conseguenze sociali avverse riscontrate (National Gambling Impact Study Commission 1999; National Research Council 1999). Alcuni osservatori hanno anticipato una serie diversa di risultati. Di conseguenza, per assicurare l'integrità e la validità di queste conclusioni, il *U.S. General Accounting Office* (GAO) ha condotto una rassegna indipendente delle evidenze e delle conclusioni del NGISC (U.S. General Accounting Office 2000) ed ha aggiunto una propria ricerca nella zona di Atlantic City. Il GAO ha tratto le seguenti conclusioni:

> Né il NGISC, né il nostro studio di casi condotto a Atlantic City è stato in grado di identificare chiaramente gli effetti sociali del gioco d'azzardo per una serie di importanti ragioni. La portata della ricerca, rilevante e di alta qualità, sugli effetti sociali è estremamente limitata. Mentre sono disponibili dati su problemi, crimine e suicidio, i sistemi per tracciare i meccanismi generalmente non raccolgono informazioni sulle cause di questi incidenti e, quindi, non possono essere associati al gioco d'azzardo. Qualche volta i dati sono disponibili solo a livello regionale (e non per Atlantic City). Inoltre, mentre gli studi hanno mostrato aumenti nei costi sociali associati ai giocatori patologici, è difficile distinguere il gioco d'azzardo come l'unico fattore-causa di questi problemi perché i giocatori d'azzardo patologici spesso hanno altri disturbi del comportamento. Mentre il NGISC e il nostro studio ad Atlantic City hanno trovato alcune testimonianze che il gioco d'azzardo – in particolare il gioco d'azzardo patologico – risulta in un aumento dei problemi familiari (quali violenza domestica, abuso infantile e divorzio), criminalità e suicidi, il NGISC non ha tratto nessuna conclusione sulla questione se il gioco d'azzardo aumenti o meno i problemi familiari, la criminalità o il suicidio nella popolazione generale. In maniera simile, non abbiamo trovato prove conclusive sul fatto che il gioco d'azzardo abbia causato o meno un aumento delle problematiche sociali ad Atlantic City. (U.S. General Accounting Office 2000, p. 3)

Il GAO ha anche fallito nel tentativo di trovare una relazione tra gioco d'azzardo e bancarotta. Può sembrare che il gioco d'azzardo causi problemi sociali. Tuttavia, lo stato attuale della ricerca scientifica semplicemente non consente di trarre la conclusione che il gioco d'azzardo sia la causa primaria o aggiuntiva di una vasta gamma di problemi sociali (National Research Council 1999; U.S. General Accounting Office 2000).

1.3.1.2
Benefici: i potenziali impatti positivi sulla salute del gioco d'azzardo

La maggior parte della ricerca sul gioco d'azzardo si è focalizzata sulle conseguenze avverse in termini di salute mentale e di implicazioni sociali. Ad oggi, con una notevole eccezione (Rosecrance 1988), lo studio sui comportamenti da gioco d'azzardo ha ignorato la possibilità di vantaggi nella salute associati con il gioco stesso. La possibilità di un "gioco d'azzardo sano" (Korn e Shaffer 1999; Shaffer e Korn 2002) potrebbe aiutare a spiegare il potere di attrazione del gioco d'azzardo. Dopo tutto, il gioco d'azzardo ha un valore negativo atteso e, in assenza di spiegazioni alternative, sembra essere in conflitto con il prendersi cura dei propri interessi.

Poiché la condizione economica può influenzare le dimensioni emotiva, intellettuale, fisica e sociale della salute di un individuo (Evans et al. 1994; Kaplan e Lynch 2001; Wilkinson e Marmot 1998), anche il gioco d'azzardo può farlo. Il concetto di promozione della salute mentale fornisce un nuovo e promettente schema di riferimento e vocabolario per esaminare il potenziale vantaggioso del gioco d'azzardo sulla salute. Questo approccio al gioco d'azzardo e alla salute esamina gli strati della popolazione affetti da gioco d'azzardo, i loro obiettivi di promozione della salute mentale e i contesti in cui questi vengono realizzati.

I benefici del gioco d'azzardo per la promozione della salute mentale possono includere i seguenti aspetti:

1. Integrazione sociale. Il gioco d'azzardo può dare un senso di connessione e socializzazione attraverso un discrezionale intrattenimento per il tempo libero. In maniera simile all'andare al cinema, al bar, o allo svolgere un'attività fisica, andare al casinò o alle corse può costituire un cambiamento sano e una tregua dalle richieste della vita quotidiana o dall'isolamento sociale. Questa attività potrebbe quindi essere particolarmente importante per gli anziani.
2. Gioco in età adulta (Smith e Abt 1984). I ricercatori hanno da tempo riconosciuto l'importanza del gioco ai fini di uno sviluppo sano del bambino (Weiss 1995), ma il gioco può essere anche particolarmente importante, negli adulti per ridurre l'ansia, lo *stress* e la disforia (Ackerman 1999; Driver et al. 1991; Kelly 1982).
3. Miglioramento delle strategie di *coping* attraverso la formazione di competenza e abilità quali aumento della memoria, risoluzione dei problemi attraverso le tattiche di gioco, competenza matematica, concentrazione e coordinazione mano-occhio.

I benefici in termini di salute possono anche svilupparsi in vantaggi attraverso lo sviluppo economico associato al gioco d'azzardo. Le comunità locali, specialmente quelle con problemi economici, possono ottenere benefici significativi attraverso il gioco d'azzardo (National Research Council 1999). I casinò, ad esempio, possono agire come catalizzatore per lo sviluppo economico della comunità. I benefici generalmente includono la creazione di posti di lavoro nell'industria del gioco d'azzardo che, a sua volta, stimola altri settori quali il turismo e l'alberghiero. Tuttavia, gli osservatori dovrebbero essere cauti nell'interpretare i miglioramenti nella condizione di salute della comunità associati con l'espansione del gioco d'azzardo e lo sviluppo economico, in quanto tali guadagni devono sostenere un impatto positivo sulla salute. Finora, ad eccezione di quelle aree originariamente impoverite, i benefici economici a lungo termine per le comunità non sono stati dimostrati e, attualmente, si basano su una complessa analisi di proiezioni di benefici economici e produzione di ricchezza (Nadler 1985; National Gambling Impact Study Commission 1999; National Research Council 1999). Dove esiste il gioco d'azzardo di beneficienza (per esempio, la tombola), il denaro proveniente dal gioco d'azzardo può andare a supportare direttamente le organizzazioni no-profit e di beneficenza locali in aree quali educazione, ambiente e sport giovanile. Questa risorsa addizionale di reddito può rinforzare la capacità della comunità migliorando le infrastrutture sanitarie, sociali, ricreative e culturali. Fondamentalmente, il gioco d'azzardo produce reddito per stato, province e comuni, che può essere utilizzato anche per costruire capitale sociale e ridurre la dipendenza dalle tasse.

1.3.2
Stimare costi e benefici

Per le comunità, i gruppi e gli individui, la questione centrale legata alla salute pubblica è se il gioco d'azzardo aggiunga o tolga alla qualità di vita. Stime dei costi di tipo sanitario, economico e sociale legati al gioco d'azzardo problematico e patologico sono state ampiamente proposte, ma vi è la necessità di raffinare la metodologia di rilevazione (National Research Council 1999). Le stime del NGISC riportano come i costi annuali siano pari a 5 miliardi di dollari e altri 40 miliardi rappresentino i costi nell'arco della vita causati da riduzione della produttività, spese per i servizi sociali e perdita dei creditori. Laddove i casinò sono stati introdotti nella comunità, è stato trovato che i tassi di disoccupazione, l'assicurazione per la disoccupazione e i costi del *welfare* sono diminuiti di 1/7 mentre vi è stato un aumento nelle costruzioni, nella ricettività alberghiera, nei trasporti, nelle attività ricreative e nel settore divertimento (Gerstein et al. 1999). Uno studio suggerisce che ciascun giocatore d'azzardo problematico influisce negativamente su 10-17 persone, inclusi membri della famiglia, colleghi e funzionari amministrativi (Politzer et al. 1992). Tuttavia, nell'insieme, i dati sugli attuali costi e benefici del gioco d'azzardo raramente evidenziano la distribuzione di costi e benefici. Di conseguenza, le attuali stime non forniscono un quadro certo sulla natura di questa relazione, né a livello comunitario, né individuale di analisi.

1.4
Raccomandazioni per le politiche e la pratica di Sanità Pubblica

Nonostante vi siano dati limitati a supporto delle raccomandazioni per le politiche di Sanità Pubblica, ci sembra utile suggerire i seguenti quattro punti per le azioni da intraprendere (Korn e Shaffer 1999; Shaffer e Korn 2002). Primo, adottare obiettivi strategici per il gioco d'azzardo; questo passo aiuterebbe a focalizzare le azioni di Sanità Pubblica e la responsabilità. Ad esempio, gli obiettivi potrebbero includere: 1) la prevenzione dei problemi associati al gioco d'azzardo tra i giocatori in generale; 2) la promozione di atteggiamenti, comportamenti e politiche equilibrate e informate, sia a livello individuale che di comunità e 3) la protezione dei gruppi vulnerabili dai danni associati al gioco d'azzardo.

In secondo luogo, i funzionari di Sanità Pubblica interessati a ridurre i problemi legati al gioco d'azzardo dovrebbero avvallare principi di salute pubblica, tra cui quei tre principali che possono guidare e direzionare la presa di decisioni: 1) assicurare che la prevenzione delle problematiche legate al gioco d'azzardo sia una priorità della comunità, insieme all'allocazione di risorse per iniziative di prevenzione primaria, secondaria e terziaria; 2) incorporare un approccio di prevenzione della salute mentale al gioco d'azzardo tale da costruire competenze nella comunità, incorporare una visione olistica della salute mentale (incluse le dimensioni emotiva e spirituale) e affrontare i bisogni e le aspirazioni dei giocatori d'azzardo, degli individui a rischio per problemi legati al gioco o per chi ne è già vittima e 3) favorire la responsabilità sociale e individuale verso le politiche e le azioni rivolte al gioco d'azzardo.

Terzo, gli operatori sociali dovrebbero incorporare strategie e tattiche di riduzione del danno (Tucker et al. 1999). Le autorità di Sanità Pubblica dovrebbero far proprie questo tipo di strategie per ridurre al minimo le conseguenze avverse di tipo sanitario, sociale ed economico. Queste iniziative dovrebbero comprendere almeno quattro componenti: 1) linee guida sul gioco d'azzardo sano (simili alle linee guida per il bere responsabile); 2) strumenti per l'identificazione dei problemi associati al gioco d'azzardo; 3) obiettivi di moderazione e astinenza per i giocatori problematici da offrire in maniera non giudicante e 4) sistemi di sorveglianza e rendicontazione per monitorare le tendenze di partecipazione al gioco d'azzardo così come l'incidenza e il carico della patologia legata al gioco d'azzardo.

Infine, una valida strategia di Sanità Pubblica dovrebbe devolvere maggiori risorse all'identificazione e al trattamento dei giocatori problematici e patologici. Essere in grado di comprendere il comportamento dei giocatori problematici detiene, infatti, un potenziale importante per l'abbassamento dei costi sociali e dei danni dei disturbi legati al gioco d'azzardo.

> Fattori di rischio comuni a molte malattie sono presenti in una vasta parte della popolazione e, quindi, la maggior parte dei casi patologici emergono dalle fasce a rischio basso e intermedio. Cambiamenti relativamente piccoli nella fascia intermedia di rischio possono risultare in una riduzione complessiva nel carico legato alla malattia più di quanto possano fare cambiamenti significativi nella fascia ad alto rischio. (Brownson et al. 1997, p. 735)

I giocatori patologici (confrontati con quelli problematici) sono persone con un rapporto più intenso e, potenzialmente, più distruttivo con il gioco, ma il loro numero è relativamente esiguo. Nonostante i giocatori problematici presentino difficoltà di natura più moderata e di durata più breve, l'ampia numerosità potrebbe determinare un impatto più avverso a livello della società. Questa circostanza è molto simile a quella degli alcolisti (Sobell e Sobell 1993) e, in maniera simile a quanto accaduto per la ricerca in quell'ambito, gli studi futuri sul gioco d'azzardo mostreranno, con buona probabilità, come i giocatori problematici siano più responsivi al trattamento e agli interventi sociali di quanto lo siano i giocatori patologici. Di conseguenza, una strategia di Sanità Pubblica che promuova la riduzione del danno e altri obiettivi di prevenzione secondaria deve attribuire maggiore attenzione ai giocatori problematici di quanto avvenga oggi.

1.5
Raccomandazioni per la ricerca in Sanità

1.5.1
Verso una ricerca basata sulle teorie

Per avanzare nella conoscenza scientifica e nella salute pubblica, le nuove iniziative di ricerca nell'ambito del gioco d'azzardo richiederanno mappe teoriche ben sviluppate e tali da guidare gli studi sulla distribuzione e sui determinanti dei disturbi associati al gioco d'azzardo. Per esempio, nessuna ricerca scientifica ha stabilito un legame causale tra il gioco d'azzardo che produce disturbi e una qualsivoglia prossimità, letterale o figurata, al gioco d'azzardo. In maniera simile, nessuna ricerca scientifica ha stabilito un legame diretto tra segnali sociali relativi al gioco d'azzardo e l'aumento dell'impulso a giocare d'azzardo – nonostante questo sia uno degli obiettivi delle campagne di sensibilizzazione. Molti ricercatori, tuttavia, hanno sottolineato la preoccupazione che esista un potenziale legame tra la disponibilità del gioco d'azzardo e il comportamento da gioco d'azzardo (Mitka 2001; Pasternak e Fleming 1999; Sibbald 2001; Volberg 2000). Alcune evidenze empiriche confermano l'importanza di questo sospetto. Per esempio, uno studio condotto in Canada, ha mostrato come in una specifica zona geografica la proporzione dei giocatori fosse aumentata di più del doppio dall'apertura di un casinò locale (Ladouceur et al. 1999). Aprire un nuovo casinò ha aumentato l'incidenza delle persone esposte al gioco d'azzardo. Più specificatamente, prima che il casinò aprisse, il numero dei soggetti interpellati che giocava d'azzardo era intorno al 14%. Dopo l'apertura del casinò, il numero era salito fino a quasi il 60%. Durante lo stesso periodo, gli individui del gruppo di controllo nella cui zona non c'era un casinò non mostrarono un simile *pattern* di crescita del gioco d'azzardo.

Anche l'occupazione professionale può contribuire all'esposizione al gioco d'azzardo. Se questa è la causa di effetti avversi sulla salute e sul gioco d'azzardo disturbato, l'esperienza occupazionale con il gioco d'azzardo è centrale per determinarne l'impatto. Coerentemente con questa prospettiva, gli impiegati dei casinò mostrano tassi più elevati di gioco d'azzardo disturbato a confronto con soggetti della popolazione generale che non lavorano nei casinò (Shaffer e Hall 2002; Shaffer et al. 1999b, 2000).

1.5.1.1
Esposizione

Un modello associato all'esposizione implica che l'oggetto della dipendenza causi il comportamento dipendente. Il modello dell'esposizione suggerisce che la presenza di "tossine ambientali" (per esempio, contesti di gioco d'azzardo) aumenti la probabilità di disturbi associati (il gioco d'azzardo patologico). Per esempio, Volberg (2002) ha recentemente suggerito come l'aumento dell'accessibilità al gioco d'azzardo nel Regno

Unito avrebbe aumentato anche l'incidenza dei giocatori problematici: "Il numero di opportunità di scommettere in un arco specifico di tempo è legato allo sviluppo di problemi associati al gioco d'azzardo" (p. 1556). In una recente valutazione di un programma di trattamento del gioco d'azzardo nell'Iowa, è stata trovata un'associazione tra la variazione regionale di esposizione al gioco d'azzardo e la variabilità nella ricerca di supporto per problemi associati al gioco d'azzardo; le zone geografiche più vicine ai luoghi di gioco d'azzardo presentavano tassi significativamente maggiori di ricerca di aiuto (Shaffer et al. 2002). Un modello ampliato di esposizione propone che anche i fattori di vulnerabilità o resilienza abbiano un ruolo importante nel determinare le conseguenze dell'esposizione al gioco d'azzardo. Per esempio, l'esposizione influenzerà in maniera negativa solo i soggetti con una sottostante vulnerabilità ma non quelli che sono sufficientemente resilienti (Jacobs 1989; Khantzian 1975, 1985, 1997).

1.5.1.2
Adattamento

Alternativamente, il modello dell'adattamento sociale suggerisce come i giocatori siano dinamici e in grado di cambiare il loro comportamento in risposta all'esposizione (Shaffer e Zinberg 1985; Shaffer et al. 1997; Zinberg 1974, 1975; Zinberg e Fraser 1979; Zinberg e Shaffer 1990). Il modello dell'adattamento sociale include l'idea che spesso la novità è in grado di stimolare nuovi interessi nelle attività sociali, ma anche che i partecipanti, col tempo, si adattano alla novità e agli effetti di questa attraverso processi di apprendimento sociale. Di conseguenza, gli effetti dell'esposizione sono limitati. Per esempio, adolescenti nel Nevada hanno mostrato una minore propensione alla partecipazione ad attività di gioco d'azzardo settimanali (o anche più frequenti) rispetto alle loro controparti in quattro stati con una ben minore esposizione al gioco d'azzardo (Volberg 2001). Inoltre, gli adolescenti del Nevada erano meno propensi a presentare disturbi legati al gioco d'azzardo rispetto ai loro pari in tre dei quattro Stati usati come confronto. Per molti, il processo di adattamento può risultare in un inaspettato cambiamento sociale. Vale a dire, gli aumenti precoci in nuovi schemi di gioco d'azzardo – con o senza conseguenze avverse – sono tipicamente seguiti da un processo adattivo che porta a livelli minori di coinvolgimento o astinenza. L'adattamento sociale può risultare, allora, sia da diminuzione dell'effetto novità, che da aumento delle conseguenze negative, dall'emergere di interessi in competizione o da una combinazione di questi fattori – anche in persone che mostrano evidente vulnerabilità (Miller 2000; Shaffer e Jones 1989).

1.5.2
Accuratezza dei modelli

Nonostante i modelli individuali di comportamento da gioco d'azzardo manchino tipicamente della portata necessaria per dare forma a politiche sociosanitarie, un modello di Sanità Pubblica ha il potenziale per guidare lo sviluppo di queste politiche. Ogni modello possiede, in nuce, il potenziale per influenzare in maniera unica i funzionari pubblici e le politiche che essi diffondono. Se questi sottoscrivono il modello dell'esposizione, è facile che intervengano prontamente promulgando normative tali da controllare i problemi associati al gioco d'azzardo. Tuttavia, se il modello è accurato, la reazione sarà inadeguata in quanto la popolazione è già stata esposta. Se il modello non è corretto, si verificherà una reazione eccessiva perché altre forze emergeranno tali da regolare gli schemi di gioco d'azzardo. Al contrario, se si sottoscrive il modello di adattamento, la reazione per il cambiamento degli schemi di adesione al gioco d'azzardo sarà lenta in quanto alla base c'è l'assunzione che i problemi si risolveranno da soli.

Se il modello di adattamento è accurato, l'attesa non avrà costi elevati ma se non lo è gli indugi normativi porteranno a rischiare un aumento nell'esposizione e nell'incubazione di problemi legati al gioco d'azzardo. Lo sviluppo di un indice regionale di esposizione al gioco d'azzardo permetterà ai ricercatori di valutare l'accuratezza di questi modelli e di sostenere quindi le politiche pubbliche.

1.6
Conclusione

La drammatica espansione del gioco d'azzardo durante l'ultima parte del XX secolo ci sfida a prestare attenzione alle vaste implicazioni che ne derivano per la salute a livello individuale e di comunità. Una visione di Sanità Pubblica riconosce che il gioco d'azzardo può avere sia potenziali costi che benefici. I costi potenziali – o danni associati con il gioco d'azzardo – includono criminalità, bancarotta, violenza domestica e disturbi associati al gioco d'azzardo. Il gioco d'azzardo presenta benefici nei confronti della società promuovendo attività che migliorano la salute mentale e lo sviluppo economico. Un modello integrato di salute pubblica è congeniale all'affrontare le questioni che riguardano le politiche di salute pubblica, il carico legato alla malattia e gli stili di vita e i comportamenti. L'impegno nell'ambito della salute pubblica dovrebbe concentrarsi sull'identificazione di specifici obiettivi strategici per il gioco d'azzardo, avallare i principi di salute pubblica, incorporare strategie e tattiche per la riduzione del danno e concentrare maggiori risorse per l'identificazione e il trattamento dei giocatori a livello sub-clinico.

Per promuovere il futuro sviluppo di valide strategie di Sanità Pubblica, abbiamo bisogno di un programma di ricerca nell'ambito del gioco d'azzardo. È altamente probabile che ci si trovi alla fine dell'era in cui la ricerca si è focalizzata solo sulla popolazione generale e all'inizio di una nuova era di ricerca caratterizzata da studi sulle popolazioni vulnerabili. Questa evoluzione riflette la maturazione in questo settore.

Bibliografia

Ackerman D: Deep Play. New York, Random House, 1999

American Gaming Association: State of the states: the AGA survey of casino entertainment 2002. Washington, DC, American Gaming Association, 2002. Available at: http://test.americangaming.org/survey/index.cfm. Accessed November 24, 2003.

Bergh C, Eklund T, Sodersten EP: Altered dopamine function in pathological gambling. Psychol Med 27:473–475, 1997

Bland RC, Newman SC, Orn H, et al: Epidemiology of pathological gambling in Edmonton. Can J Psychiatry 38:108–112, 1993

Blaszczynski A, McConaghy N: Criminal offenses in Gamblers Anonymous and hospital treated pathological gamblers. J Gambl Stud 10:99–127, 1994

Blaszczynski A, Steel Z: Personality disorders among pathological gamblers. J Gambl Stud 14:51–71, 1998

Blum K, Braverman ER, Holder MM, et al: Reward deficiency syndrome: a biogenetic model for the diagnosis and treatment of impulsive, addictive, and compulsive behaviors. J Psychoactive Drugs 32 (suppl):i–iv, 1–112, 2000

Bondolfi G, Osiek C, Ferrero F: Prevalence estimates of pathological gambling in Switzerland. Acta Psychiatr Scand 101:473–475, 2000

Breiter HC, Aharon I, Kahneman D, et al: Functional imaging of neural responses to expectancy and experience of monetary gains and losses. Neuron 30:619–639, 2001

Brown RIF: Pathological gambling and associated patterns of crime: comparisons with alcohol and other drug addictions. Journal of Gambling Behavior 3:98–114, 1987

Brownson RC, Newschaffer CJ, Ali-Abarghoui F: Policy research for disease prevention: challenges and practical recommendations. Am J Public Health 87:735–739, 1997

Christiansen EM: Gambling and the American economy, in Gambling: Socioeconomic Impacts and Public Policy. Edited by Frey JH. Thousand Oaks, CA, Sage, 1998, pp 36–52

Comings DE: The molecular genetics of pathological gambling. CNS Spectr 3:20–37, 1998

Crockford DN, el-Guebaly N: Psychiatric comorbidity in pathological gambling: a critical review. Can J Psychiatry 43:43–50, 1998

Cunningham-Williams RM, Cottler LB, Compton WM III, et al: Taking chances: problem gamblers and mental health disorders—results from the St. Louis Epidemiologic Catchment Area Study. Am J Public Health 88:1093–1096, 1998

Driver BL, Brown PJ, Peterson GL (eds): Benefits of Leisure. State College, PA, Venture Publishing, 1991

Eadington WR, Cornelius JA (eds): Gambling Behavior and Problem Gambling. Reno, NV, Institute for the Study of Gambling and Commercial Gaming, College of Business Administration, University of Nevada, Reno, 1993

Evans RG, Barer ML, Marmor TR (eds): Why Are Some People Healthy and Others Not? The Determinants of Health of Populations. New York, Aldine de Gruyter, 1994

Fessenden F: Lottery cost is heaviest on the poor. New York Times, May 22, 1999, p A12

Freud S: Dostoevsky and parricide (1928), in The Standard Edition of the Complete Psychological Works of Sigmund Freud, Vol 21. Translated and edited by Strachey J. London, Hogarth Press, 1961, pp 175–196

Gerstein D, Murphy S, Toce M, et al: Gambling Impact and Behavior Study: Report to the National Gambling Impact Study Commission. Chicago, IL, National Opinion Research Center, 1999

Heineman M: Parents of male compulsive gamblers: clinical issues/treatment approaches. Journal of Gambling Behavior 5:321–333, 1989

Hollander E, Buchalter AJ, DeCaria CM: Pathological gambling. Psychiatr Clin N Am 23:629–642, 2000

Hornblower M: No dice: the backlash against gambling. Time, April 1, 1996, pp 29–33 Horvath TA: Sex, Drugs, Gambling, and Chocolate: A Workbook for Overcoming Addictions. San Luis Obispo, CA, Impact, 1998

Jacobs DF: A general theory of addictions: rationale for and evidence supporting a new approach for understanding and treating addictive behaviors, in Compulsive Gambling: Theory, Research and Practice. Edited by Shaffer HJ, Stein S, Gambino B, et al. Lexington, MA, Lexington Books, 1989, pp 35–64

Jacobs DF, Marston AR, Singer RD, et al: Children of problem gamblers. Journal of Gambling Behavior 5:261–267, 1989

Kallick M, Suits D, Dielman T, et al: A Survey of American Gambling Attitudes and Behavior (Research Report Series). Ann Arbor, MI, Survey Research Center, Institute for Social Research, University of Michigan, 1979

Kaplan GA, Lynch JW: Is economic policy health policy? Am J Public Health 91:351–353, 2001

Kelly J: Leisure. Englewood Cliffs, NJ, Prentice-Hall, 1982

Khantzian EJ: Self selection and progression in drug dependence. Psychiatry Dig 36:19–22, 1975

Khantzian EJ: The self-medication hypothesis of addictive disorders: focus on heroin and cocaine dependence. Am J Psychiatry 142:1259–1264, 1985

Khantzian EJ: The self-medication hypothesis of substance use disorders: a reconsideration and recent applications. Harv Rev Psychiatry 4:231–244, 1997

Knapp TJ, Lech BC: Pathological gambling: a review with recommendations. Advances in Behavioral Research and Therapy 9:21–49, 1987

Korn DA, Shaffer HJ: Gambling and the health of the public: adopting a public health perspective. J Gambl Stud 15:289–365, 1999

Ladouceur R, Boisvert JM, Pepin M, et al: Social costs of pathological gambling. J Gambl Stud 10:399–409, 1994

Ladouceur R, Jacques C, Ferland F, et al: Prevalence of problem gambling: a replication study 7 years later. Can J Psychiatry 44:802–804, 1999

Lesieur HR: Costs and treatment of pathological gambling. Ann Am Acad Pol Soc Sci 556:153–171, 1998

Lesieur HR, Heineman M: Pathological gambling among youthful multiple substance abusers in a therapeutic community. Br J Addict 83:765–771, 1988

Lesieur HR, Rothschild J: Children of Gamblers Anonymous members. Journal of Gambling Behavior 5:269–281, 1989

Lindner RM: The psychodynamics of gambling. Ann Am Acad Pol Soc Sci 269:93–107, 1950

Lorenz VC, Yaffee R: Pathological gambling: psychosomatic, emotional and marital difficulties as reported by the spouse. Journal of Gambling Behavior 4:13–26, 1988

Marshall K: The gambling industry: raising the stakes. Perspectives on Labour and Income 10:7–11, 1998

McCleary R, Chew K, Feng W, et al: Suicide and Gambling: An Analysis of Suicide Rates in U.S. Counties and Metropolitan Areas (Prepared for the American Gaming Association). Irvine CA, School of Social Ecology, University of California–Irvine, 1998

McCormick RA, Russo AM, Ramirez LF, et al: Affective disorders among pathological gamblers seeking treatment. Am J Psychiatry 141:215–218, 1984

Miller WR: Rediscovering fire: small interventions, large effects. Psychol Addict Behav 14:6–18, 2000

Mitka M: Win or lose, Internet gambling stakes are high. JAMA 285:1005, 2001

Moody G: Parents of young gamblers. Journal of Gambling Behavior 5:313–320, 1989

Nadler LB: The epidemiology of pathological gambling: critique of existing research and alternative strategies. Journal of Gambling Behavior 1:35–50, 1985

National Gambling Impact Study Commission: National Gambling Impact Study Commission Final Report. Washington, DC, National Gambling Impact Study Commission, 1999. Available at: http://govinfo.library.unt.edu/ngisc/reports/fullrpt.html. Accessed November 28, 2003.

National Research Council: Pathological Gambling: A Critical Review. Washington, DC, National Academy Press, 1999

Pasternak AV, Fleming MF: Prevalence of gambling disorders in a primary care setting. Arch Fam Med 8:515–520, 1999

Phillips DP, Welty WR, Smith MM: Elevated suicide levels associated with legalized gambling. Suicide Life Threat Behav 27:373–378, 1997

Politzer RM, Yesalis CE, Hudak CJ: The epidemiologic model and the risk of legalized gambling: where are we headed? Health Values 16:20–27, 1992

Quinn JP: Fools of Fortune; or, Gambling and Gamblers. Chicago, IL, Anti-Gambling Association, 1892

Rosecrance J: Gambling Without Guilt: The Legitimation of an American Pastime. Pacific Grove, CA, Brooks/Cole, 1988

Rugle L, Melamed L: Neuropsychological assessment of attention problems in pathological gamblers. J Nerv Ment Dis 181:107–112, 1993

Shaffer HJ, Hall MN: Estimating the prevalence of adolescent gambling disorders: a quantitative synthesis and guide toward standard gambling nomenclature. J Gambl Stud 12:193–214, 1996

Shaffer HJ, Hall MN: Updating and refining prevalence estimates of disordered gambling behaviour in the United States and Canada. Can J Public Health 92:168–172, 2001

Shaffer HJ, Hall MN: Longitudinal patterns of gambling and drinking problems among casino employees. J Soc Psychol 142:405–424, 2002

Shaffer HJ, Jones SB: Quitting Cocaine: The Struggle Against Impulse. Lexington, MA, Lexington Books, 1989

Shaffer HJ, Kidman R: Shifting perspectives on gambling and addiction. J Gambl Stud 19:1–6, 2003

Shaffer HJ, Korn DA: Gambling and related mental disorders: a public health analysis. Annu Rev Public Health 23:171–212, 2002

Shaffer HJ, Zinberg NE: The social psychology of intoxicant use: the natural history of social settings and social control. Bulletin of the Society of Psychologists in the Addictive Behaviors 4:49–55, 1985

Shaffer HJ, Hall MN, Vander Bilt J: Estimating the Prevalence of Disordered Gambling Behavior in the United States and Canada: A Meta-Analysis. Boston, MA, Harvard Medical School, Division on Addictions, 1997

Shaffer HJ, Hall MN, Vander Bilt J: Estimating the prevalence of disordered gambling behavior in the United States and Canada: a research synthesis. Am J Public Health 89:1369–1376, 1999a

Shaffer HJ, Vander Bilt J, Hall MN: Gambling, drinking, smoking and other health risk activities among casino employees. Am J Ind Med 36:365–378, 1999b

Shaffer HJ, Eber G, Hall MN, et al: Smoking behavior among casino employees: self-report validation using plasma cotinine. Addict Behav 25:693–704, 2000

Shaffer HJ, LaBrie RA, LaPlante DA, et al: The Iowa Department of Public Health Gambling Treatment Services: Four Years of Evidence (Technical Report No 101102-200). Boston, MA, Harvard Medical School, 2002

Sibbald B: Casinos bring ill fortune, psychiatrists warn. CMAJ 164:388, 2001 Skinner HA: Gambling: achieving the right balance. J Gambl Stud 15:285–287, 1999

Slutske WS, Eisen S, True WR, et al: Common genetic vulnerability for pathological gambling and alcohol dependence in men. Arch Gen Psychiatry 57:666–673, 2000

Smart RG, Ferris J: Alcohol, drugs and gambling in the Ontario adult population, 1994. Can J Psychiatry 41:36–45, 1996

Smith GJ, Wynne HJ: Gambling and Crime in Western Canada: Exploring Myth and Reality. Calgary, AB, Canada West Foundation, 1999

Smith JF, Abt V: Gambling as play. Ann Am Acad Pol Soc Sci 474:122–132, 1984

Sobell MB, Sobell LC: Treatment for problem drinkers: a public health priority, in Addictive Behaviors Across the Life Span: Prevention, Treatment, and Policy Issues. Edited by Baer JS, Marlatt GA, McMahon RJ. Newbury Park, CA, Sage, 1993, pp 138–157

Sproston K, Erens B, Orford J: Gambling Behaviour in Britain: Results From the British Gambling Prevalence Survey. London, National Centre for Social Research, 2000

Spunt B, Lesieur H, Hunt D, et al: Gambling among methadone patients. Int J Addict 30:929–962, 1995

Steinberg M, Kosten T, Rounsaville B: Cocaine abuse and pathological gambling. Am J Addict 1:121–132, 1992

Tucker JA, Donovan DM, Marlatt GA (eds): Changing Addictive Behavior. New York, Guilford, 1999

U.S. General Accounting Office: Impact of Gambling: Economic Effects More Measurable Than Social Effects. Report to the Honorable Frank R. Wolf, House of Representatives (GAO/GGD-00-78). Washington, DC, U.S. General Accounting Office, 2000

Vaillant GE: The Natural History of Alcoholism: Causes, Patterns, and Paths to Recovery. Cambridge, MA, Harvard University Press, 1983

Volberg RA: The future of gambling in the United Kingdom: increasing access creates more problem gamblers (editorial). BMJ 320:1556, 2000

Volberg RA: Gambling and problem gambling among adolescents in Nevada. Nevada Department of Human Resources, 2001. Available at: http://www. geminiresearch.com (click on Reports and Links). Accessed May 13, 2002.

Volberg RA, Abbott MW, Rönnberg S, et al: Prevalence and risks of pathological gambling in Sweden. Acta Psychiatr Scand 104:250–256, 2001

Weiss MR: Children in sport: an educational model, in Sport Psychology Interventions. Edited by Murphy SM. Champaign, IL, Human Kinetics, 1995, pp 39–70

Wildman RW: Pathological gambling: marital-familial factors, implications, and treatments. Journal of Gambling Behavior 5:293–301, 1989

Wilkinson R, Marmot M (eds): Social Determinants of Health: The Solid Facts. Copenhagen, World Health Organization Regional Office for Europe, 1998

Zinberg NE: High States: A Beginning Study (Publ No SS-3). Washington, DC, Drug Abuse Council, 1974

Zinberg NE: Addiction and ego function. Psychoanal Study Child 30:567–588, 1975

Zinberg NE, Fraser KM: The role of the social setting in the prevention and treatment of alcoholism, in The Diagnosis and Treatment of Alcoholism. Edited by Mendelson J, Mello N. New York, McGraw-Hill, 1979, pp 359–385

Zinberg NE, Shaffer HJ: Essential factors of a rational policy on intoxicant use. J Drug Issues 20:619–627, 1990

Epidemiologia 2

R.M. Cunningham-Williams, L.B. Cottler, S.B. Womack

Uno dei primi passi per capire il disturbo sociale, comportamentale o sanitario è quello di esaminarne la diffusione e – in termini di fattori socio-demografici chiave – le caratteristiche di chi ne è affetto. L'epidemiologia è quella branca della ricerca che cerca di determinare la diffusione di un disturbo e il numero di nuovi casi che emergono in un periodo di tempo (incidenza). A partire dal 1975, ci sono stati almeno quattro principali tentativi per stimare la diffusione del gioco d'azzardo e del gioco d'azzardo patologico negli Stati Uniti. Tre di questi, così come diversi studi locali, sono stati recentemente rivisti (Cunningham-Williams e Cottler 2001). Il primo studio nazionale sull'atteggiamento nei confronti del gioco d'azzardo, pubblicato prima che il DSM-III includesse il gioco d'azzardo patologico nella sua classificazione (American Psychiatric Association 1980), derivava dal risultato delle scoperte di una commissione presidenziale degli Stati Uniti, la *Commission of the Review of the National Policy Toward Gambling* (Kallick et al. 1979). Utilizzando il termine di gioco d'azzardo compulsivo, questo studio riportava stime di "gioco d'azzardo compulsivo potenziale" – nell'arco della vita – pari a 2,3%. Questo lavoro è risultato importante perché ha attratto l'attenzione della ricerca a livello nazionale per la prima volta in America e ha fornito stime, sempre a livello nazionale, per il gioco d'azzardo problematico. In aggiunta, ha mostrato come nonostante più di metà degli Americani riportasse di praticare annualmente qualche attività di gioco d'azzardo – incluse forme di scommessa a livello amicale, acquisto di biglietti della lotteria, sistemi vari di scommessa – livelli "pesanti" di scommessa fossero più spesso riportati da soggetti maschi, non bianchi e da persone con uno status socio-economico alto (Kallick et al. 1979; Welte et al. 2002).

È stato solo vent'anni dopo che è arrivata la pubblicazione di un altro studio nazionale voluto da una commissione presidenziale (*National Gambling Impact Study Commission*). Questo studio – il primo di questo genere dopo l'inclusione del gioco d'azzardo patologico come malattia psichiatrica nel DSM-III – venne condotto dal National Opinion Research Center (1999) e includeva un'intervista telefonica ($n=2417$) e un questionario per fruitori di gioco d'azzardo ($n=530$) (Gerstein et al.

1999). Le stime sul gioco d'azzardo patologico emerse dall'intervista telefonica erano di 0,8% sull'arco della vita e di 0,1% per l'anno precedente. Queste stime sono aumentate leggermente una volta inclusi i giocatori (rispettivamente 1,2% e 0,6%). Sfortunatamente, la parte di dati relativa ai giocatori ha una possibilità di utilizzo limitata a causa del basso tasso di risposte in alcuni dei centri e della validità dubbia dei dati stessi (Gambling Impact and Behaviour Study 2001).

Utilizzando una metodologia di studio randomizzato, i ricercatori dell'Istituto di Ricerca sulle Dipendenze (Welte et al. 2002) hanno condotto un'indagine su un campione rappresentativo di soggetti dai 18 anni in su. I ricercatori hanno rilevato un tasso di partecipazione al gioco d'azzardo pari a 82% (circa 20% in più rispetto ai due studi nazionali precedenti), dove la lotteria e il gioco d'azzardo nei casinò risultavano con le percentuali più alte. La partecipazione, significativamente maggiore, riportata in questo studio è probabilmente dovuta alle differenze nelle strategie di campionamento e di valutazione utilizzate nei diversi studi (Welte et al. 2002). Utilizzando le percentuali bilanciate analizzate dai punteggi dell'Intervista Diagnostica del DSM-IV (Versione 4.0) (Robins et al. 1997), i ricercatori hanno trovato in tutti i soggetti una percentuale di gioco d'azzardo patologico nell'arco della vita (con cinque o più criteri soddisfatti per la diagnosi) pari a 2,0%, mentre il tasso di gioco d'azzardo nell'anno precedente era di 1,35% (Welte et al. 2002; J.W. Welte, comunicazione personale, 21 aprile 2003). Le stime di prevalenza condizionate del gioco d'azzardo patologico (stime tra il 92,8% di coloro che avevano giocato d'azzardo almeno una volta nella vita) erano leggermente superiori (2,16% per l'arco della vita, 1,46% per l'anno precedente). Per l'82,2% dei partecipanti che avevano giocato d'azzardo nell'anno precedente, il tasso riferito all'arco della vita era di 2,4% e, per l'anno precedente, di 1,64%. Per quanto riguarda il gioco d'azzardo problematico (tre o quattro criteri soddisfatti per la diagnosi), l'intero campione mostrava un tasso pari a 2,77% – in riferimento all'arco della vita – e di 2,17% per l'anno precedente; solo tra i giocatori, il tasso riferito all'arco della vita era di 2,98% e, per l'anno precedente, di 2,34%; tra quelli che avevano giocato d'azzardo nell'anno precedente il tasso riferito all'arco della vita era di 3,19% e, all'anno precedente, di 2,57%.

Queste stime sono simili a quelle stilate da una commissione del National Research Council (1999), la quale condusse una ri-analisi di 49 studi sulla popolazione generale derivati dalla meta-analisi di Shaffer e Hall (1997), a sua volta condotta su 120 studi pubblicati negli Stati Uniti e Canada tra il 1975 e il 1997. Dalla meta-analisi risultavano tassi relativi al gioco d'azzardo patologico pari a 1,5% nell'arco della vita e a 0,9 per l'anno precedente. Come per altri studi, i tassi del gioco d'azzardo problematico erano almeno due o tre volte maggiori rispetto alle stime del gioco d'azzardo patologico (5,4% nell'arco della vita e 2,9% per l'anno precedente).

Studi condotti in certe regioni geografiche riflettono, in buona parte, le stime nazionali. Uno di questi, il *St. Louis Epidemiological Catchment Area* (ECA) – centrato su un'indagine svolta presso le famiglie (n=3004) e condotto nel 1981 (Robins et al. 1981) – evidenziò tassi di gioco d'azzardo patologico pari a 0,9% in riferimento all'arco della vita e di 9,2% per il gioco d'azzardo problematico (Cunningham-Williams et al. 1998). St. Louis, nel Missouri, era una delle cinque sedi che partecipavano allo studio ECA ed era l'unica ad includere il gioco d'azzardo patologico tra i disturbi mentali valutati. L'analisi del gioco d'azzardo patologico presso il centro di St. Louis rappresenta il primo e l'unico studio svolto presso le famiglie negli Stati Uniti che riporta stime di diffusione del gioco d'azzardo problematico e del gioco d'azzardo patologico secondo i criteri del DSM-III. Inoltre, questo studio mostra gli unici dati di incidenza (il numero di nuovi casi di un certo disturbo in una popolazione intervistata in un certo momento) raccolti su famiglie negli Stati Uniti (Cottler e Cunningham-Williams 1998). Utilizzando un sotto-campione di partecipanti allo studio ECA (n=162), soggetti che facevano uso di sostanze e che sono stati intervistati 11 anni dopo, si è rilevato che il numero di non giocatori era diminuito (da 93 a 73) e che i tassi di incidenza del gioco d'azzardo patologico erano aumentati da 1,2% (2 su 162) a 3,7% (6 di 162). Un aumento ancora più impressionante è stato trovato per il gioco d'azzardo problematico (da 3,7% a 10,5%).

Più recentemente, in uno studio sul gioco d'azzardo problematico che coinvolgeva cinque stati utilizzando il *South Oaks Gambling Screen* (SOGS) (vedi Appendice D), Volberg (1994) ha trovato tassi di "gioco d'azzardo probabilmente patologico" da 0,1% (nell'Iowa) a 2,3% (nel Maryland). Un altro studio locale condotto tra la popolazione adulta dell'Oregon (n=1502) ha riportato un tasso di probabile gioco d'azzardo patologico nell'arco della vita pari a 1,8% (1,4% per l'anno precedente), mentre per il gioco d'azzardo problematico le stime erano di 3,1% (1,9% per l'anno precedente) (Volberg 1997). Le stime ottenute in Louisiana nella popolazione adulta (oltre i 21 anni), sempre utilizzando il SOGS, erano di 3,0% per il gioco d'azzardo problematico e di 1,4% per il gioco d'azzardo probabilmente patologico (Westphal e Rush 1996).

Il gioco d'azzardo problematico e patologico sono fenomeni internazionali. Stime simili a quelle di Stati Uniti e Canada si trovano in riferimento alla popolazione adulta in Nuova Zelanda (Abbott 2001), Svezia (Volberg et al. 2001), Gran Bretagna (Sproston et al. 2000), Hong Kong (Centre for Social Policies Studies 2002), Australia (Productivity Commission 1999), Sud Africa (Collins e Barr 2001) e Svizzera (Bondolfi et al. 2000). Questi studi hanno utilizzato il SOGS e/o il DSM-IV (*American Psychiatric Association*) come strumenti di valutazione e hanno riportato tassi in media intorno all'1% per il gioco d'azzardo patologico, con le stime più alte a Hong Kong (1,9%) ("Disordered Gambling" 2002).

2.1
Correlati socio-demografici

Un'importante considerazione derivante dall'epidemiologia è come la malattia colpisca diversi gruppi nella popolazione. La maggior parte delle indagini mostra che gli uomini sono più spesso coinvolti nelle attività del gioco d'azzardo rispetto alle donne e presentano tassi più elevati di gioco d'azzardo problematico e patologico. La maggior parte dei primi studi utilizzava campioni presi da contesti dove gli uomini erano maggiormente rappresentati (per esempio, giocatori anonimi, ospedali per veterani di guerra, centri per il trattamento della tossicodipendenza, ecc.) (Cunningham-Williams e Cottler 2001). Tuttavia, osservazioni più recenti tendono ad essere d'accordo sul fatto che i tassi di gioco d'azzardo patologico nei maschi sono doppi rispetto a quelli del sesso femminile (Cunningham-Williams et al. 1998; National Research Council 1999; Volberg 1994; Welte et al. 2002).

In riferimento all'età, non sembrano esserci prove convincenti che supportino tassi più alti di gioco d'azzardo patologico in individui di mezza età o anziani (National Research Council 1999). Gli anziani possono essere più vulnerabili perché hanno a disposizione più tempo e più denaro (McNeilly e Burke 2001) a seguito del pensionamento e altri cambiamenti occorsi nella vita. Tuttavia, viene suggerito che forse si sta presumendo una popolazione più vulnerabile mancando di riconoscere, invece, che vi sono benefici sociali ai comportamenti di gioco d'azzardo di questa fascia d'età (Hope e Havir 2002; Laundergan et al. 1990). Una discussione più esaustiva sulla Sanità Pubblica e su aspetti del comportamento da gioco d'azzardo tra gli anziani si trova nel Capitolo 1, "Gioco d'azzardo patologico e sistema sanitario" e nel Capitolo 6 "Anziani".

Uno studio nazionale longitudinale sul gioco d'azzardo patologico tra bambini, adolescenti e giovani adulti non è ancora stato condotto. Tuttavia, indagini a livello locale hanno rilevato tassi simili di gioco d'azzardo problematico e patologico tra gli adolescenti (Capitolo 5 "Adolescenti e giovani adulti", e Capitolo 11 "Prevenzione e trattamento del gioco d'azzardo problematico e patologico negli adolescenti").

Vi è una carenza di ricerche che riportino tassi di prevalenza relativi a determinati gruppi – in maniera particolare con riferimento a specifici gruppi razziali ed etnici e a gruppi con profili socio-economici diversi – utilizzando campioni rappresentativi. Ancor meno le ricerche sono state in grado di far luce su razza ed etnicità partendo dalla classe sociale (Cunningham-Williams e Cottler 2001; National Research Council 1999). Tuttavia, le evidenze a disposizione suggeriscono come negli Stati Uniti il gioco d'azzardo patologico sia più diffuso tra le minoranze razziali ed etniche e tra le classi sociali più svantaggiate. Lo studio ECA (Cunningham-Williams et al. 1998) ha rilevato che il doppio degli afroamericani erano giocatori problematici (31%) rispetto a quelli non problematici (15%). Alti tassi di gioco d'azzardo patologico sono stati riportati anche per afroamericani adulti (Volber 1994; Volberg e Abbott 1997) e adolescenti (Stinchfield et al. 1997) e per adolescenti latino-americani (Stinchfield et al. 1997), asiatici (Zane e Huh-Kim 1998) e popolazioni aborigene (Stinchfield et al. 1997; Volberg 1997; Zitzow 1996; review su studi aborigeni in Wardman et al. 2001).

La maggior parte degli studi sono stati condotti in popolazioni in trattamento con alti tassi di comorbidità (dal 7 al 16%) e sono stati rivisti altrove (National Research Council 1999). È importante notare come tassi alti di comorbidità psichiatrica e di abuso di sostanze – in particolare per dipendenza da nicotina, depressione e disturbo di personalità antisociale – siano presenti in studi sulla popolazione generale (Cunningham-Williams et al. 1998), in studi su adulti che facevano uso di sostanze stupefacenti, sia in terapia che fuori dalla terapia (Cunningham-Williams et al. 2000; Hall et al. 2000), in studi su adolescenti in trattamento ambulatoriale (Petry e Tawfik 2001) e in studi su persone senza tetto che cercavano supporto per problemi di abuso di sostanze (Shaffer et al. 2002).

2.2
Gioco d'azzardo su Internet: una tendenza emergente

Le opportunità di prendere parte ad attività legate al gioco d'azzardo sono aumentate in maniera considerevole con l'avvento dei computer e delle nuove tecnologie che hanno reso l'accesso a Internet facilmente fruibile ai potenziali utenti nelle loro case, in ufficio e in altri luoghi. Ne consegue, dunque, come sia possibile giocare d'azzardo non solo al casinò ma a casa, in ufficio, ovunque e in qualsiasi momento.

Secondo quanto riportato, negli Stati Uniti il 66% degli adulti (52% per il sesso femminile, 76% nei caucasici) utilizzano Internet, con il 55% che vi accede da casa e il 30% che fruisce del gioco d'azzardo *on line* dal luogo di lavoro (Taylor 2002).

Secondo il gruppo Ipsos Reid (2000), l'85% degli Americani tra i 12 e i 24 anni utilizza Internet regolarmente. Entro il 2005, più di 40 milioni di ragazzi sotto i 18 anni saranno utenti della Rete. Questo crescente numero di utilizzatori di Internet solleva la questione dell'esposizione degli adolescenti al gioco e della loro vulnerabilità ai problemi legati al gioco d'azzardo (Griffiths e Wood 2000).

A livello mondiale, il gioco d'azzardo elettronico è uno dei settori più caldi della Rete (Gareiss e Soat 2002). In effetti, il gioco d'azzardo *on line* sta crescendo con una velocità drammatica. Nel 1998 esistevano più di 600 siti per il gioco d'azzardo *on line* (Kirkman 1998) e al 2000 il numero ha superato gli 800 (Turner 2002). Secondo la commissione nazionale per lo studio dell'impatto del gioco d'azzardo (National Gambling Impact Study Commission 1999) al 1998 il numero di giocatori *on line* era cresciuto a 14,5 milioni, producendo incassi pari a 651 milioni di dollari. Inoltre, le proiezioni mostrano che gli incassi provenienti dal gioco d'azzardo *on line* aumenteranno da 3 miliardi di dollari nel 2002 a circa 8 miliardi nel 2006 (Gareiss e Soat 2002).

La prima lotteria degli Indiani d'America su Internet, la US Lottery, è stata creata dalla tribù Coeur d'Alene nel 1997 (Rose 2000). In seguito altre tribù hanno aperto siti di bingo e casinò. Nonostante le tribù degli Indiani d'America abbiano potuto usare in maniera legale la Rete per il gioco d'azzardo *on line* (Kirkman 1998), è stato solo nel giugno del 2001 che il Nevada è diventato il primo degli Stati Uniti a rendere legale il gioco d'azzardo *on line* (Wharry 2001). Proiezioni attuali anticipano che gli incassi del gioco d'azzardo *on line* raddoppieranno gli incassi riportati dal Nevada nel 2001 di circa 4,56 miliardi di dollari nel 2003 (Wharry 2001).

Tuttavia rimangono alcune questioni legali inerenti il gioco d'azzardo *on line* che devono essere risolte. In effetti, in USA la legislazione di molti stati sta affrontando la questione della legalità del gioco d'azzardo *on line*.

Internet è una tecnologia che rende possibile l'accesso al gioco d'azzardo e, quindi, va sempre presa in considerazione negli studi sul gioco d'azzardo patologico. Questioni importanti in merito al gioco d'azzardo patologico sono la facilità di accesso, l'anonimato, l'interattività, la convenienza, l'isolamento e la natura non sociale del gioco d'azzardo *on line* (Griffiths e Parke 2002; Wharry 2001). Da una ricerca qualitativa è emerso che i giocatori *on line*, rispetto a quelli che giocano con modalità non *on line*, citano come vantaggi di questa forma di gioco proprio la convenienza e il fatto che non vi siano tasse (Parke e Griffiths 2001). In aggiunta, i giocatori *on line* e quelli non-*on line* si differenziano per questioni legate a stabilità economica, competitività, motivazione, effetti fisiologici e facilitazione sociale (Griffiths e Parke 2002).

Risultati preliminari derivanti dall'indagine St. Louis Area Personality, Health and Lifestyle Survey del 2001 (n=914) – ottenuti utilizzando l'*Internet/Computer Assessment Module* (Womack et al. 2001) e il questionario di auto-valutazione DSM-IV *Gambling Assessment Module* (Cunningham-Williams et al. 2001) – indicano come il 90% del campione riportasse di utilizzare un computer e l'83% di accedere a Internet. Tra i fruitori di Internet, il 3,2% ha riportato di utilizzare la rete come mezzo per giocare d'azzardo (Womack et al. 2002). Nonostante non sembravano esserci differenze legate al genere in questo studio preliminare, i giocatori *on line* – rispetto a quelli non-*on line* – erano più giovani e più facilmente riportavano di aver giocato d'azzardo in altri luoghi più di cinque volte nella loro vita (88% contro 59%).

I risultati del primo *United Kingdom Internet Study* (n=2098) hanno mostrato un 24% di utilizzo di Internet, con un tasso di prevalenza condizionata di gioco d'azzardo *on line* tra gli utenti di Internet pari a 1% (Griffiths 2002). Inoltre, le donne hanno riportato che il gioco *on line* è più sicuro (2%), meno intimidatorio (9%), anonimo (9%), più divertente (2%) e più allettante (13%). Tuttavia, non è stata trovata alcuna evidenza di gioco d'azzardo problematico associato con il gioco d'azzardo *on line* in questo campione.

Percentuali molto più basse di utilizzo di Internet sono state trovate negli ultimi 12 mesi in uno studio canadese (n=1294) (Ialomiteanu e Adlaf 2001), in cui i tassi relativi alle donne (6,3%) erano più alti rispetto a quelli degli uomini (4,9%). Solo lo stato civile è risultato significativamente associato al gioco d'azzardo *on line*, con i soggetti divorziati o vedovi più inclini a giocare d'azzardo *on line* rispetto a quelli sposati (10,9% contro 4,9%). In aggiunta, tra i giocatori che riportavano di avere giocato nell'anno precedente, il 6,7% dichiarava di avere giocato d'azzardo *on line* e quelli con età superiore ai 65 anni riferivano i tassi più elevati di gioco d'azzardo su Internet.

Parte della ricerca suggerisce come coloro che giocano d'azzardo su Internet possano avere problemi più gravi rispetto a quelli che giocano in altri contesti. Secondo Ladd e Petry (2002), dell'8,1% dei partecipanti che hanno riportato di aver giocato d'azzardo su Internet almeno una volta, una parte (3,7%) affermava di giocare *on line* almeno una volta alla settimana. I tassi combinati riferiti all'arco della vita – per il gioco d'azzardo problematico e patologico – erano intorno al 26%, con il 74% di coloro che giocavano su Internet classificati come affetti da disturbi legati al gioco d'azzardo. In maniera sorprendente, i giocatori su Internet sono risultati con livelli più bassi di educazione e reddito rispetto a coloro che giocavano con modalità non-*on line*. Nonostante siano state trovate differenze di età ed etnia tra giocatori *on line* e non-*on line*, non è stata evidenziata nessuna differenza di genere.

Quindi, con l'aggiunta di Internet come tecnologia emergente nel campo del gioco d'azzardo, ci si aspetta, negli anni a venire, che una maggiore attenzione venga attribuita al potenziale impatto sulla diffusione del gioco d'azzardo patologico e alle diverse tipologie di giocatori. Apprendere ad identificare le caratteristiche demografiche di coloro che giocano d'azzardo su Internet senza invadere la loro privacy è una sfida che va accettata.

2.3
Valutazione degli sviluppi nella ricerca sul gioco d'azzardo patologico

Considerati i cambiamenti nei criteri del DSM per il gioco d'azzardo patologico, non è una sorpresa che le valutazioni relative al gioco d'azzardo patologico varino in accordo con gli attuali criteri diagnostici. Ci sono due tipi principali di valutazione: lo *screening* e la diagnosi. Le valutazioni di *screening* vengono utilizzate per determinare la probabilità che un disturbo sia presente in un gruppo di persone apparentemente sane, cosìcché coloro che manifestano un'alta probabilità di incorrervi possano essere sottoposti a valutazione diagnostica. Le valutazioni diagnostiche che coprono l'intera gamma dei criteri necessari per formulare una vera e propria diagnosi di disturbo. Le valutazioni possono essere strutturate o semi-strutturate e possono essere somministrate da un clinico, da un intervistatore non clinico con adeguata formazione, via computer o possono essere auto-somministrate.

Altre questioni riguardano lo sviluppo di un sistema di valutazione che soddisfi i criteri psicometrici di attendibilità e validità. L'attendibilità è una misura di coerenza tra due valutatori o strumenti che fa riferimento al raggiungimento di un accordo nella misurazione dello stesso fenomeno utilizzando la stessa modalità, ad ogni misurazione, in vari contesti e per vari intervistatori. La validità in genere riguarda precisione e accuratezza. In altre parole, risponde alla domanda, "sto misurando in maniera accurata e precisa ciò che intendo misurare?"

Inoltre, una sfida particolare nello sviluppo di strumenti di valutazione riguarda la validità di costrutto, vale a dire il grado con cui uno strumento va a "toccare" in maniera accurata il sottostante costrutto teorico su cui si basa (Corcoran e Fisher 2000); essa è determinata, in parte, dalla correlazione con altri strumenti che misurano lo stesso costrutto. Centrale – nello stabilire la validità di costrutto – è lo sviluppo di strumenti di valutazione appropriati che siano disegnati per misurare il costrutto sottostante che si vuole indagare, un processo che alla fine influenza le stime di diffusione. Il Capitolo 14, "Strumenti di *screening* e valutazione", presenta una discussione dettagliata degli specifici strumenti a disposizione.

2.4
Conclusione

In questo capitolo è stato presentato un riassunto delle stime di diffusione del gioco d'azzardo problematico e patologico sulla base di diversi studi nazionali e locali ed è stato discusso come Internet potrebbe cambiare la diffusione del gioco d'azzardo patologico. C'è un evidente bisogno di dati di incidenza e longitudinali che possa delucidare il decorso del disturbo. La comprensione dell'epidemiologia del gioco d'azzardo patologico è ostacolata dalla relativa mancanza di indagini che riguardano campioni di popolazione generale e dalla limitata stratificazione di importanti gruppi socio-demografici per razza, etnia e per classe sociale. In aggiunta, le stime di diffusione del gioco d'azzardo patologico potrebbero essere riportate in eccesso o in difetto, a seconda del campione indagato. Il gioco d'azzardo è diffuso come forma di intrattenimento. Nonostante i tassi di gioco d'azzardo patologico tra i giocatori siano bassi, l'impatto del disturbo è alto. Affinché i clinici possano affrontare meglio la questione del gioco d'azzardo patologico, è necessario che venga appreso quanto più possibile sui soggetti affetti da disturbi legati al gioco d'azzardo, inclusi i sottotipi del disturbo e la sua durata e progressione. Per garantire politiche appropriate, prevenzione e trattamento è necessario acquisire una migliore comprensione dell'epidemiologia del gioco d'azzardo patologico. Perciò, i ricercatori devono identificare e affrontare questioni nosologiche e metodologiche che vadano a sfidare le attuali conoscenze.

Bibliografia

Abbott MW: Problem and Non-Problem Gamblers in New Zealand: A Report on Phase Two of the 1999 National Prevalence Survey. Wellington, New Zealand Department of Internal Affairs, 2001

American Psychiatric Association: Diagnostic and Statistical Manual of Mental Disorders, 3rd Edition. Washington, DC, American Psychiatric Association, 1980

American Psychiatric Association: Diagnostic and Statistical Manual of Mental Disorders, 4th Edition. Washington, DC, American Psychiatric Association, 1994

Bondolfi G, Osiek C, Ferrero F: Prevalence estimates of pathological gambling in Switzerland. Acta Psychiatr Scand 101:473–475, 2000

Centre for Social Policy Studies: Report on a Study of Hong Kong People's Participation in Gambling Activities. Hong Kong, Department of Applied Social Sciences and General Education Centre of the Hong Kong Polytechnic University, 2002

Collins P, Barr G: Gambling and Problem Gambling in South Africa: A National Study. Cape Town, National Centre for the Study of Gambling, 2001

Corcoran K, Fisher J: Measures for Clinical Practice: A Sourcebook, 3rd Edition. New York, Free Press, 2000

Cottler LB, Cunningham-Williams RM: The 11 year incidence of gambling problems among drug users recruited from the St. Louis ECA study. Paper presented to the National Academy of Sciences Workshop on the Social and Economic Impact of Gambling, Washington, DC, June 1–3, 1998

Cunningham-Williams RM, Cottler LB: The epidemiology of pathological gambling. Semin Clin Neuropsychiatry 6:155–166, 2001

Cunningham-Williams RM, Cottler LB, Compton WM III, et al: Taking chances: problem gamblers and mental health disorders—results from the St. Louis Epidemiologic Catchment Area Study. Am J Public Health 88:1093–1096, 1998

Cunningham-Williams RM, Cottler LB, Compton WM, et al: Problem gambling and comorbid psychiatric and substance use disorders among drug users recruited from drug treatment and community settings. J Gambl Stud 16:347–376, 2000

Cunningham-Williams RM, Cottler LB, Books S, et al: Gambling Assessment Module IV, Short Form, Self-Administered (GAM-IV-S). St. Louis, MO, Washington University, 2001

Disordered gambling as an international phenomenon. WAGER (Weekly Addiction Gambling Education Report) 7(51), 2002. Available at: http://www.thewager.org/backissues.htm. Accessed November 29, 2003

Gambling Impact and Behavior Study: part 3. WAGER (Weekly Addiction Gambling Education Report) 6(32), 2001. Available at: http://www.thewager.org/backissues.htm. Accessed November 29, 2003

Gareiss R, Soat J: Let it ride: sure, gambling seems like a perfect business model for the Web. But is it legal? Information Week, July 8, 2002, pp 59–66

Gerstein D, Murphy S, Toce M, et al: Gambling Impact and Behavior Study: Final Report to the National Gambling Impact Study Commission. Chicago, IL, National Opinion Research Center, 1999

Griffiths M: Internet gambling: preliminary results of the first U.K. prevalence study. Electronic Journal of Gambling Issues (5), 2002. Available at: http://www.camh.net/egambling/issue5/research/griffiths_article.html. Accessed November 27, 2003

Griffiths M, Parke J: The social impact of Internet gambling. Soc Sci Comput Rev 20:312–320, 2002

Griffiths M, Wood RT: Risk factors in adolescence: the case of gambling, videogame playing, and the Internet. J Gambl Stud 16:199–225, 2000

Grunwald Associates: Children, Families, and the Internet. San Mateo, CA, Grunwald Associates, 2000. Available at: http://www.grunwald.com/survey/newsrelease.html. Accessed November 29, 2003.

Hall GW, Carriero NJ, Takushi RY, et al: Pathological gambling among cocainedependent outpatients. Am J Psychiatry 157:1127–1133, 2000

Hope J, Havir L: You bet they're having fun! Older Americans and casino gambling. J Aging Stud 16:177–197, 2002

Ialomiteanu A, Adlaf E: Internet gambling among Ontario adults. Electronic Journal of Gambling Issues (5), 2001. Available at: http://www.camh.net/egambling/issue5/research/ialomiteanu_adlaf_article.html. Accessed November 27, 2003

Ipsos Reid Group: American youth global Internet pacesetters. New York, Ipsos North America, 2000. Available at: http://www.ipsos-pa.com/dsp_displaypr_us.cfm?id_to_view=1025. Accessed November 29, 2003

Kallick MD, Suits T, Deilman T, et al: A Survey of American Gambling Attitudes and Behavior (Research Report Series, Survey Research Center, Institute for Social Research). Ann Arbor, MI, University of Michigan Press, 1979

Kirkman CS: Gambling on the Internet. Web Techniques, March 1998. Available at: http://www.webtechniques.com/archives/1998/03/just/. Accessed November 27, 2003.

Ladd GT, Petry NM: Disordered gambling among university-based medical and dental patients: a focus on Internet gambling. Psychol Addict Behav 16:76–79, 2002

Laundergan JC, Schaefer J, Eckhoff K, et al: Adult Survey of Minnesota Gambling Behavior: A Benchmark. St. Paul, MN, Minnesota Department of Human Services, Mental Health Division, 1990

McNeilly DP, Burke WJ: Gambling as a social activity of older adults. Int J Aging Hum Dev 52:19–28, 2001

National Gambling Impact Study Commission: National Gambling Impact Study Commission Final Report. Washington, DC, National Gambling Impact Study Commission, 1999. Available at: http://govinfo.library.unt.edu/ngisc/reports/fullrpt.html. Accessed November 28, 2003.

National Opinion Research Center: Gambling Impact and Behavior Study: Report to the National Gambling Impact Study Commission. Chicago, IL, National Opinion Research Center at the University of Chicago, 1999. Available at: http://www.norc.uchicago.edu/new/gamb-fin.htm. Accessed December 13, 2003

National Research Council: Pathological Gambling: A Critical Review. Washington, DC, National Academy Press, 1999

Parke J, Griffiths MD: Internet gambling: a small qualitative pilot study. Results from "Betting the Couch." Paper presented at the Psychology and the Internet Conference, British Psychological Society, Farnborough, UK, November 7–9, 2001

Petry NM, Tawfik Z: Comparison of problem-gambling and non-problemgambling youths seeking treatment for marijuana abuse. J Am Acad Child Adolesc Psychiatry 40:1324–1331, 2001

Productivity Commission: Australia's Gambling Industries (Report No 10). Canberra, AusInfo, 1999

Robins LN, Helzer JE, Croughan J, et al: National Institute of Mental Health Diagnostic Interview Schedule: its history, characteristics and validity. Arch Gen Psychiatry 38:381–389, 1981

Robins LN, Cottler LB, Compton WM, et al: The National Institute of Mental Health Diagnostic Interview Schedule (DIS),Version 4.0. St. Louis, MO, Washington University School of Medicine, Department of Psychiatry, 1997

Rose IN: Indian nations and Internet gambling. Casino City Times, October 22, 2000. Available at: http://rose.casinocitytimes.com/articles/969.html. Accessed November 28, 2003

Shaffer HJ, Hall MN: Estimating the Prevalence of Disordered Gambling Behavior in the United States and Canada: A Meta-analysis. Boston, MA, President and Fellows of Harvard College, 1997

Shaffer HJ, Freed CR, Healea D: Gambling disorders among homeless persons with substance use disorders seeking treatment at a community center. Psychiatr Serv 53:1112–1117, 2002

Sproston K, Erens B, Orford J: The future of gambling in Britain (letter). BMJ 321:1291, 2000

Stinchfield R, Nadav C, Winters K, et al: Prevalence of gambling among Minnesota public school students in 1992 and 1995. J Gambl Stud 13:25–48, 1997

Taylor H: Internet Penetration at 66% of Adults (137 Million) Nationwide: 55% of Adults Now Online From Home and 30% Online at Work (Harris Poll #18, April 17, 2002). Rochester, NY, Harris Interactive, 2002. Available at: http://www.harrisinteractive.com/harris_poll/index.asp?PID=295. Accessed November 28, 2003.

Turner N: Internet gambling. Electronic Journal of Gambling Issues (6), 2002. Available at: http://www.camh.net/egambling/issue6/first_person/. Accessed November 29, 2003

Volberg RA: The prevalence and demographics of pathological gamblers: implications for public health. Am J Public Health 84:237–241, 1994

Volberg RA: Gambling and Problem Gambling in Oregon: Report to the Oregon Gambling Addiction Treatment Foundation. Northampton, MA, Gemini Research, 1997

Volberg RA, Abbott MW: Gambling and problem gambling among indigenous people. Subst Use Misuse 32:1525–1538, 1997

Volberg RA, Abbott MW, Rönnberg S, et al: Prevalence and risks of pathological gambling in Sweden. Acta Psychiatr Scand 104:250–256, 2001

Wardman D, el-Guebaly N, Hodgins D: Problem and pathological gambling in North American Aboriginal populations: a review of the empirical literature. J Gambl Stud 17:81–100, 2001

Welte JB, Barnes GM, Wieczorek WF, et al: Gambling participation in the US—results from a national survey. J Gambl Stud 18:313–337, 2002

Westphal JR, Rush J: Pathological gambling in Louisiana: an epidemiological perspective. J La State Med Soc 148:353–358, 1996

Wharry S: You bet your life: e-gambling threat worries addiction experts (letter). CMAJ 165:325, 2001

Womack S, Compton W, Cottler LB: Internet/Computer Assessment Module–Self Administered (ICAM-SA). St. Louis, MO, Washington University School of Medicine, 2001

Womack SB, Cottler LB, Grucza RA, et al: Personality characteristics of Internet gamblers—preliminary results from the St. Louis Area Personality, Health and Lifestyle Survey 2001. Poster presentation at the Institute for Research on Pathological Gambling and Related Disorders Conference, Las Vegas, NV, December 8, 2002

Zane NWS, Huh-Kim J: Addictive behaviors, in Handbook of Asian American Psychology. Edited by Lee LC, Zane NWS. South Oaks, CA, Sage, 1998, pp 527–554

Zitzow D: Comparative study of problematic gambling behaviors between American Indian and non-Indian adolescents within and near a Northern Plains reservation. Am Indian Alsk Native Ment Health Res 7:14–26, 1996

Parte II
Caratteristiche cliniche

Caratteristiche cliniche

3

T.R. Argo, D.W. Black

Mary, una contabile di 42 anni, ha giocato d'azzardo in maniera ricreativa per anni. All'età di 38 anni, per ragioni che non riesce a spiegare, è diventata dipendente dalle *slot machine*. Il suo interesse nel gioco d'azzardo ha subito un'*escalation* e nel giro di un anno Mary si è trovata a giocare d'azzardo tutti i giorni feriali. Giocava anche durante i fine settimana, raccontando al marito di essere al lavoro. Per acquisire il denaro per il gioco, Mary creò una falsa società alla quale trasferì quasi 300,000 dollari dalla sua azienda di contabilità. L'appropriazione indebita venne alla fine scoperta e Mary venne arrestata. Dopo il suo arresto e la relativa umiliazione pubblica, Mary divenne gravemente depressa e tentò il suicidio per overdose. Dopo un breve ricovero in ospedale, Mary iniziò un percorso di *counseling* e le venne prescritta la paroxetina. Nel patteggiamento acconsentì a compiere 400 ore di servizio sociale.

Nonostante negli uomini il gioco d'azzardo ricreativo spesso inizi durante l'adolescenza (Rosenthal 1992), le donne – come Mary nel caso clinico riportato sopra – tendono a iniziare più tardi, spesso intorno ai 30 anni (Grant e Kim 2002; Tavares et al. 2001). Naturalmente, non tutti quelli che giocano d'azzardo in maniera ricreativa sviluppano un quadro patologico. Tuttavia, per molti lo sviluppo della patologia è legato ad un grave evento stressante (Lesieur e Rosenthal 1991). Le donne tendono ad avere una progressione più rapida del gioco d'azzardo patologico, un fenomeno conosciuto come telescopico. In uno studio, l'intervallo di tempo tra gioco ricreativo e gioco patologico è risultato in media di 1 anno per le donne e di 4,6 anni per gli uomini (Tavares et al. 2001). Le differenze di genere sono presentate in maniera più esaustiva nel Capitolo 7, "Differenze di genere".

Il gioco d'azzardo patologico. Jon E. Grant, Marc N. Potenza
© Springer-Verlag Italia 2010

3.1
Decorso del gioco d'azzardo

Nonostante siano pochi gli studi longitudinali riportati in lettatura, si sostiene che il gioco d'azzardo patologico sia cronico, con un decorso clinico continuo, intermittente o episodico (Hollander et al. 2000a). Alcuni ricercatori affermano che molti giocatori patologici sperimentano una grossa vincita all'inizio della loro carriera che risulta direttamente in una dipendenza (Custer e Milt 1985). Altri citano l'aumentata accessibilità ed esposizione alle attività legate al gioco d'azzardo come variabili in grado di influenzare la progressione graduale da gioco ricreativo a patologico (Rosenthal 1992).

Il gioco d'azzardo patologico è stato caratterizzato come una patologia progressiva, a vari livelli. La prima fase, della vincita, è favorita dai primi successi ed è più spesso riscontrabile negli uomini, riflettendo probabilmente un aspetto più competitivo del gioco d'azzardo maschile. Vincere conferisce un senso di prestigio, di potere e di onnipotenza. Le caratteristiche che accompagnano questa fase sono alti livelli di energia, concentrazione focalizzata, migliore abilità con i numeri e interesse nelle strategie di gioco d'azzardo. Molti attribuiscono le loro vincite iniziali all'abilità piuttosto che alla fortuna. Si ritiene che molti giocatori derivino una sostanziale porzione della loro autostima dal gioco d'azzardo e che dipendano dal gioco nel gestire delusioni e stati d'umore negativi. Il giocatore può iniziare a ritirarsi da famiglia e amici e può dedicare più tempo ed energia al gioco d'azzardo. Fantasie di vincita e pensieri di grande successo sono tipici.

Perdite inaspettate, spesso percepite come segni di sfortuna, portano ad una seconda fase, chiamata la fase perdente, caratterizzata dalla rincorsa. Il giocatore cerca disperatamente di recuperare il denaro perso scommettendo più frequentemente e con somme più ingenti. Spesso mente alle persone importanti (familiari, amici e datori di lavoro) per nascondere le perdite. Le relazioni generalmente si deteriorano e le finanze peggiorano. Alla fine il giocatore sperimenta una situazione difficile, in cui le sorgenti legittime di denaro sono esaurite. I familiari possono provvedere alla cauzione economica in cambio di promesse di smettere di giocare.

Uno schema a spirale – di perdita e di rincorsa alla perdita – porta alle terza fase, la disperazione. Il giocatore può venire coinvolto in attività illegali quali frode, appropriazione indebita, assegni scoperti o furto per poter sostenere i propri problemi di gioco. Il comportamento illegale viene razionalizzato, spesso con l'intenzione di restituire i fondi dopo la grossa vincita che si crede imminente. Fantasie di fuga e pensieri suicidi sono riportati comunemente durante questa fase (Lesieur e Rosenthal 1991).

Alcuni giocatori sperimentano una quarta fase di rinuncia o disperazione. Il giocatore può cercare trattamento, spesso sotto insistenza del datore di lavoro, del marito, della moglie o di un familiare. Depressione, pensieri suicidi e sintomi legati allo stress quali ipertensione, palpitazioni, insonnia e disturbi gastro-intestinali possono essere presenti (Rosenthal 1992).

3.2
Fenomenologia

Grant e Kim (2001) hanno descritto le caratteristiche cliniche di un campione di 131 giocatori che avevano richiesto trattamento. L'età media era di 31 anni e il campione era rappresentato, per il 60%, da donne. La media del tempo passato tra gioco in fase iniziale e insorgenza della patologia era di 6 anni, con un range da 0 a 33 anni. Circa il 50% dei soggetti era passato da gioco ricreativo a patologico nel giro di un anno; inizi più tardivi e il riconoscimento del bisogno di giocare suggerito da annunci pubblicitari derivanti da campagne di sensibilizzazione era associato con una rapida progressione. I soggetti giocavano circa 16 ore per settimana e avevano perso al gioco quasi il 45% del loro reddito nell'anno precedente. Il punteggio medio al *South Oaks Gambling Screen* (Lesieur e Blume 1987) era 14 (un punteggio di 5 o maggiore indica un quadro di probabile gioco d'azzardo patologico). Tutti i partecipanti – ad eccezione di uno – riportavano tentativi fallimentari di smettere e l'87% confermava la fase della rincorsa. Più dell'80% dichiarava di giocare per affrontare la disforia. I giocatori frequentemente riportavano di aver mentito a famiglia e amici (44%), di aver chiesto denaro in prestito per pagare i conti o per comprare cibo (30%) e di aver raggiunto il massimo di credito consentito (64%).

3.3
Comportamento illegale

Nonostante sia complicata da descrivere, esiste un'associazione tra crimine e gioco d'azzardo patologico (Rosenthal e Lorenz 1992). La diffusione dell'attività criminale tra i giocatori d'azzardo patologici è stata stimata tra il 20% e l'80% (Blaszczynski et al. 1989; Brown 1987). In un campione di 109 giocatori che avevano richiesto trattamento, il 55% ha riportato di avere commesso reati legati al gioco e il 21% di essere stato condannato per un crimine (Blaszczynski et al. 1989). Gli autori hanno riscontrato un aumento pari a quattro volte in comportamenti illegali legati al gioco d'azzardo (per esempio, reati mirati a ottenere denaro per giocare). La media stimata per reati legati al gioco d'azzardo era di 4091 dollari australiani (circa 3000 dollari USA). I comportamenti illegali includevano assegni scoperti, appropriazione indebita, furto, evasione di tasse o prostituzione (nelle donne) (Rosenthal 1992).

Nonostante l'esistenza di una evidente relazione tra criminalità e gioco d'azzardo, la natura della relazione causale non è ancora chiara. Nella progressione del gioco d'azzardo patologico, alcuni giocatori (inclusa Mary nella vignetta clinica presentata sopra) ricorrono ad atti illegali per finanziare il gioco o per pagare debiti rilevanti. La caratteristica di creare assuefazione, nel gioco d'azzardo, può rappresentare un importante fattore di origine del crimine (Meyer e Stadler 1999). Altri studi suggeriscono come il bisogno di continuare a giocare d'azzardo sia la motivazione primaria del gioco d'azzardo stesso (Lesieur 1979). Con le perdite e l'esaurimento di sorgenti legittime di denaro, il giocatore ricorre al comportamento criminale (Blaszczynski et al. 1989). Infatti, i reati legati al gioco possono essere associati alla gravità del quadro patologico, come dimostrato dal coinvolgimento in diverse forme di gioco d'azzardo; dai debiti con conoscenti; da pensieri suicidi ed eccessivo uso di sostanze e dall'aver ricevuto trattamento per problemi di salute mentale (Potenza et al. 2000).

Nonostante esista l'associazione tra criminalità e gioco d'azzardo patologico, le caratteristiche di personalità possono essere una causa comune sia per il gioco che per la criminalità e quindi favorirne la co-occorrenza. Il disturbo di personalità antisociale è riscontrato più frequentemente nei giocatori patologici che nella popolazione generale (Cunningham-Williams et al. 1998). I giocatori problematici che riportavano episodi di arresti o incarcerazioni collegate al gioco d'azzardo avevano maggiori probabilità di presentare disturbi di personalità antisociale (Potenza et al. 2000). Alti tassi di gioco d'azzardo patologico sono stati riportati in contesti di detenzione. In uno studio condotto su carcerati nel Nevada, il 26% era considerato come probabile giocatore d'azzardo (Templer et al. 1993).

3.4
Conseguenze emotive

Il gioco d'azzardo patologico può influenzare in maniera negativa molteplici aspetti della vita: sociale, economico e personale (National Opinion Research Center 1999). Le persone possono inizialmente fruire del gioco come di un piacevole passatempo o come mezzo di socializzazione. Mano a mano che il gioco prende piede, il giocatore può isolarsi. Molti sperimentano un senso di perdita di controllo o sentimenti di vergogna o colpa. Uno studio su 131 giocatori patologici ha riportato che più del 15% aveva problemi di coppia legati al gioco (Grant e Kim 2001). Il gioco d'azzardo spesso erode la fiducia all'interno della famiglia, in particolare con il coniuge, portando a una diminuzione dell'intimità (Moody 1990).

Il gioco d'azzardo patologico spesso porta anche a problemi sul lavoro. L'impulso a giocare può essere frequente e difficile da controllare e risultare in assenteismo, prestazioni mediocri e perdita del lavoro (National Opinion Research Center 1999). La perdita di supporto economico associato alla perdita del lavoro può portare a tentativi disperati di ottenere fondi, esaurendo le proprie finanze nella rincorsa alla vincita. La dichiarazione di bancarotta è relativamente comune (Potenza et al. 2000). In uno studio, il 44% dei giocatori patologici ha riportato di non avere risparmi o fondi pensionistici e il 22% ha descritto di aver perso le proprie case o automobili o di avere impegnato oggetti di valore per coprire le perdite al gioco (Grant e Kim 2001).

Il gioco d'azzardo patologico può portare a suicidi, tentati o portati a termine. Tentativi di suicidio sono stati riportati nel 17-24% dei membri dell'Associazione Giocatori Anonimi e in soggetti in trattamento per gioco d'azzardo patologico (Potenza et al. 2000). Una serie di studi su casi clinici in cui sono stati analizzati 44 suicidi portati a compimento in Australia ha mostrato che la maggior parte delle vittime erano uomini, di età media intorno ai 40 anni, disoccupati o di provenienza socio-economica bassa. Circa un terzo aveva fatto almeno un tentativo precedente e il 25% aveva cercato una qualche forma di trattamento nell'areea della salute mentale per problemi legati al gioco (Blaszczynski e Farrell 1998). Le variabili associate al suicidio includono depressione, debiti consistenti e difficoltà relazionali.

3.5
Comorbidità psichiatrica e personalità

Solo pochi ricercatori hanno studiato i tassi di altri disturbi psichiatrici in individui affetti da gioco d'azzardo patologico, nonostante venga riportato che i giocatori mostrano alti indici di malattia per quanto riguarda disturbi dell'umore, ansia e abuso di sostanze (Tabella 3.1). Per esempio, il 76% di un campione ricoverato per gioco d'azzardo patologico soddisfaceva i criteri per un attuale disturbo da depressione maggiore (McCormick et al. 1984). In 25 giocatori problematici reclutati da una sezione di Giocatori Anonimi, il 72% riportava di avere sperimentato una depressione maggiore (Linden et al. 1986). È anche stato riscontrato un aumento nei tassi di disturbo bipolare (prevalenza nell'arco della vita pari a 24%) e ipomania (prevalenza pari a 38%) in soggetti affetti da gioco d'azzardo patologico (Linden et al. 1986; McCormick et al. 1984). Nel complesso, si stima che dal 13 al 78% dei soggetti con gioco d'azzardo patologico sperimentino un disturbo dell'umore. Questi individui riportano anche alti livelli di disturbi d'ansia nell'arco della vita (Tabella 3.1). Uno studio ha riportato che quasi il 20% dei giocatori patologici soddisfa i criteri per un disturbo da deficit di attenzione/iperattività (Specker et al. 1995).

I tassi di altri disturbi del controllo degli impulsi sembrano più alti nei giocatori patologici che nella popolazione generale. I ricercatori hanno riportato tassi che variano dal 18 al 43% per uno o più disturbi di questo tipo (Black e Moyer 1998; Grant e Kim 2001; Specker et al. 1995). Lo shopping compulsivo sembra essere il più frequente disturbo da controllo degli impulsi in comorbidità con il gioco d'azzardo patologico, forse perché sia lo shopping compulsivo che il gioco d'azzardo patologico hanno in comune caratteristiche di attenzione focalizzata, gratificazione monetaria e scambio di denaro (Specker et al. 1995). Soggetti con un disturbo da controllo degli impulsi sembrano più propensi ad averne un secondo, il che suggerisce una notevole sovrapposizione tra le varie forme del disturbo (Black et al. 1997; McElroy et al. 1991; Schlosser et al 1994).

La dipendenza cronica da alcol o droghe è stata costantemente riportata in soggetti con gioco d'azzardo patologico. Il 28% delle persone con gioco d'azzardo patologico avevano una concomitante dipendenza da alcol, a confronto con l'1% dei giocatori non patologici (Welte et al. 2001). Nello studio del National Opinion Research Center (1999) è stato trovato che tra le persone con gioco d'azzardo patologico, il tasso di abuso di alcol o di altre droghe era quasi sette volte maggiore che tra chi non giocava o giocava in maniera ricreativa. Fino al 30-50% di giocatori patologici hanno storie di abuso di sostanze (Lesieur et al. 1986).

Tabella 3.1 Disturbi psichiatrici di Asse I con comorbidità con il gioco d'azzardo patologico

Studio	Grandezza Campione	Metodo di valutazione	Disturbi dell'umore	Disturbi psicotici	ADHD	OCD	Disturbi da uso di sostanze	Disturbi del comportamento alimentare	Disturbi del controllo degli impulsi	Disturbi d'ansia	Nessun disturbo
McCormick et al. 1984	50	RDC	76%	N/A	N/A	N/A	36%	N/A	N/A	N/A	N/A
Linden et al. 1986	25	SCID	72%	N/A	N/A	20%	48%	N/A	N/A	28%	N/A
Bland et al. 1993	30	DIS	33%	0%	N/A	17%	63%	N/A	N/A	27%	N/A
Specker et al. 1995	40	Intervista diagnostica per ADHD; MIDI	N/A	N/A	20%	N/A	N/A	N/A	35%	N/A	N/A
Specker et al. 1996	40	SCID	78%	3%	N/A	3%	60%	N/A	N/A	38%	8%
Black e Moyer 1998	30	DIS	60%	3%	40% (disturbi infantili della condotta)	10%	63%	7%	43%	40%	N/A
Cunningham-Williams et al. 1998	161	DIS	MDD 9%; distimia (4%)	4%	N/A	1%	Alcol (45%); sostanze illegali (40%)	N/A	N/A	Disturbo da attacco di panico (23%); GAD (8%); fobie (15%)	N/A

(cont. ↓)

Tabella 3.1 (*continua*)

Hollander et al. 1998	10	N/A	30% disturbo bipolare di I e II tipo*	20%	10%	Attuale*	N/A	N/A	50%
Hollander et al. 2000b	10	N/A	50%	N/A	10%	10%	N/A	N/A	20%	N/A
Grant e Kim 2001	131	SCID-IV	34%	N/A	0%	35%	N/A	18%	9%	N/A
Zimmerman et al. 2002	15	SCID-IV; DID; BDI	53% mania*	N/A	N/A	Attuale*	N/A	N/A	20%	N/A

* condizione esclusa

Note. *ADHD, Attention Deficit/Hyperactivity Disorder* (disturbo da deficit di attenzione e iperattività); *BDI, Beck Depression Inventory; DID, Diagnostic Inventory for Depression; DIS, Diagnostic Interview Schedule,* Versione III; *GAD, Generalized Anxiety Disorder* (disturbo d'ansia generalizzata); *MDD, Major Depressive Disorder* (disturbo da depressione maggiore); *MIDI, Minnesota Impulsive Disorder Interview; N/A, not available* (non disponibile); *OCD, Obsessive-Compulsive Disorder* (disturbo ossessivo-compulsivo); *RDC, Research Diagnostic Criteria; SCID-IV, Structured Clinical Interview for DSM-IV*

I tassi di gioco patologico sono più alti di quanto atteso in pazienti ricoverati per ricevere un trattamento per abuso di sostanze. Tra i 462 pazienti inclusi in un programma di mantenimento con metadone, 21% erano probabili giocatori patologici (Spunt et al. 1998). Lo studio *Epidemiologic Catchment Area* ha indicato che un quadro di gioco d'azzardo problematico si verificava a 2 anni dall'insorgenza di alcolismo nel 65% dei casi di gioco d'azzardo (Cunningham-Williams et al. 1998). Le ricerche disponibili riportano una significativa associazione tra abuso di sostanze e gioco d'azzardo patologico. Potrebbero esserci sottogruppi (ad es., basati sul genere o sulla condizione psichiatrica) in cui lo sviluppo della co-occorrenza è più o meno probabile; tuttavia, le variabili che distinguono questi sottogruppi non sono state stabilite con certezza.

3.6
Disturbi di personalità

I disturbi di personalità, nel gioco d'azzardo patologico, sono stati relativamente inesplorati, a dispetto del fatto che i primi psicoanalisti avessero descritto il gioco d'azzardo patologico come una nevrosi e gli individui affetti come persone cariche di colpa, narcisiste o masochiste. Sia Kraepelin (1915) che Bleuler (1924) hanno descritto la "mania da gioco d'azzardo" come un esempio di nevrosi impulsiva. Freud (1928/1961) ha interpretato il gioco d'azzardo compulsivo come una forma di "masochismo psichico". Egli credeva che una persona coinvolta nel gioco d'azzardo si punisse in maniera inconscia attraverso la colpa e l'ansia che seguivano la perdita.

Nonostante queste prospettive abbiano forgiato le prime valutazioni a carico del gioco d'azzardo patologico, studi sistematici successivi hanno trovato che i disturbi di personalità sono relativamente comuni in persone con gioco d'azzardo problematico (Tabella 3.2). Sulla base della limitata informazione disponibile, un piccolo ma significativo sottogruppo di giocatori patologici presentano un disturbo di personalità antisociale, con tassi che vanno dal 15 al 40%, a confronto con il 3% degli uomini e l'1% delle donne nella popolazione generale (American Psychiatric Association 1994; Black e Moyer 1998; Bland et al. 1993; Blaszczynski e Steel 1998; Blaszczynski et al. 1989). Nonostante altri tipi di disturbi di personalità possano essere presenti nei giocatori patologici, i tassi non sono generalmente più alti che nella popolazione generale.

3.7
Tratti e caratteristiche dimensionali della personalità

Tratti e caratteristiche della personalità si sviluppano lungo uno spettro temporale e possono essere più efficacemente misurati in maniera dimensionale, con i disturbi di personalità diagnosticabili ad un estremo. Roy e colleghi (1989) hanno segnalato

Tabella 3.2 Disturbi della personalità – comorbidità con il gioco d'azzardo patologico

Studio	Grandezza Campione	Metodo di valutazione	PD	Paranoide	Schizoide	Schizotipico	BPD	Istrionico	Narcisistico	Evitante	OCPD	ASPD	Dipendente	Non specificato
Blaszczynski et al. 1989	109	Criteri del DSM-III	N/A	N/A	N/A	14%	N/A	N/A	N/A	N/A	N/A	N/A	N/A	14
Lesieur e Blume 1990	7	N/A	71%	N/A	N/A	N/A	28%	N/A	N/A	N/A	N/A	N/A	N/A	49%
Bellaire e Caspari 1992	51	N/A	N/A	N/A	N/A	N/A	N/A	N/A	N/A	N/A	N/A	15%	N/A	N/A
Bland et al. 1993	30	DIS	N/A	N/A	N/A	N/A	N/A	N/A	N/A	N/A	N/A	40%	N/A	N/A
Specker et al. 1996	40	SCID-P	25%	3%	3%	3%	0%	5%	13%	5%	0%	5%	3%
Black e Moyer 1998	30	PDQ-R	87%	26%	33%	23%	30%	7%	20%	50%	59%	17%	7%	N/A
Blaszczynski e Steel 1998	82	PDQ-R	93%	40%	21%	70%	38%	66%	57%	37%	32%	29%	49%	N/A

Note. *ASPD, Antisocial Personality Disorder* (disturbo di personalità antisociale); *BPD, Borderline Personality Disorder* (disturbo di personalità borderline); *DIS, Diagnostic Interview Schedule,* Versione III; *N/A, not available* (non disponibile); *OCPD, Obsessive-Compulsive Personality Disorder* (disturbo di personalità ossessivo-compulsivo); *PD, Personality Disorder* (disturbo di personalità); *PDQ-R, Personality Disorder Questionnaire-Revised*; *SCID-P, Structured Clinical Interview for DSM-III Personality Disorders* come un gruppo di giocatori patologici avesse punteggi più alti rispetto a soggetti di controllo su nevroticismo, psicoticismo e scala di controllo dell'*Eysenk Personality Questionnaire* (Eysenk e Eysenk 1980) e che raggiungesse punteggi più alti nella scala dell'ostilità del questionario Foulds (Foulds 1965). Sono stati riportati rilievi sulla scala di deviazione psicopatica del *Minnesota Multiphasic Personality Inventory* (MMPI), a supporto dell'evidenza clinica che collega gioco d'azzardo patologico e disturbo di personalità antisociale (Graham e Lowenfeld, 1986; Moravec e Munley 1983; Taber et al. 1987; Templer et al. 1993). I ricercatori hanno riportato un aumento nei tassi di alessitimia, indebolimento dell'attenzione, impulsività, assunzione di rischi, ossessività, ricerca di sensazioni, mancanza di contenimento comportamentale, diminuzione dell'abilità a resistere al bisogno smodato di sostanze, scarsa capacità di *coping*, emozioni negative e ricerca di novità nelle persone con gioco d'azzardo patologico rispetto al campione normativo (Blaszczynski 1999; Carlton e Manowitz 1992; Castellani e Rugle 1995; Castellani et al. 1996; Coventry e Brown 1993; Kim e Grant 2001; Kusyszyn e Rutter 1985; Lumley e Roby 1995; McCormick 1993; Powell et al. 1999). Questi tratti trasversali sembrano descrivere individui che cercano eccitazione e nuove esperienze, si sottomettono facilmente ai loro desideri ed esercitano poco contenimento sui propri impulsi.

3.8
Sottotipi

Riconoscendo l'eterogeneità del gioco d'azzardo patologico, alcuni ricercatori hanno cercato di identificare i sottotipi del gioco d'azzardo patologico. Moran

Tabella 3.3 Cinque sottotipi di giocatori patologici

Tipo di gioco d'azzardo	Prevalenza	Descrizione
Nevrotico	34%	Il gioco d'azzardo è motivato in risposta a un problema emotivo, quale conflitto di coppia, e si placa quando il conflitto è risolto.
Psicopatico	24%	Il gioco d'azzardo appare come uno schema di comportamento antisociale.
Impulsivo	18%	Il gioco d'azzardo è accompagnato da una perdita di controllo.
Sotto-culturale	14%	La persona gioca d'azzardo per sentirsi adatta al gruppo dei pari ma successivamente ha difficoltà a controllare il gioco.
Sintomatico	10%	Il gioco d'azzardo è associato con altri disturbi mentali quali, ad esempio, depressione, ed è considerato un fenomeno secondario.

Fonte. Moran 1970

Tabella 3.4 Quattro fattori primari del gioco d'azzardo patologico

Fattore	Tratti associati
Disturbo psicologico	Genere femminile.
	Tendenza al suicidio.
	Storia familiare psichiatrica.
Ricerca di sensazioni	Storia di abuso di alcol.
Criminalità e vivacità	Attività criminale.
Impulsività e schemi	Insorgenza precoce del gioco d'azzardo.
di comportamento antisociale*	Storia lavorativa mediocre.
	Separazione o divorzio dovuti al gioco d'azzardo.
	Atti illegali dovuti al gioco d'azzardo impulsivo.

* Descritto come il più utile dal punto di vista clinico
Fonte. Steel e Blaszczynski 1996

(1970) ha identificato cinque sottotipi sulla base di uno studio condotto su 50 giocatori (Tabella 3.3). Nonostante la classificazione di Moran sia utile da un punto di vista clinico, non è stata validata empiricamente e i sottotipi non sono distinti.

Steel e Blaszczynski (1996) hanno utilizzato un'analisi per componenti principali investigando la struttura fattoriale del gioco d'azzardo patologico. Hanno identificato quattro fattori primari descritti nella Tabella 3.4. I ricercatori hanno concluso che i giocatori patologici che mostrano caratteristiche di impulsività e disturbo antisociale di personalità sono più a rischio di sperimentare conseguenze personali ed emotive avverse.

3.9
Conclusione

Nonostante le relativamente basse stime di diffusione, il gioco d'azzardo patologico ha il potenziale per causare disfunzioni significative sia per il giocatore che per chi mantiene relazioni con quest'ultimo, inclusi coniugi, familiari, amici e colleghi. I giocatori patologici mostrano generalmente alti livelli di ricerca di novità e impulsività. Le patologie psichiatriche che mostrano comorbidità sono, in particolare, disturbi dell'umore, d'ansia e da uso di sostanze, altri disturbi del controllo degli impulsi e disturbi di personalità antisociale. Ulteriori ricerche sul decorso del gioco d'azzardo patologico e sulla sua relazione con patologie concomitanti potranno portare a migliorare le strategie per il trattamento (Capitolo 13, "Trattamenti farmacologici").

Bibliografia

American Psychiatric Association: Diagnostic and Statistical Manual of Mental Disorders, 4th Edition. Washington, DC, American Psychiatric Association, 1994

Bellaire W, Caspari D: Diagnosis and therapy of male gamblers in a university psychiatric hospital. J Gambl Stud 8:143–150, 1992

Bergler E: The Psychiatry of Gambling. New York, Hill & Wang, 1957

Black DW, Moyer T: Clinical features and psychiatric comorbidity of subjects with pathological gambling behavior. Psychiatr Serv 49:1434–1439, 1998

Black DW, Kehrberg LLD, Flumerfelt DL, et al: Characteristics of 36 subjects reporting compulsive sexual behavior. Am J Psychiatry 154:243–249, 1997

Bland RC, Newman SC, Orn H, et al: Epidemiology of pathological gambling in Edmonton. Can J Psychiatry 38:108–112, 1993

Blaszczynski A: Pathological gambling and obsessive-compulsive spectrum disorders. Psychol Rep 84:107–113, 1999

Blaszczynski A, Farrell E: A case series of 44 completed gambling-related suicides. J Gambl Stud 14:93–109, 1998

Blaszczynski A, Steel Z: Personality disorders among pathological gamblers. J Gambl Stud 14:51–71, 1998

Blaszczynski A, McConaghy N, Frankova A: Crime, antisocial personality, and pathological gambling. Journal of Gambling Behavior 5:137–152, 1989

Bleuler E: Textbook of Psychiatry. New York, Macmillan, 1924

Brown RIF: Pathological gambling and associated patterns of crime: comparisons with alcohol and other drug addictions. Journal of Gambling Behavior 3:98–114, 1987

Carlton PL, Manowitz P: Behavioral restraint and symptoms of attention deficit disorder in alcoholics and pathological gamblers. Neuropsychobiology 25:44–48, 1992

Castellani B, Rugle L: A comparison of pathological gamblers to alcoholics and cocaine misusers on impulsivity, sensation seeking, and craving. Int J Addict 30:275–289, 1995

Castellani B, Wootton E, Rugle L, et al: Homelessness, negative affect, and coping among veterans with gambling problems who misused substances. Psychiatr Serv 47:298–299, 1996

Coventry KR, Brown RIF: Sensation seeking, gambling and gambling addictions. Addiction 88:541–554, 1993

Cunningham-Williams RM, Cottler LB, Compton WM III, et al: Taking chances: problem gamblers and mental health disorders—results from the St. Louis Epidemiologic Catchment Area Study. Am J Public Health 88:1093–1096, 1998

Custer RL: Profile of the pathological gambler. J Clin Psychiatry 45:35–38, 1984

Custer RL, Milt H: When Luck Runs Out. New York, Facts on File, 1985

Eysenck H, Eysenck S: Manual of the Eysenck Personality Questionnaire. London, Hodder & Stroughton, 1980

Foulds G: Personality and Personal Illness. London, Tavistock, 1965

Freud S: Dostoevsky and parricide (1928), in The Standard Edition of the Complete Psychological Works of Sigmund Freud, Vol 21. Translated and edited by Strachey J. London, Hogarth Press, 1961, pp 175–196

Graham JR, Lowenfeld BH: Personality dimensions of the pathological gambler. Journal of Gambling Behavior 2:58–66, 1986

Grant JE, Kim SW: Demographic and clinical features of 131 adult pathological gamblers. J Clin Psychiatry 62:957–962, 2001

Grant JE, Kim SW: Gender differences in pathological gamblers seeking medication treatment. Compr Psychiatry 43:56–62, 2002

Hollander E, DeCaria CM, Mari E, et al: Short-term single-blind fluvoxamine treatment of pathological gambling. Am J Psychiatry 155:1781–1783, 1998

Hollander E, Buchalter AJ, DeCaria C: Pathological gambling. Psychiatr Clin North Am 23:629–642, 2000a

Hollander E, DeCaria CM, Finkell JN, et al: A randomized double-blind fluvoxamine/placebo crossover trial in pathologic gambling. Biol Psychiatry 47:813–817, 2000b

Kim SW, Grant JE: Personality dimensions in pathological gambling disorder and obsessive-compulsive disorder. Psychiatry Res 104:205–212, 2001

Kraepelin E: Psychiatrie, 8th Edition. Leipzig, Verlag von Johann Ambrosius Barth, 1915

Kusyszyn I, Rutter R: Personality characteristics of male heavy gamblers, light gamblers, nongamblers, and lottery players. Journal of Gambling Behavior 1:59–63, 1985

Lesieur HR: The compulsive gambler's spiral of options and involvement. Psychiatry 42:79–87, 1979

Lesieur HR, Blume SE: The South Oaks Gambling Screen (SOGS): a new instrument for identification of pathological gamblers. Am J Psychiatry 144:1184–1188, 1987

Lesieur HR, Blume SB: Characteristics of pathological gamblers identified among patients on a psychiatric admissions service. Hosp Community Psychiatry 41:1009–1012, 1990

Lesieur HR, Rosenthal RJ: Pathological gambling: a review of the literature. J Gambl Stud 7:5–39, 1991

Lesieur HR, Blume SB, Zoppa RM: Alcoholism, drug abuse, and gambling. Alcohol Clin Exp Res 10:33–38, 1986

Linden RD, Pope HG Jr, Jonas JM: Pathological gambling and major affective disorder: preliminary findings. J Clin Psychiatry 47:201–203, 1986

Lumley MA, Roby KT: Alexithymia and pathological gambling. Psychother Psychosom 63:201–206, 1995

McCormick RA: Disinhibition and negative affectivity in substance abusers with and without a gambling problem. Addict Behav 18:331–336, 1993

McCormick RA, Russo AM, Ramirez LF, et al: Affective disorders among pathological gamblers seeking treatment. Am J Psychiatry 141:215–218, 1984

McElroy SL, Pope HG Jr, Hudson JL, et al: Kleptomania: a report of 20 cases. Am J Psychiatry 148:652–657, 1991

McElroy SL, Keck PE Jr, Pope HG Jr, et al: Compulsive buying: a report of 20 cases. J Clin Psychiatry 55:242–248, 1994

Meyer G, Stadler MA: Criminal behavior associated with pathological gambling. J Gambl Stud 15:29–43, 1999

Moody G: Quit Compulsive Gambling: The Action Plan for Gamblers and Their Families. Wellingborough, UK, Thorsons, 1990

Moran E: Varieties of pathological gambling. Br J Psychiatry 116:593–597, 1970

Moravec JD, Munley PH: Psychological test findings on pathological gamblers in treatment. Int J Addict 18:1003–1009, 1983

National Opinion Research Center: Gambling Impact and Behavior Study: Report to the National Gambling Impact Study Commission. Chicago, IL, National Opinion Research Center at the University of Chicago, 1999. Available at: http://www.norc.uchicago.edu/new/gamb-fin.htm. Accessed December 13, 2003.

Potenza MN, Steinberg MA, McLaughlin SD, et al: Illegal behaviors in problem gambling: analysis of data from a gambling helpline. J Am Acad Psychiatry Law 28:389–403, 2000

Powell J, Hardoon K, Derevensky JL, et al: Gambling and risk-taking behavior among university students. Subst Use Misuse 34:1167–1184, 1999

Rosenthal RJ: Pathological gambling. Psychiatr Ann 22:72–78, 1992

Rosenthal RJ, Lorenz VC: The pathological gambler as criminal offender. Comments on evaluation and treatment. Psychiatr Clin North Am 15:647–660, 1992

Roy A, Custer R, Lorenz V, et al: Personality factors and pathological gambling. Acta Psychiatr Scand 80:37–39, 1989

Schlosser S, Black DW, Repertinger S, et al: Compulsive buying: demography, phenomenology, and comorbidity in 46 subjects. Gen Hosp Psychiatry 16:205–212, 1994

Specker SM, Carlson GA, Christenson GA, et al: Impulse control disorders and attention deficit disorder in pathological gamblers. Ann Clin Psychiatry 7:175–179, 1995

Specker SM, Carlson GA, Edmonson KM, et al: Psychopathology in pathological gamblers seeking treatment. J Gambl Stud 12:67–81, 1996

Spunt B, Dupont I, Lesieur H, et al: Pathological gambling and substance abuse: a review of the literature. Subst Use Misuse 33:2535–2560, 1998

Steel Z, Blaszczynski A: The factorial structure of pathological gambling. J Gambl Stud 12:3–20, 1996

Taber JI, McCormick RA, Russo AM, et al: Follow-up of pathological gamblers after treatment. Am J Psychiatry 144:757–761, 1987

Tavares H, Zilberman ML, Beites FJ, et al: Gender differences in gambling progression. J Gambl Stud 17:151–159, 2001

Templer DI, Kaiser G, Siscoe K: Correlates of pathological gambling propensity in prison inmates. Compr Psychiatry 34:347–351, 1993

Welte J, Barnes G, Wieczorek W, et al: Alcohol and gambling pathology among U.S. adults: prevalence, demographic patterns and comorbidity. J Stud Alcohol 62:706–712, 2001

Zimmerman M, Breen RB, Posternak MA: An open-label study of citalopram in the treatment of pathological gambling. J Clin Psychiatry 63:44–48, 2002

Classificazione

4

P. Moreyra, A. Ibáñez, J. Saiz-Ruiz, C. Blanco

Il gioco d'azzardo patologico (GAP) è classificato nel DSM-IV-TR (American Psychiatric Association 2000) come un disturbo del controllo degli impulsi altrimenti non classificato. Tuttavia, vi è evidenza che vi siano anche caratteristiche condivise con il disturbo ossessivo-compulsivo, l'abuso di sostanze e i disturbi dell'umore. Dal momento che la categorizzazione del gioco d'azzardo patologico è probabile che influenzi i modelli di ricerca e trattamento, è importante che vi sia una comprensione chiara dei dati che stanno a supporto di ciascuna concettualizzazione.

4.1
Disturbo del controllo degli impulsi

Le caratteristiche dei disturbi del controllo degli impulsi (DCI) che sono riconoscibili nel GAP includono un desiderio o tentazione di mettere in atto un certo comportamento (giocare d'azzardo) malgrado le conseguenze dannose per l'individuo stesso o per gli altri; un progressivo disagio emotivo o tensione prima di compiere l'atto; sentimenti di piacere o gratificazione mentre si compie l'attività (il gioco d'azzardo è egosintonico) e, in alcuni casi, sentimenti negativi di colpa, rimorso o vergogna che seguono il comportamento (American Psychiatric Association 1994; World Health Organization 1992). I dati che supportano la classificazione del GAP come DCI includono tassi elevati di comorbidità con altri DCI nei giocatori patologici (Black e Moyer 1998; Specker et al. 1995). Seppur in campioni relativamente esigui, sono stati riportati tassi elevati di comorbidità con il disturbo da sessualità compulsiva, il disturbo esplosivo intermittente e lo *shopping* compulsivo. Uno studio condotto su 96 giocatori patologici ha identificato tassi similmente elevati di DCI. I giocatori patologici che presentano una comorbidità con DCI riportano una maggiore urgenza di giocare rispetto a quelli che non presentano comorbidità; questi risultati suggeriscono un comune substrato neurobiologico per i DCI (Grant e Kim 2003).

Nonostante le analogie tra diversi DCI, il GAP ha caratteristiche uniche. Per esempio, nel GAP l'impulsività è probabilmente limitata a una singola attività (il gioco d'azzardo) e questo differenzia il GAP da altri disturbi (quali il disturbo bipolare) in cui l'impulsività può essere più generalizzata. Tra i modelli che collegano strettamente l'impulsività con specifici pensieri o attività vi sono le concettualizza-

Il gioco d'azzardo patologico. Jon E. Grant, Marc N. Potenza
© Springer-Verlag Italia 2010

zioni del GAP come condizione che rientra nello spettro del disturbo ossessivo-compulsivo o come una forma di dipendenza non farmacologica (Tabella 4.1).

4.2
Disturbo da abuso di sostanze

Uno dei modelli proposti per spiegare il GAP è quello di una forma di dipendenza in assenza di sostanza. Il GAP e i disturbi da uso di sostanze condividono molte caratteristiche: un intenso desiderio di soddisfare un bisogno, la perdita di controllo nell'utilizzo della sostanza o nell'attività, i periodi di astinenza o tolleranza, i pensieri sull'uso della sostanza o le attività collegate e il continuo coinvolgimento nel comportamento malgrado i significativi problemi sociali e lavorativi associati (World Health Organization 1992).

Il desiderio di scommettere di un giocatore patologico potrebbe essere analogo alla voglia smodata sperimentata da chi abusa di sostanze. Uno studio condotto su 854 soggetti che abusavano di sostanze e giocatori patologici ha suggerito che i giocatori avevano maggiori difficoltà a resistere al gioco rispetto a chi abusava di droga a resistere all'astinenza da droga (Castellani e Rugle 1995). Approssimativamente, un terzo dei giocatori patologici sperimentava irritabilità, agitazione psicomotoria, difficoltà nella concentrazione e altri disturbi somatici a seguito di un periodo di gioco, caratteristiche che condividono somiglianze con i sintomi di astinenza (Dickerson 1989; Wray et al. 1981).

I giocatori patologici spesso aumentano la frequenza delle scommesse o le somme di denaro che giocano per raggiungere il desiderato livello di eccitazione. Questo comportamento fa pensare alla tolleranza da droga. I giocatori patologici possono preoccuparsi per le attività legate al gioco d'azzardo (Lesieur 1979) malgrado le conseguenze negative in ambito domestico, professionale, finanziario e sociale (Bland et al. 1993).

Ulteriore supporto per la classificazione del GAP tra le dipendenze non farmacologiche è rappresentato dall'alta comorbidità tra GAP e disturbo da uso di sostanze, in particolare con l'abuso e la dipendenza da alcol. Le stime di abuso di sostanze tra i giocatori patologici vanno dal 10 al 52% e all'85% se viene inclusa la nicotina (Daghestani et al. 1996; Haberman 1969; Lesieur e Heineman 1988; Lesieur et al. 1986; Linden et al. 1986; McCormick et al. 1984; Spunt et al. 1995; Volberg 1996). Viceversa, chi abusa di sostanze mostra alti tassi di GAP, che vanno da 9 a 33% (Daghestani et al. 1996; Haberman 1969; Lesieur et al. 1986; Spunt et al. 1995; Volberg 1996). Questa associazione potrebbe essere dovuta a meccanismi eziologici comuni o alla frequente presenza e utilizzo di sostanze nei luoghi in cui si gioca d'azzardo.

Scoperte nell'ambito della genetica molecolare suggeriscono aspetti in comune tra GAP e disturbi da uso di sostanze. In maniera specifica, è stata riportata un'associazione tra il polimorfismo del gene del recettore della dopamina D_2 (DRD2), il gene delle monoaminoossidasi A (MAO-A) e il gene del trasportatore della serotonina

Tabella 4.1 Caratteristiche comuni condivise dal GAP e da altri disturbi

Studio	Disturbi del controllo degli impulsi (DCI)	Disturbi da uso di sostanze	Spettro dei disturbi ossessivo-compulsivi	Disturbi dell'umore
Fenomenologia	Difficoltà a resistere agli impulsi, desiderio di agire malgrado conseguenze negative, sollievo da disagio emotivo quando si compie l'atto	Diversi criteri del DSM-IV-TR, inclusi comportamento costante malgrado le interferenze nel funzionamento della propria vita, molteplici tentativi fallimentari di diminuire o smettere e sintomi di tolleranza o astinenza	Alcuni criteri del DSM-IV-TR, quali pensieri ripetitivi e diminuzione dell'abilità a resistere all'urgenza del desiderio	Comportamento dannoso ma piacevole, agire senza accortezza e fluttuazioni dell'umore
Comorbidità	Tassi elevati di DCI tra i giocatori d'azzardo patologici	Alti tassi di comorbidità di disturbi da uso di sostanze molteplici, in particolare abuso e dipendenza da alcol e dipendenza da nicotina	Alcuni suggerimenti di tassi elevati di DOC tra giocatori patologici; studi ampi generalmente non riscontrano aumento di comorbidità	Aumento di tassi di comorbidità con disturbi depressivi e alti tassi di tentativi di suicidio
Epidemiologia	Informazioni insufficienti	Prevalenza nei maschi; tassi elevati di ADHD	Informazioni insufficienti	Informazioni insufficienti
Genetica	Informazioni insufficienti	Associazione tra polimorfismo di DRD2, MAO-A e SLC6A4	Informazioni insufficienti	Informazioni insufficienti
Neuropsicologia	Deficit nelle capacità di attenzione di ordine superiore; elevata impulsività	Deficit nelle capacità di attenzione di ordine superiore; elevata impulsività	Informazioni insufficienti	Informazioni insufficienti
Risposta al trattamento	Risposta positiva al naltrexone documentata in cleptomania e shopping compulsivo	Risposta positiva al naltrexone, a programmi dei 12 passi e a interventi basati sulla prevenzione delle ricadute	Risposta positiva ai SSRI	Risposta positiva al litio e alla carbamazepina

Note. *ADHD, Attention-Deficit/Hyperactivity Disorder* (disturbo da deficit d'attenzione/iperattività); *DOC*, disturbo ossessivo-compulsivo; *SSRI, Selective Serotonin Reuptake Inhibitor* (inibitori selettivi della ricaptazione della serotonina)

(SLC6A4), sia nei giocatori patologici che in coloro che abusano di sostanze (Blum et al. 1995; Comings et al. 1996; Ibáñez et al. 2000; Perez de Castro et al. 1999). Nonostante il ruolo dei meccanismi dopaminergici e serotoninergici nell'abuso di sostanze sia ampiamente accettato, i dati sul ruolo della dopamina nel GAP sono più limitati (Capitolo 9, "Basi biologiche del gioco d'azzardo patologico").

La sperimentazione neuropsicologica supporta un modello di uso di sostanze per il GAP. I giocatori patologici presentano difficoltà nelle abilità di attenzione di livello superiore associate al mantenimento di azioni orientate all'obiettivo, pianificazione, sequenzialità e mantenimento del controllo inibitorio su stimoli dispersivi (Rugle e Melamed 1993). Questi deficit sono simili a quelli identificati in chi abusa di sostanze (Rosselli e Ardila 1996).

L'associazione del GAP con i disturbi da uso di sostanze potrebbe essere mediata da altri fattori quali genere, comorbidità o dimensioni della personalità. Studi epidemiologici indicano che circa un terzo dei giocatori patologici sono di sesso maschile. In maniera simile, l'abuso di sostanze è più diffuso nella popolazione maschile, indicando che lo schema di prevalenza sulla base del genere è simile in entrambe le patologie (Cunningham-Williams et al. 1998; Volberg 1994; Warner et al. 1995).

I dati suggeriscono che il disturbo da deficit di attenzione e iperattività (ADHD) è associato sia con il GAP che con i disturbi da uso di sostanze (Carlton e Manowitz 1988; Carlton et al. 1987; Specker et al. 1995). Individui affetti da ADHD sembrano essere più a rischio per lo sviluppo di un disturbo da uso di sostanze (Biederman et al. 1995; Mannuzza et al. 1993).

I giocatori patologici presentano misure elevate di impulsività, la quale risulta collegata alla gravità del GAP (Blaszczynski et al. 1997; Carlton e Manowitz 1994; Castellani e Rugle 1995; Steel e Blaszczynski 1998). In maniera simile, è stata trovata una correlazione tra livelli di impulsività o abuso, o rischio di abuso, di sostanze (Allen et al. 1998). Negli individui con disturbo da uso di sostanze e GAP, l'impulsività potrebbe essere alla base di entrambi i comportamenti. Alcuni studi suggeriscono come i soggetti che abusano di sostanze e presentano problematiche legate al gioco d'azzardo siano più impulsivi (presenza di una più rapida riduzione della soddisfazione da ricompensa) rispetto a quelli senza problemi di gioco d'azzardo (Petry e Casarella 1999): i giocatori patologici, con o senza disturbi da uso di sostanze, presentano una riduzione della soddisfazione alle ricompense più elevata (Petry 2001).

La somiglianza tra il GAP e l'abuso di sostanze è suggerita anche da studi sulle terapie. Il naltrexone, un antagonista dei recettori oppiacei utilizzato per il trattamento della dipendenza da oppiacei e da alcol approvato dal *U.S. Food and Drug Administration*, ha dimostrato un'efficacia preliminare nel trattamento del GAP (Capitolo 13, "Trattamenti farmacologici") e dei disturbi da uso di sostanze (Angelone et al. 1998; Cornelius et al. 1997; Kabel e Petty 1996; Kranzler et al. 1995).

I dati suggeriscono che i giocatori patologici possono rispondere alla partecipazione a programmi "12 passi" (per esempio, quello dell'associazione Giocatori Anonimi) in maniera simile agli individui con disturbi da uso di sostanze che partecipano ai programmi di auto-aiuto (come Alcolisti Anonimi o Narcotici Anonimi) (Potenza et al. 2001). Terapie cognitivo-comportamentali analoghe a quelle utilizzate per la prevenzione delle ricadute nei disturbi da uso di sostanze si sono dimostrate efficaci in studi controllati preliminari (Capitolo 12, "Terapie cognitive e comportamentali"). Dal momento che le ricadute dopo gli interventi terapeutici sono comuni nell'abuso di sostanze e nel GAP, gli approcci cognitivo-comportamentali spesso si basano su modelli di prevenzione delle recidive che sostengono il riconoscimento e l'elusione di segnali che portano al comportamento di dipendenza e allo sviluppo di strategie di *coping* alternative per raggiungere e mantenere l'astinenza (Marlatt e Gordon 1985).

Riassumendo, dati fenomenologici ed epidemiologici suggeriscono fortemente un legame tra il GAP e l'abuso di sostanze (Tabella 4.1). Tuttavia, questi dati spesso non forniscono informazioni riguardo alla natura di questa relazione. Studi futuri, in particolare quelli delle aree di genetica, neuropsicologia e risposta al trattamento, potranno migliorare la comprensione dei meccanismi precisi che collegano i due quadri patologici.

4.3
Disturbi dello spettro ossessivo-compulsivo

Una concettualizzazione alternativa per il GAP è quella dei disturbi dello spettro ossessivo-compulsivo (DOC, Tabella 4.1). È stato suggerito come lo spettro dei DOC possa condividere con il GAP caratteristiche fenomenologiche, biologiche e genetiche (Stein 2000). I pazienti DOC sperimentano sentimenti spiacevoli e un'attivazione fisiologica che risulta in un intenso desiderio di mettere in atto un certo comportamento per cercare sollievo dalla sensazione spiacevole (Cartwright et al. 1998; Hantouche e Merckaert 1991; Hollander et al. 1996). Il gioco d'azzardo compulsivo e i pensieri legati al gioco d'azzardo del GAP sono coerenti con le caratteristiche identificate in altri DOC. I dati suggeriscono come una diminuzione nell'abilità di resistere al gioco d'azzardo porti a modalità eccessive di gioco, specialmente nelle fasi avanzate del GAP (Lesieur 1979).

Altri dati non supportano questo tipo di classificazione. Nonostante il gioco d'azzardo e i pensieri relativi siano spesso ego-sintonici nei giocatori patologici, le ossessioni e le compulsioni sono spesso ego-distoniche nei DOC. I pazienti con DOC spesso sperimentano dubbi eccessivi, una caratteristica non condivisa dai giocatori patologici (American Psychiatric Association 2000; Hollander et al. 1996; Lesieur e Custer 1984; Rasmussen e Eisen 1992). Le compulsioni del DOC sono caratterizzate da un aumentato senso di elusione del danno, avversione per il rischio e ansia anticipatoria (Rasmussen ed Eisen 1992). I giocatori patologici non mostrano invece queste caratteristiche (Kim e Grant 2001; Lesieur e Custer 1984).

Studi epidemiologici che hanno esaminato la comorbidità tra DOC e GAP mostrano risultati controversi, dove alcuni autori riscontrano un'associazione (Bland et al. 1993) mentre altri non la confermano (Cunningham-Williams et al. 1998). In un piccolo campione di giocatori patologici, il 20% soddisfaceva i criteri per il DOC, ma più della metà di questi soddisfaceva criteri aggiuntivi per abuso di alcol o disturbo bipolare, rendendo così complicata l'interpretazione dei risultati

(Linden et al. 1986). Uno studio recente non ha identificato soggetti GAP (attuale o passato) in un gruppo di 80 pazienti con DOC. Solo un soggetto che presentava GAP in un gruppo di 343 parenti di primo grado di pazienti con DOC è stato rilevato (Bienvenu et al. 2000). In maniera simile, uno studio condotto su più di 700 soggetti con DOC non ha evidenziato la presenza di tassi elevati di GAP (Hollander et al. 1997).

L'elusione del rischio, elevata nel DOC, contrasta con il comportamento alla ricerca del rischio caratteristico del GAP. Tuttavia, comportamenti ossessivo-compulsivi e impulsività non si escludono a vicenda (Stein 2000; Stein e Hollander 1993). L'analisi dell'impulsività, in pazienti con DOC, è stata inconcludente. In uno studio non sono state trovate differenze significative nei punteggi di impulsività tra pazienti con DOC e gruppo di controllo (Stein et al. 1994). Al contrario, uno studio che ha messo a confronto pazienti con DOC e una storia di scarso controllo degli impulsi con pazienti DOC senza problemi di controllo degli impulsi ha evidenziato come i pazienti DOC impulsivi avessero in effetti punteggi significativamente più alti sull'impulsività (Hoehn-Saric e Barksdale 1983), suggerendo che un sottogruppo di pazienti con DOC potrebbe avere alti livelli di impulsività.

Utilizzando il Padua Inventory, alcuni autori hanno indicato come i giocatori patologici avessero punteggi sulla scala ossessivo-compulsiva significativamente maggiori di coloro che giocavano in maniera ricreativa. La qualità "ossessiva" dei giocatori patologici, tuttavia, era dovuta a punteggi elevati su due fattori: "indebolimento del controllo sulle attività mentali" e "urgenza e preoccupazioni di perdere il controllo del comportamento motorio" (Blaszczynski 1999). Dal momento che la perdita di controllo sul gioco d'azzardo definisce il GAP, è discutibile se questi due fattori riflettano una qualità ossessiva dei giocatori patologici o un'adeguata valutazione di realtà.

Il *Tridimensional Personality Questionnaire*, che valuta tre dimensioni di personalità (ricerca di novità, dipendenza dalla ricompensa ed elusione del danno), è stato somministrato a un gruppo di soggetti con GAP o DOC (Kim e Grant 2001). I soggetti GAP hanno manifestato una maggiore propensione a ricerca di novità, impulsività e stravaganza e meno ansia anticipatoria, paura dell'incertezza ed elusione del danno rispetto ai soggetti con DOC.

Per quanto riguarda i trattamenti, gli antidepressivi SSRI sono efficaci per il DOC (Pigott e Seay 1999) mentre evidenze preliminari suggeriscono un'efficacia anche per il GAP. La terapia cognitivo-comportamentale è un trattamento convenzionale per il DOC e sta emergendo come trattamento anche per il GAP (Capitolo 12, "Terapie cognitive e comportamentali"), anche se con alcune differenze. La terapia cognitivo-comportamentale per il DOC è basata su un modello di esposizione e prevenzione della risposta (Foa et al. 1997), mentre nel caso del GAP viene enfatizzata la componente cognitiva (Sylvain et al. 1997) o le strategie di prevenzione delle recidive utilizzate nel trattamento dei disturbi da uso di sostanze (Petry e Roll 2001). Quindi, i protocolli di terapia cognitivo-comportamentale nel trattamento del GAP somigliano maggiormente a quelli utilizzati per i disturbi da uso di sostanze che a quelli usati nel DOC.

4.4
Disturbi dell'umore

Un'ulteriore concettualizzazione alternativa è quella collegata allo spettro dei disturbi dell'umore (Tabella 4.1), supportata dai tassi elevati di depressione cronica nelle persone con GAP (fino al 76%) (Cusack et al. 1993; Linden et al. 1986; McCormick et al. 1984; Sullivan et al. 1994). Tassi elevati di depressione sono stati riscontrati in giocatori patologici (Blaszczynski e McConaghy 1988; McCormick et al. 1987; Saiz-Ruiz et al. 1992), nonostante molti dei primi studi mancassero di strumenti di valutazione standardizzata. Uno studio recente – che ha utilizzato interviste strutturate – ha suggerito un'occorrenza relativamente bassa di depressione maggiore nel GAP ma un'alta occorrenza di disturbi di adattamento con umore depresso (Ibáñez et al. 2001). Un'associazione tra depressione e GAP non rappresenta necessariamente un rapporto causale o una comune eziologia. Sintomi di alterazioni dell'umore associati con GAP possono costituire una reazione secondaria alle conseguenze negative del gioco d'azzardo (Moreno et al. 1995; Saiz-Ruiz e Lopez-Ibor 1993; Saiz-Ruiz et al. 1992; Sullivan et al. 1994; Thorson et al. 1994).

Un'elevata percentuale di tentativi di suicidio tra giocatori patologici supporta la classificazione del GAP nello spettro dei disturbi dell'umore (McCormick et al. 1984; Saiz-Ruiz e Lopez-Ibor 1993). Uno studio condotto su giocatori patologici che avevano richiesto trattamento ha riportato come il 49% avesse una storia di ideazione suicidaria o di tentativi di suicidio (Petry e Kiluk 2002). Un altro studio ha trovato che il 90% di 167 giocatori patologici aveva sperimentato ideazione suicidaria (Sullivan et al. 1994). Non è noto se questi risultati possano essere generalizzati alla popolazione di giocatori patologici che non richiede trattamento. Alti tassi di suicidio nel GAP non rappresentano necessariamente un collegamento diretto con la depressione, in quanto altre patologie mentali distinte dalla depressione (per esempio, la schizofrenia) presentano alti tassi di comportamenti suicidari. Alti livelli di impulsività, spesso riportati in associazione con il GAP, possono portare al suicidio in maniera indipendente dalla depressione. Quindi, esiste un bisogno di ulteriori ricerche per chiarire la relazione tra suicidio, impulsività, umore e GAP.

I DCI, così come il GAP, possono rappresentare un disturbo dello spettro dei disturbi bipolari (McElroy et al. 1996). Questi disturbi includono comportamenti potenzialmente dannosi ma piacevoli e la mancanza di accortezza nell'agire. In maniera simile ai pazienti con disturbo bipolare, i giocatori patologici possono sperimentare fluttuazioni dell'umore, nonostante queste siano più marcate nel caso del disturbo bipolare che nel GAP. Questi disturbi generalmente insorgono nella prima età adulta e hanno un decorso episodico.

Sulla base di questa concettualizzazione, sono state sperimentate terapie utilizzate proprio per i disturbi dell'umore, inclusi litio e carbamazepina, con buoni risultati in casi singoli (Haller e Hinterhuber 1994; Moskowitz 1980). Utilizzando un disegno di ricerca a singolo-cieco, Pallanti e colleghi (2002) hanno mostrato l'efficacia di litio e valproato nel trattamento di giocatori patologici non bipolari. Non è attualmente compreso se il miglioramento sia dovuto alla proprietà di stabilizzazione dell'umore di questi farmaci, al loro effetto sull'impulsività o ad altri meccanismi.

4.5
Conclusione

In tutto il capitolo, è stata adottata la prospettiva che il GAP sia un'entità omogenea con simile fenomenologia, eziologia e risposta al trattamento. Una visione alternativa è quella di considerare il GAP come un disturbo eterogeneo con sottotipi che condividono alcune caratteristiche. La ricerca futura dovrà valutare aspetti fenomenologici del GAP quali la scelta del contesto e dell'attività d'azzardo, la motivazione al gioco e gli stati d'umore durante il gioco. Studi sulla storia naturale del GAP, su risposte al trattamento differenziali e sulle differenze neurobiologiche sottostanti potranno aiutare a definire i sottogruppi di giocatori patologici e guidare azioni di prevenzione e trattamento.

Bibliografia

Allen TJ, Moeller FG, Rhoades HM, et al: Impulsivity and history of drug dependence. Drug Alcohol Depend 50:137–145, 1998

American Psychiatric Association: Diagnostic and Statistical Manual of Mental Disorders, 4th Edition. Washington, DC, American Psychiatric Association, 1994

American Psychiatric Association: Diagnostic and Statistical Manual of Mental Disorders, 4th Edition, Text Revision. Washington, DC, American Psychiatric Association, 2000

Angelone SM, Bellini L, DiBella D, et al: Effects of fluvoxamine and citalopram in maintaining abstinence in a sample of Italian detoxified alcoholics. Alcohol Alcohol 33:151–156, 1998

Biederman J, Wilens T, Mick E, et al: Psychoactive substance use disorders in adults with attention deficit hyperactivity disorder (ADHD): effects of ADHD and psychiatric comorbidity. Am J Psychiatry 152:1652–1658, 1995

Bienvenu OJ, Samuels JF, Riddle MA, et al: The relationship of obsessivecompulsive disorder to possible spectrum disorders: results from a family study. Biol Psychiatry 48:287–293, 2000

Black DW, Moyer T: Clinical features and psychiatric comorbidity of subjects with pathological gambling behavior. Psychiatr Serv 49:1434–1439, 1998

Bland RC, Newman SC, Orn H, et al: Epidemiology of pathological gambling in Edmonton. Can J Psychiatry 38:108–112, 1993

Blaszczynski AP: Pathological gambling and obsessive-compulsive spectrum disorders. Psychol Rep 84:107–113, 1999

Blaszczynski AP, McConaghy N: SCL-90 assessed psychopathology in pathological gamblers. Psychol Rep 62:547–552, 1988

Blaszczynski AP, Steel Z, McConaghy N: Impulsivity in pathological gambling: the antisocial impulsivist. Addiction 92:75–87, 1997

Blum K, Sheridan PJ, Wood RC, et al: Dopamine D2 receptor gene variants: association and linkage studies in impulsive-addictive-compulsive behaviour. Pharmacogenetics 5:121–141, 1995

Carlton PL, Manowitz P: Physiological factors as determinants of pathological gambling. Journal of Gambling Behavior 3:274–285, 1988

Carlton PL, Manowitz P: Factors determining the severity of pathological gambling in males. J Gambl Stud 10:147–157, 1994

Carlton PL, Manowitz P, McBride H, et al: Attention deficit disorder and pathological gambling. J Clin Psychiatry 48:487–488, 1987

Cartwright C, DeCaria C, Hollander E: Pathological gambling: a clinical review. Practical Psychiatry and Behavioral Health 4:277–286, 1998

Castellani B, Rugle L: A comparison of pathological gamblers to alcoholics and cocaine misusers on impulsivity, sensation seeking, and craving. Int J Addict 30:275–289, 1995

Comings DE, Rosenthal RJ, Lesieur HR, et al: A study of the dopamine D2 receptor gene in pathological gambling. Pharmacogenetics 6:223–234, 1996

Cornelius JR, Salloum IM, Ehler JG, et al: Double-blind fluoxetine in depressed alcoholic smokers. Psychopharmacol Bull 33:165–170, 1997

Cunningham-Williams RM, Cottler LB, Compton WM III, et al: Taking chances: problem gamblers and mental health disorders—results from the St. Louis Epidemiologic Catchment Area Study. Am J Public Health 88:1093–1096, 1998

Cusack JR, Malaney KR, Depry DL: Insights about pathological gamblers: "chasing losses" in spite of the consequences. Postgrad Med 93:169–176, 1993

Daghestani AN, Elenz E, Crayton JW: Pathological gambling in hospitalized substance abusing veterans. J Clin Psychiatry 57:360–363, 1996

Dickerson MG: Gambling: a dependence without a drug. Int Rev Psychiatry 1:152–172, 1989

Foa EB, Franklin ME, Kozak MJ: Psychosocial treatments for obsessive-compulsive disorder: literature review, in Obsessive-Compulsive Disorder: Theory, Research and Treatment. Edited by Swinson RP, Antony MM, Rachman S, et al. New York, Guilford, 1998, pp 258–276

Grant JE, Kim SW: Comorbidity of impulse control disorders in pathological gamblers. Acta Psychiatr Scand 108:203–207, 2003

Haberman PW: Drinking and other self-indulgences: complements or counterattractions? Int J Addict 4:157–167, 1969

Haller R, Hinterhuber H: Treatment of pathological gambling with carbamazepine (case reports). Pharmacopsychiatry 27:129, 1994

Hantouche E, Merckaert P: Nosological classifications of obsessive-compulsive disorder (French). Ann Med Psychol (Paris) 149:393–408, 1991

Hoehn-Saric R, Barksdale VC: Impulsiveness in obsessive-compulsive patients. Br J Psychiatry 143:177–182, 1983

Hollander E, Skodol A, Oldham J (eds): Impulsivity and Compulsivity. Washington, DC, American Psychiatric Press, 1996

Hollander E, Stein DJ, Kwon JH, et al: Psychosocial function and economic costs of obsessive-compulsive disorder. CNS Spectr 2:16–25, 1997

Ibáñez A, de Castro IP, Fernandez-Piqueras J, et al: Pathological gambling and DNA polymorphic markers at MAO-A and MAO-B genes. Mol Psychiatry 5:105–109, 2000

Ibáñez A, Blanco C, Donahue E, et al: Psychiatric comorbidity in pathological gamblers seeking treatment. Am J Psychiatry 158:1733–1735, 2001

Kabel DI, Petty F: A placebo-controlled, double-blind study of fluoxetine in severe alcohol dependence: adjunctive pharmacotherapy during and after inpatient treatment. Alcohol Clin Exp Res 20:780–784, 1996

Kim SW, Grant JE: Personality dimensions in pathological gambling and obsessive-compulsive disorders. Psychiatry Res 104:205–212, 2001

Kranzler HR, Burleson JA, Korner P, et al: Placebo-controlled trial of fluoxetine as an adjunct to relapse prevention in alcoholics. Am J Psychiatry 152:391–397, 1995

Lesieur HR: The compulsive gambler's spiral of options and involvement. Psychiatry 42:79–87, 1979

Lesieur HR, Custer RL: Pathological gambling: roots, phases and treatment. Ann Am Acad Pol Soc Sci 474:146–156, 1984

Lesieur HR, Heineman M: Pathological gambling among youthful multiple substance abusers in a therapeutic community. Br J Addict 83:765–771, 1988

Lesieur HR, Blume SB, Zoppa RM: Alcoholism, drug abuse, and gambling. Alcohol Clin Exp Res 10:33–38, 1986

Linden RD, Pope HG Jr, Jonas JM: Pathological gambling and major affective disorder: preliminary findings. J Clin Psychiatry 47:201–203, 1986

Mannuzza S, Klein RG, Bessler A, et al: Adult outcome of hyperactive boys: educational achievement, occupational rank, and psychiatric status. Arch Gen Psychiatry 50:565–576, 1993

Marlatt GA, Gordon JR (eds): Relapse Prevention: Maintenance Strategies in the Treatment of Addictive Behaviors. New York, Guilford, 1985

McCormick RA, Russo AM, Ramirez LF, et al: Affective disorders among pathological gamblers seeking treatment. Am J Psychiatry 141:215–218, 1984

McCormick RA, Taber JI, Kruedelbach N, et al: Personality profiles of hospitalized pathological gamblers: the California Personality Inventory. J Clin Psychol 43:521–527, 1987

McElroy SL, Pope HG Jr, Keck PE Jr, et al: Are impulse-control disorders related to bipolar disorder? Compr Psychiatry 37:229–240, 1996

Moreno I, Saiz-Ruiz J, Lopez-Ibor JJ, et al: Ludopatia: un trastorno del animo? Anales de Psiquiatria 11:35–67, 1995

Moskowitz JA: Lithium and lady luck: use of lithium carbonate in compulsive gambling. N Y State J Med 80:785–788, 1980

Pallanti S, Baldini Rossi N, Sood E, et al: Nefazodone treatment of pathological gambling: a prospective open-label controlled trail. J Clin Psychiatry 63:1034–1039, 2002

Perez de Castro I, Ibáñez A, Saiz-Ruiz J, et al: Genetic contribution to pathological gambling: possible association between a functional DNA polymorphism at the serotonin transporter gene (5-HTT) and affected men. Pharmacogenetics 9:397–400, 1999

Petry NM: Pathological gamblers, with and without substance use disorders, discount delayed rewards at high rates. J Abnorm Psychol 110:482–487, 2001

Petry NM, Casarella T: Excessive discounting of delayed rewards in substance abusers with gambling problems. Drug Alcohol Depend 56:25–32, 1999

Petry NM, Kiluk BD: Suicidal ideation and suicide attempts in treatment-seeking pathological gamblers. J Nerv Ment Dis 190:462–469, 2002

Petry NM, Roll JM: A behavioral approach to understanding and treating pathological gambling. Semin Clin Neuropsychiatry 6:177–183, 2001

Pigott TA, Seay SM: A review of the efficacy of selective serotonin reuptake inhibitors in obsessive-compulsive disorder. J Clin Psychiatry 60:101–106, 1999

Potenza MN, Kosten TR, Rounsaville BJ: Pathological gambling. JAMA 286:141–144, 2001

Rasmussen SA, Eisen JL: The epidemiology and differential diagnosis of obsessive compulsive disorder. J Clin Psychiatry 53 (suppl):4–10, 1992

Rosselli M, Ardila A: Cognitive effects of cocaine and polydrug abuse. J Clin Exp Neuropsychol 18:122–135, 1996

Rugle L, Melamed L: Neuropsychological assessment of attention problems in pathological gamblers. J Nerv Ment Dis 181:107–112, 1993

Saiz-Ruiz J, Lopez-Ibor JJ: Gambling dependence: a severe form of self-destructive behavior. Paper presented at the 9th World Congress of Psychiatry, Vienna, June 6–12, 1993

Saiz-Ruiz J, Moreno I, Lopez-Ibor JJ: Pathological gambling: a clinical and therapeutic-evolutive study of a group of pathologic gamblers (Spanish). Actas Luso Esp Neurol Psiquiatr Cienc Afines 20:189–197, 1992

Specker SM, Carlson GA, Christenson GA, et al: Impulse control disorders and attention deficit disorder in pathological gamblers. Ann Clin Psychiatry 7:175–179, 1995

Spunt B, Lesieur H, Hunt D, et al: Gambling among methadone patients. Int J Addict 30:929–962, 1995

Steel Z, Blaszczynski A: Impulsivity, personality disorders and pathological gambling severity. Addiction 93:895–905, 1998

Stein DJ: Neurobiology of the obsessive-compulsive spectrum disorders. Biol Psychiatry 47:296–304, 2000

Stein DJ, Hollander E: Impulsive aggression and obsessive-compulsive disorder. Psychiatr Ann 23:389–395, 1993

Stein DJ, Hollander E, Simeon D, et al: Impulsivity scores in patients with obsessive-compulsive disorder. J Nerv Ment Dis 182:240–241, 1994

Sullivan S, Abbott M, McAvoy B, et al: Pathological gamblers: will they use a new telephone hotline? N Z Med J 107:313–315, 1994

Sylvain C, Ladouceur R, Boisvert JM: Cognitive and behavioral treatment of pathological gambling: a controlled study. J Consult Clin Psychol 65:727–732, 1997

Thorson JA, Powell FC, Hilt M: Epidemiology of gambling and depression in an adult sample. Psychol Rep 74:987–994, 1994

Volberg RA: The prevalence and demographics of pathological gamblers: implications for public health. Am J Public Health 84:237–241, 1994

Volberg RA: Gambling and Problem Gambling in New York: A 10-Year Replication Survey, 1986 to 1996. Albany, NY, New York Council on Problem Gambling, 1996

Warner LA, Kessler RC, Hughes M, et al: Prevalence and correlates of drug use and dependence in the United States. Arch Gen Psychiatry 52:219–229, 1995

World Health Organization: International Statistical Classification of Diseases and Related Health Problems, 10th Revision. Geneva, World Health Organization, 1992

Wray I, Phil M, Dickerson MG: Cessation of high frequency gambling and "withdrawal" symptoms. Br J Addict 76:401–405, 1981

Adolescenti e giovani adulti

R. Stinchfield, K.C. Winters

Per comprendere il fenomeno del gioco d'azzardo tra i giovani, è importante considerare, in primo luogo, il contesto in cui questo viene a trovarsi. Vi è stata una crescita senza precedenti nel gioco d'azzardo legalizzato e un concomitante spostamento del sentimento pubblico nei confronti del gioco d'azzardo. Nonostante le opinioni sul gioco d'azzardo siano varie, l'opinione negativa verso il gioco d'azzardo si è trasformata in un sentimento di tolleranza e di accettazione. Nell'immaginario pubblico, il gioco d'azzardo si è trasformato da vizio illegale ad attività del tempo libero, almeno per gli adulti, socialmente accettabile. L'impatto che questi cambiamenti stanno avendo sulla popolazione dei giovani è, attualmente, un importante argomento di ricerca.

5.1
Studi di prevalenza

Tre recenti *review* sulla prevalenza del gioco d'azzardo giovanile hanno concluso come – nonostante molti giovani abbiano giocato d'azzardo – la maggior parte non sperimenti conseguenze negative o problemi dovuti al gioco d'azzardo (Jacobs 2000; National Research Council 1999; Shaffer et al. 1997). Tuttavia, una piccola percentuale di giovani mostra gravi problemi legati al gioco d'azzardo e soddisfa i criteri per la diagnosi di gioco d'azzardo patologico (GAP). Tra il 3,2 e l'8,4% dei giovani potrebbe avere gravi problemi legati al gioco d'azzardo (stime sull'anno precedente) (Shaffer et al. 1997). Il National Research Council (1999) ha riportato che 52-89% dei giovani avevano giocato d'azzardo nell'anno precedente, con stime di prevalenza di GAP tra gli adolescenti pari a 6,1% (range da 0,3 a 9,5%) e stime combinate di gioco d'azzardo problematico e patologico pari al 20%. Dal 1984 al 1999, il gioco d'azzardo è sostanzialmente aumentato tra i giovani, come è parallelamente aumentata la proporzione di giovani che riportano problemi dovuti al gioco d'azzardo (Jacobs 2000). Questo aumento del gioco d'azzardo giovanile potrebbe essere dovuto alla crescita dell'industria del gioco d'azzardo nonché all'accettazione sociale e alla promozione del gioco d'azzardo. Alle lotterie, in particolare, potrebbe essere riconducibile lo sviluppo del gioco d'azzardo giovanile perché sono gestite da enti governativi, sono pesantemente pubblicizzate al pubblico e sono ampiamente disponibili ai giovani (Jacobs 2000). Studi di prevalenza indicano anche come i giovani tendano a giocare d'azzardo in maniera informale – scommettendo su giochi di abilità personale, squadre sportive e carte – fino al momento in cui diventano maggiorenni: a quel punto le preferenze si spostano su forme legali di gioco d'azzardo. Quando il gioco d'azzardo è accessibile ai giovani o non viene fatto rispettare il vincolo della maggiore età, vi è una tendenza maggiore a partecipare al gioco d'azzardo legale (Wynne et al. 1996).

Il National Research Council (1999) ha riportato che i tassi di GAP negli adolescenti potrebbero essere il triplo di quelli degli adulti, nonostante venga riconosciuto che i tassi del GAP in adolescenza non possono essere confrontati direttamente con quelli degli adulti a causa delle diverse definizioni e strumenti che vengono utilizzati nelle due diverse popolazioni. Anche all'interno degli stessi studi sui giovani, è difficile fare confronti diretti a causa di differenze negli strumenti di misurazione, nelle definizioni e nei punteggi di *cut-off* utilizzati nelle diverse ricerche.

Recentemente, sono state condotte indagini sul gioco d'azzardo giovanile in alcuni stati del Nord America, tra cui Alberta, Louisiana, New York e Oregon, mentre uno studio è stato condotto a livello nazionale. Un'indagine realizzata nel territorio di Alberta nel 1995 (Wynne et al. 1996) ha utilizzato il *South Oaks Gambling Screen* (SOGS) (Lesieur e Blume 1987). Lo studio è stato condotto, sotto forma di indagine telefonica, tra 972 giovani tra i 12 e i 17 anni. Si è rilevato che 651 giovani (67% del campione) giocava d'azzardo; 8% sono stati identificati come giocatori problematici (utilizzando il SOGS e un punteggio di *cut-off* pari o superiore a 5); il 15% era a rischio di sviluppare un quadro di gioco d'azzardo patologico (punteggio al SOGS di 3 o 4). Questo studio ha suggerito che esistono "gruppi sociali con gioco d'azzardo problematico"; vale a dire, per un gruppo di giovani maschi il gioco d'azzardo è il passatempo principale.

Lo studio ha trovato un numero più alto di dichiarazioni di gioco d'azzardo problematico nei giovani, rispetto alla popolazione adulta, dell'area di Alberta (Wynne et al. 1994; Wynne Resources 1998). I giovani presentavano una probabilità quattro volte maggiore di rischio di diventare o di essere già giocatori problematici rispetto agli adulti (23% dei giovani contro il 5% degli adulti). Le spiegazioni possibili fornite dagli autori per questa stima di prevalenza particolarmente alta del gioco d'azzardo problematico nei giovani di Alberta sono: 1) Alberta ha più forme, e da più tempo rispetto ad altre regioni del Canada e degli Stati Uniti, di gioco d'azzardo legale disponibili; 2) i commercianti che operano nell'industria del gioco d'azzardo non chiedono di consuetudine prove della maggiore età; 3) il messaggio della pubblicità sul gioco d'azzardo suggerisce che questo è un divertimento innocuo; 4) molti programmi per i giovani sono supportati da fondi che arrivano dal gioco d'azzardo (per esempio, bingo e lotterie) per i quali i giovani vendono e comprano i biglietti; 5) la società, a livello locale, non sembra preoccupata del gioco d'azzardo tra i giovani. Nonostante gli autori dell'indagine accettino questi tassi, potrebbe anche essere che i numeri riflettano errori metodologici quali sovra-rappresentazione del campione, come evidenziato da altri autori (Ladoceur et al. 2000).

Un'indagine del comportamento legato al gioco svolta nelle scuole primarie della Louisiana durante l'anno scolastico 1996-1997 ha evidenziato che l'86% del campione aveva giocato d'azzardo (Westphal et al. 2000). Tuttavia, la maggior parte degli intervistati giocava in maniera non frequente (una volta al mese o meno). Le scoperte sul gioco d'azzardo "frequente" (una volta alla settimana o più) sono state le seguenti: il 16,5% giocava con gratta-e-vinci, il 12,5% faceva scommesse sportive, il 10,5% scommetteva sulle carte, il 10% scommetteva su gare di abilità personale e il 9% giocava al lotto. Problemi legati al gioco d'azzardo erano stati valutati utilizzando il *South Oaks Gambling Screen – Revised for Adolescents* (SOGS-RA) (Winters et al. 1993b), con un punteggio di *cut-off* di 4; le stime di prevalenza riportate sono state del 6%.

Un'indagine telefonica condotta nel 1997 su 1103 adolescenti dello stato di New York tra i 13 e i 17 anni, ha indicato che il 75% degli intervistati aveva giocato d'azzardo nell'anno passato e che il 15% aveva giocato d'azzardo settimanalmente o più spesso (Volberg 1998). Sono state riscontrate differenze tra ragazzi e ragazze: 80% dei ragazzi e 70% delle ragazze aveva giocato d'azzardo nell'anno precedente e 23% dei ragazzi e 7% delle ragazze lo aveva fatto settimanalmente o più spesso. Il gioco alla lotteria è risultato associato all'età, con il 20% dei tredicenni e il 36% dei diciassettenni che avevano giocato nell'anno precedente. Solo 26 tra i partecipanti (2% del campione) avevano giocato d'azzardo in un casinò nell'anno precedente. Il tasso di gioco d'azzardo patologico (GAP) era di 2,4%.

Carlson e Moore (1998) hanno intervistato telefonicamente 1000 giovani di età compresa tra 13 e 17 anni nello stato dell'Oregon nel 1998 e hanno trovato che il 66% aveva giocato d'azzardo nell'anno precedente. Il SOGS-RA è stato somministrato per misurare il gioco d'azzardo problematico e il 4,1% dei soggetti otteneva un punteggio pari o superiore a 4 (equivalenti a giocatori problematici).

Wiebe (1999) ha intervistato 1000 giovani nella provincia di Manitoba utilizzando il SOGS-RA. È emerso che il 78% del campione aveva giocato d'azzardo nell'anno precedente e che il 3% mostrava un quadro di gioco d'azzardo problematico (punteggi al SOGS-RA pari o superiori a 4). Questo studio è uno dei pochi in cui è stato indagato il gioco d'azzardo su Internet. Dal momento che i giovani sono a loro agio con i computer e che Internet permette di mantenere un buon grado di anonimato (un utilizzatore minorenne può fingersi adulto), vi è una considerevole preoccupazione che i giovani possano venire coinvolti dal gioco d'azzardo *on line*. Tuttavia, questo studio rilevava che tra tutte le forme di gioco d'azzardo, quello su Internet era il meno frequente, possibilmente perché molti giovani non possiedono le carte di credito necessarie per questo tipo di attività.

Uno studio a livello nazionale è stato condotto, negli Stati Uniti, nel 1998 su 534 giovani tra 16 e 17 anni dal *National Opinion Research Center* (NORC) attraverso un questionario somministrato telefonicamente in maniera randomizzata (National Opinion Research Center 1999). Il NORC ha utilizzato i criteri diagnostici del DSM-IV (American Psychiatric Association 1994) per misurare il gioco d'azzardo problematico e patologico. Lo studio del NORC ha indicato che il 67% dei soggetti aveva giocato d'azzardo e che il 3% era classificabile come giocatore problematico o patologico (tre o più criteri soddisfatti). Sfortunatamente, questo studio non ha riportato un numero distinto per i giocatori patologici a causa del campione poco numeroso. Vi sono due considerazioni che vanno fatte da un punto di vista metodologico nell'interpretare i dati. In primo luogo, questo studio ha utilizzato uno strumento di valutazione evoluto, vale a dire i criteri diagnostici del DSM-IV, piuttosto che la tipica serie di *item* di *screening*. In secondo luogo, questo studio mirava ad essere un'indagine nazionale ma la numerosità del campione si è rivelata inferiore a quella della maggior parte degli studi condotti a livello regionale.

Quattro ricerche hanno fornito informazioni sui cambiamenti del gioco d'azzardo giovanile nel tempo. Il primo è uno studio longitudinale in cui 702 adolescenti del Minnesota sono stati intervistati telefonicamente nel 1990 (quando è nata la lotteria del Minnesota) e 532 soggetti del campione originario sono stati re-intervistati nuovamente a distanza di un anno (Winters et al. 1995). I ricercatori hanno riportato che i tassi di gioco d'azzardo e gioco d'azzardo problematico non erano cambiati all'interno del campione. Erano cambiate invece le modalità di gioco, con uno slittamento dalla scommessa informale a forme legali di gioco d'azzardo, in particolare tra i giovani che avevano raggiunto l'età legale per il gioco d'azzardo (18 anni) durante l'intervallo di follow-up.

Nel secondo studio, condotto in Texas, un'indagine telefonica è stata effettuata in differenti anni su due campioni separati provenienti dalla stessa popolazione di giovani (Wallisch 1993, 1996). Il questionario è stato somministrato prima nel 1992 a 924 adolescenti e poi, successivamente, ad un nuovo campione di 3079 soggetti nel 1995. Wallisch ha trovato che i tassi di gioco d'azzardo erano rimasti relativamente stabili dal 1992 al 1995, con un 67% per il gioco d'azzardo praticato nell'anno precedente e con una leggera diminuzione – da 14% nel 1992 a 11% nel 1995 – nella percentuale di gioco d'azzardo praticato settimanalmente. Anche i tassi di gioco d'azzardo problematico sono scesi da 5% nel 1992 a 2,3% nel 1995.

Il terzo studio è stato condotto nello stato di Washington da Volberg e Moore (1999). Questa ricerca ha messo a confronto un'indagine telefonica del 1993 – somministrata a 1045 giovani – e un'altra indagine telefonica condotta su 1000 giovani nel 1999. Queste ricerche sono state somministrate a due campioni separati, selezionati in maniera casuale dalla popolazione di giovani tra i 13 e i 17 anni. I ricercatori hanno trovato un aumento dei "non giocatori" da 16,7 a 22,4% e una diminuzione nella pratica settimanale del gioco d'azzardo da 9,6 a 7,7%. I tassi di prevalenza del gioco d'azzardo erano rimasti invariati all'1% in entrambe le indagini.

Nel quarto studio sono stati raccolti dati attraverso il *Minnesota Student Survey* nella quasi intera popolazione di studenti del primo e ultimo anno delle scuole medie superiori pubbliche negli anni 1992, 1995 e 1998 (Stinchfield 2001). Il campione del 1992 includeva un totale di 122700 studenti di prima media inferiore e primo e ultimo anno delle medie superiori. Le domande relative al gioco d'azzardo non sono state somministrate agli studenti di prima media nel 1995 e nel 1998 per la necessità di avere un questionario più breve da somministrare a quello strato di campione. Il campione del 1995 includeva un totale di 75900 studenti del primo e ultimo anno delle superiori e quello del 1998 includeva un totale di 78582 studenti del primo e ultimo anno delle superiori. Nel questionario erano presenti 5 domande sull'attività di primo e ultimo anno delle superiori e 2 su problematiche legate al primo e ultimo anno delle superiori. Questa serie di tre studi ha permesso due tipi di analisi di cambiamento nell'arco del tempo. In primo luogo, la stessa classe o coorte di giovani ha potuto essere studiata nella sua maturazione. Lo studio ha dimostrato che una percentuale più alta di ragazzi che di ragazze era coinvolta frequentemente nel gioco d'azzardo e che questa percentuale cresceva con l'età. Inoltre, le percentuali di gioco settimanale e quotidiano tra ragazzi e ragazze dell'ultimo anno di superiori e nei ragazzi di prima superiore erano aumentate nel 1998.

Riassumendo, sembra che la frequenza del gioco d'azzardo tra i giovani sia per la maggior parte rimasta stabile e che, secondo alcuni studi, sia diminuita nella popolazione generale. Tuttavia, la partecipazione in attività di gioco d'azzardo legale sembra aumentare nei giovani che raggiungono la maggiore età e il numero di tardi adolescenti, in particolar modo di sesso maschile, che giocano con frequenza settimanale o quotidiana sembra anch'esso in aumento. Quindi, per la maggior parte dei giovani la percentuale di partecipazione al gioco d'azzardo rimane la stessa o diminuisce, ma per una piccola porzione di giovani sta aumentando. Nonostante la scoperta che il gioco d'azzardo non è aumentato per la maggior parte dei giovani sia incoraggiante, vi è una continuativa preoccupazione per il piccolo gruppo di giovani che hanno aumentato la loro partecipazione al gioco d'azzardo. Sarà importante continuare a monitorare il comportamento di gioco d'azzardo nei giovani nel corso del tempo.

5.2
Valutazione del gioco d'azzardo giovanile

Come è possibile definire e misurare al meglio il gioco d'azzardo problematico? I criteri diagnostici del DSM-IV-TR (American Psychiatric Association 2000, vedi Appendice A) rappresentano lo standard sempre più condiviso per la definizione del gioco d'azzardo problematico. Il SOGS era originariamente basato sui criteri diagnostici del DSM-III (American Psychiatric Association 1980) per il GAP (Lesieur e Blume 1987). Da quel momento, altri strumenti sono stati sviluppati per valutare ciascun criterio diagnostico del DSM-IV-TR; un esempio è la versione rivista di Fisher (2000) del suo strumento basato sul DSM-IV-TR per la valutazione del GAP minorile, il DSM-IV *Multiple Response-Juvenile* o DSM-IV-MR-J. Il GAP è diagnosticato sommando la serie dei 10 criteri del DSM-IV-TR. Lo standard attuale per la diagnosi è un punteggio di *cut-off* pari a 5 su 10; tuttavia, alcuni ricercatori suggeriscono che un punteggio di *cut-off* pari a 4 possa ottimizzare l'accuratezza della diagnosi e minimizzare errori di classificazione per gli adulti (Stinchfield 2003).

Nel misurare il gioco d'azzardo problematico tra i giovani, i ricercatori utilizzano generalmente punteggi di *cut-off* più flessibili rispetto a quanto avviene per gli adulti. Ciò viene giustificato, principalmente, dalla necessità di identificare in un maggiore numero di individui i segni precoci del gioco d'azzardo problematico. Per esempio, Winters e colleghi (1993b) hanno utilizzato un *cut-off* di 4 nel SOGS-RA invece del punteggio standard di 5 utilizzato con gli adulti. Anche Fisher (2000), nel DSM-IV-MR-J, ha utilizzato un *cut-off* di 4 punti invece di 5. Questa abitudine è continuata – senza adeguata accuratezza – nella classificazione e il punteggio abbassato di *cut-off* non è stato sottoposto a validazione.

Il fatto che il gioco d'azzardo problematico tra i giovani sia stato misurato utilizzando diverse definizioni, strumenti e punteggi di *cut-off*, fa emergere la questione se sia possibile confrontare i tassi di prevalenza all'interno e tra gruppi di età. Per esempio, in una meta-analisi condotta da Shaffer e colleghi (1997), è stata calcolata una stima di prevalenza pari a 5,8%, con intervallo di confidenza al 95% di 3,2-8,4%. Tuttavia, molti degli studi inclusi nella meta-analisi avevano impiegato metodologie piuttosto divergenti per classificare i giocatori problematici. Gli strumenti utilizzati erano diversi, tra cui il SOGS, il SOGS-RA, il *Massachussetts Gambling Screen* (Shaffer et al. 1994) e il questionario basato sul DSM; inoltre, studi che impiegano lo stesso strumento, in realtà utilizzano diversi punteggi di *cut-off* e schemi temporali (per esempio, gioco d'azzardo nell'anno precedente *vs*. arco della vita).

5.3
Differenze di genere

Tra le scoperte più solide e coerenti negli studi sul gioco d'azzardo giovanile vi è quella che i maschi siano più coinvolti delle femmine nel gioco d'azzardo e che abbiano anche tassi più elevati di gioco d'azzardo problematico (Gupta e Derevensky 1998a; Stinchfield 2001; Wallisch 1993; Wynne et al. 1996). La prevalenza e la frequenza sono maggiori nei ragazzi rispetto alle ragazze; inoltre, i maschi spendono più tempo e denaro rispetto alle femmine e scommettono in una varietà di forme maggiore. Tuttavia, le ragazze potrebbero raggiungere i ragazzi così come è successo per l'uso di tabacco, alcol e altre droghe. Ragazzi e ragazze hanno anche diverse preferenze nel gioco d'azzardo. I maschi tendono a scommettere su giochi di abilità personale come golf e biliardo e su lotterie, giochi di carte e squadre sportive. Le femmine, quando giocano d'azzardo, scommettono più frequentemente su lotterie e squadre sportive (Stinchfield 2001; Stinchfield et al. 1997; Winters et al. 1993a). Un altro risultato coerente tra i vari studi è che i tardi adolescenti (14-18 anni) giocano d'azzardo più spesso dei pre-adolescenti (al di sotto dei 13 anni) (Arcuri et al. 1985; Stinchfield 2000).

5.4
Confronto con giocatori adulti

I tassi di prevalenza del GAP sono più alti nei giovani che negli adulti (Jacobs 2000; National Research Council 1999; Shaffer e Hall 1996). Le stime relative all'anno precedente di gravi problemi legati al gioco d'azzardo tra i giovani variano da 3,2 a 8,4% (Shaffer et al. 1997), mentre negli adulti le stime di GAP sono tra 1 e 3% (American Psychiatric Association 1994). Sia Shaffer e colleghi (1997) che il National Research Council (1999) hanno riportato tassi di GAP nei giovani circa tre volte superiori a quelle degli adulti.

Le evidenze suggeriscono che questi valori potrebbero non essere accurati. Per la maggior parte delle altre forme di dipendenza, quali alcol e droga, i giovani non presentano tassi tre volte superiori a quelli degli adulti. In maniera simile, i giovani non fanno uso dei servizi telefonici di supporto o dei centri di trattamento più frequentemente rispetto agli adulti. Infatti, pochi giovani chiamano le linee di aiuto per il gioco d'azzardo e, ancora meno, richiedono un trattamento. Vi sono almeno quattro possibili spiegazioni per queste discrepanze tra tassi giovanili e adulti. Primo: i tassi riferiti ai giovani sono accurati ed esistono, in effetti, il doppio o più di adolescenti con un quadro di GAP rispetto agli adulti. Secondo: i tassi riferiti ai giovani non sono accurati a causa di vizi metodologici, nelle definizioni, nelle misurazioni dei punteggi di *cut-off* e nei criteri diagnostici tra i vari studi – particolarmente per l'utilizzo di punteggi di *cut-off* applicati ai giovani in alcuni studi. La pratica di utilizzare una soglia diagnostica più bassa ha l'effetto di innalzare il numero di soggetti identificati con un problema di gioco d'azzardo ed è probabile che sia stata questa scelta metodologica a spiegare i tassi di prevalenza più alti riportati per il gioco d'azzardo problematico giovanile. Terzo: i tassi non sono accurati a causa dell'esagerato coinvolgimento dei giovani nel gioco d'azzardo. Quarto: le stime non sono accurate a causa di errori nella misurazione che risultano dall'utilizzo di strumenti ideati per la popolazione adulta e che non sono quindi adatti per i giovani (Ladouceur et al. 2000). I dati sostengono l'idea che SOGS e SOGS-RA, gli strumenti più comunemente utilizzati per la misurazione del gioco d'azzardo problematico, tendano a sovrastimare la presenza di gioco d'azzardo problematico e patologico – con risultati errati in termini di falso positivo (Derevensky e Gupta 2000; Stinchfield 2002). Questo tipo di errore è accettabile per uno strumento di *screening*, ma evidenzia i limiti dell'utilizzo dello strumento per fare stime di prevalenza.

Non sembra necessario identificare una serie di criteri diversi per la popolazione giovanile. Il GAP non è un problema esclusivamente giovanile e non sembra neanche che vi sia una versione adolescenziale del disturbo. Tuttavia, potrebbe essere necessario adattare alcuni criteri diagnostici per prendere in considerazione la fase dello sviluppo adolescenziale.

5.5
Associazione con altri comportamenti

Molti studi hanno identificato fenomeni correlati al gioco d'azzardo e al gioco d'azzardo problematico tra i giovani. Gupta e Derevensky (1998a, 1998b) hanno trovato che l'uso di tabacco, alcol e droghe era associato con la gravità dei problemi legati al gioco d'azzardo. In due interviste telefoniche condotte consecutivamente nel 1992 e nel 1995 tra i giovani del Texas, Wallisch (1996) ha trovato che i giocatori con problemi presentavano con maggiore probabilità le seguenti caratteristiche: maschi, più giovani, appartenenti a minoranze razziali o etniche, occupati con un lavoro di 10 o più ore alla settimana, con uno stipendio settimanale di 10 dollari o più, con un atteggiamento favorevole nei confronti del gioco d'azzardo, con l'aspettativa di guadagnare denaro al gioco e con genitori che, a loro volta, giocavano d'azzardo. Lo studio sui giovani condotto ad Alberta ha evidenziato che i soggetti con problemi legati al gioco più probabilmente erano nei guai con la polizia; sentivano di non poter fare affidamento su genitori, insegnanti, *counselor* scolastici e preti; si sentivano ignorati o rifiutati dalle loro famiglie; riportavano esperienze negative a scuola; avevano iniziato presto a giocare d'azzardo (spesso prima dei 10 anni); riportavano che i loro familiari giocavano d'azzardo; scommettevano larghe somme di denaro; chiedevano denaro in prestito per giocare d'azzardo; rubavano o vendevano proprietà personali; riportavano sentimenti di ansia, preoccupazione, scombussolamento o depressione; fumavano sigarette e bevevano frequentemente alcol, e usavano sostanze illegali. Questo studio suggerisce che i giocatori problematici iniziano presto a giocare d'azzardo; considerano il gioco d'azzardo parte della cultura familiare; non hanno avuto successo a scuola; si sentono alienati da famiglia e comunità; fanno uso di tabacco, alcol e altre droghe; hanno umore negativo e si comportano in maniera antisociale. Nel loro insieme, i risultati di questi studi suggeriscono come il tipico giocatore giovane sia un individuo abbastanza problematico e che il gioco d'azzardo eccessivo sia parte di una più ampia costellazione di disagio psicologico, disfunzionalità familiare e comportamento deviante (Wynne et al. 1996).

In un'indagine telefonica condotta tra 702 giovani del Minnesota, i giovani con un maggiore coinvolgimento nel gioco d'azzardo erano perlopiù maschi, frequenti utilizzatori di droga, con genitori che giocavano d'azzardo e con una storia di delinquenza, e mostravano scarsi risultati in ambito accademico (Winters et al. 1993a). Nel *Minnesota Student Survey*, le variabili associate con la frequenza del gioco d'azzardo includevano comportamento antisociale, genere maschile, uso di alcol, tabagismo, età, sentimenti negativi per le somme di denaro utilizzate per il gioco d'azzardo, un desiderio di smettere di giocare e un comportamento sessuale inappropriato (Stinchfield 2000). Volberg (1993) ha condotto un'indagine telefonica tra 1054 adolescenti dello stato di Washington e ha trovato che l'uso di tabacco, alcol e droga era associato con la frequenza del gioco d'azzardo e con un quadro generale problematico. Questi studi indicano che il gioco d'azzardo potrebbe essere parte di una costellazione di comportamenti deviati principalmente esibiti da uomini e che includono frequente utilizzo di alcol, tabacco e droga, violenza fisica, vandalismo, taccheggio e assenteismo dal lavoro. Tali comportamenti a rischio possono giocare un ruolo importante nello sviluppo o nel mantenimento del gioco d'azzardo anche problematico.

Nel 1992, i dati del *Minnesota Student Survey* hanno mostrato tassi concorrenti di gioco d'azzardo e altri comportamenti a rischio negli studenti di prima media e primo ed ultimo anno di scuole superiori pubbliche. Il gioco d'azzardo era più frequente negli studenti di prima media, particolarmente i ragazzi, di quanto lo fossero l'utilizzo frequente di tabacco, alcol o marijuana. Tuttavia, con la crescita, un numero maggiore riportava un più frequente utilizzo di tabacco e di alcol e, nel raggiungere l'ultimo anno delle superiori, l'uso di tabacco e di alcol e il gioco d'azzardo frequente presentavano gli stessi tassi di prevalenza. Il gioco d'azzardo frequente appare in uno stadio precoce nei ragazzi e sembra precedere l'uso frequente di tabacco e alcol. Per una piccola percentuale di ragazze (5%), il gioco d'azzardo frequente appare precocemente ma è sostituito da uso frequente di tabacco e alcol quando le femmine raggiungono il primo anno delle superiori; è, infine, relativamente raro alla conclusione della scuola superiore a confronto con il tabagismo. In altre parole, l'abitudine al gioco d'azzardo inizia precocemente nei ragazzi e rimane un comportamento rischioso nell'arco di tutta la scuola superiore, mentre solo una piccola percentuale di femmine gioca frequentemente d'azzardo e, nel corso della frequentazione della scuola superiore, il gioco d'azzardo è sostituito da tabagismo e alcolismo.

Riassumendo, il gioco d'azzardo eccessivo durante l'adolescenza sembra andare mano nella mano con altri comportamenti ad alto rischio quali tabagismo, alcolismo e utilizzo di droghe; inoltre, il gioco d'azzardo pare precedere altri comportamenti ad alto rischio e insorgere spesso durante la pre-adolescenza. Queste scoperte suggeriscono che esiste un piccolo frammento della popolazione giovanile – principalmente di sesso maschile – che è coinvolta in un certo numero di comportamenti ad alto rischio (dei quali il gioco d'azzardo è solo una parte) e che ogni sforzo di prevenzione dovrebbe affrontare l'intera costellazione dei comportamenti ad alto rischio piuttosto che focalizzarsi solo sul gioco d'azzardo.

5.6
Ricerche future

La maggior parte della ricerca condotta ad oggi si è focalizzata sulla questione di base della portata del gioco d'azzardo giovanile e della prevalenza del gioco d'azzardo problematico nella popolazione dei giovani. È necessario iniziare ad affrontare questioni empiriche più specifiche che riguardano l'eziologia e i correlati del gioco d'azzardo patologico. Una questione sempre più pressante nella ricerca è se il gioco d'azzardo giovanile sia destinato a crescere nel tempo. La tendenza che emerge dai pochi studi longitudinali sinora condotti indica una certa stabilità. Tuttavia, è importante continuare a monitorare il gioco d'azzardo giovanile su periodi di tempo più lunghi, in particolare a causa dei cambiamenti temporali nell'accettazione sociale e nella disponibilità delle forme legali di gioco d'azzardo.

Una seconda questione di base per la ricerca futura riguarda il perché i giovani giochino d'azzardo. Si sa molto poco su come insorge il gioco d'azzardo problematico giovanile, su quali variabili mantengono il quadro problematico e su quali categorie di giovani sono più a rischio di diventare giocatori problematici. I giovani giocano d'azzardo per diverse ragioni ed è importante sviluppare un modello sull'insorgenza e il mantenimento del gioco d'azzardo giovanile che fornisca una base scientifica per lo sviluppo di programmi di prevenzione e di intervento. Un miglioramento nell'identificazione del gioco d'azzardo problematico a stadi più precoci faciliterebbe, in maniera significativa, gli sforzi di prevenzione e intervento. Sono stati identificati correlati multipli del gioco d'azzardo problematico giovanile, inclusi comportamenti anti-sociali, tabagismo, uso di droga e alcol. Tuttavia, si sta ancora indagando su quanto specifiche caratteristiche possano avere una relazione causale con il gioco d'azzardo e il gioco d'azzardo problematico. È necessario condurre studi longitudinali per affrontare la questione della causalità e l'ordine di insorgenza dei diversi comportamenti problematici (Lesieur 1989).

La scoperta che i giovani hanno tassi più elevati di gioco d'azzardo problematico e patologico rispetto agli adulti necessita di attenzione. Sarà importante esaminare quanto questi dati riflettono tassi autentici o rappresentano un artefatto nella misurazione. È altrettanto importante sviluppare strumenti di *screening* e di valutazione specifici per i giovani che prendano in considerazione questioni legate al processo di crescita.

Insieme alla legalizzazione e all'espansione del gioco d'azzardo, la gente è esposta giornalmente – attraverso i più diversi media – alla pubblicizzazione del gioco d'azzardo. La domanda che sorge è quale sia l'effetto della pubblicità del gioco d'azzardo sui giovani. La pubblicità sul gioco d'azzardo spesso incoraggia a giocare con il messaggio che il gioco rappresenta un modo veloce e semplice per diventare ricchi. Non vengono generalmente presentati avvertimenti su possibili conseguenze negative quali, ad esempio, le perdite nelle proprie finanze. I giovani potrebbero non comprendere pienamente le probabilità relative di vincita e di perdita e, perciò, essere suscettibili a messaggi promozionali che suggeriscono profitti economici rapidi e facili.

Una nuova e poco conosciuta forma di gioco d'azzardo che potrebbe rappresentare un rischio particolare per i giovani è il gioco d'azzardo su Internet. I siti di gioco d'azzardo *on line* offrono giochi nello stile del casinò, inclusi *blackjack*, poker, *slot machine* e roulette e richiedono al giocatore di pagare con carta di credito. Dal momento che il computer o il sito Internet non possono determinare chi sta operando, i giovani possono facilmente accedere ai siti di gioco d'azzardo. Il gioco d'azzardo *on line* è più accessibile ai giovani rispetto ai casinò o ad altri luoghi in cui si gioca d'azzardo e, al momento, è praticamente non regolamentato. Il gioco d'azzardo su Internet nei giovani è un fenomeno relativamente inesplorato e, vista la recente crescita dell'industria del gioco d'azzardo *on line*, sarà importante investigare l'impatto sui giovani di questa forma potenzialmente ad alto rischio di gioco d'azzardo.

5.7
Conclusione

La maggior parte degli studi riportano che i giovani utilizzano forme legali di gioco d'azzardo. Il gioco d'azzardo da parte di minorenni è ampiamente illegale e potenzialmente dannoso per i giovani e la sua portata deve ancora essere esaminata attentamente, includendo un'indagine su come i minorenni riescano ad accedere a certe forme di gioco d'azzardo che sono legali solo per gli adulti. Successivamente, sarà necessario sviluppare e implementare piani d'azione rivolti sia ai rivenditori che ai giovani utenti in modo da prevenire il fenomeno in questione. I dati attuali che indicano come la maggior parte dei giovani giochi d'azzardo raramente suggeriscono che gli sforzi di prevenzione diretti alla popolazione generale degli adolescenti dovrebbero includere un messaggio educativo sulle probabilità di vincita e sui rischi associati al gioco d'azzardo. Tuttavia, i dati che mostrano come alcuni giovani sembrino aumentare il loro coinvolgimento nel gioco d'azzardo suggeriscono quanto sia importante diversificare gli approcci di prevenzione e di intervento su misura (Dickson et al. 2002). Per la maggior parte dei giovani, il gioco d'azzardo informale è un passatempo poco frequente e innocuo. Tuttavia, esiste il rischio che il gioco d'azzardo informale si sviluppi in gioco d'azzardo problematico e patologico e, quindi, i giovani devono ricevere informazioni accurate sui rischi inerenti il gioco d'azzardo, insieme ad un'adeguata protezione (attraverso sforzi di prevenzione e trattamento) dalle problematiche legate al gioco d'azzardo.

Bibliografia

American Psychiatric Association: Diagnostic and Statistical Manual of Mental Disorders, 3rd Edition. Washington, DC, American Psychiatric Association, 1980

American Psychiatric Association: Diagnostic and Statistical Manual of Mental Disorders, 4th Edition. Washington, DC, American Psychiatric Association, 1994

American Psychiatric Association: Diagnostic and Statistical Manual of Mental Disorders, 4th Edition, Text Revision. Washington, DC, American Psychiatric Association, 2000 80 Pathological Gambling

Arcuri AF, Lester D, Smith FO: Shaping adolescent gambling behavior. Adolescence 20:935–938, 1985

Carlson MJ, Moore TL: Adolescent Gambling in Oregon: A Report to the Oregon Gambling Addiction Treatment Foundation. Salem, OR, Oregon Gambling Addiction Treatment Foundation, 1998

Derevensky JL, Gupta R: Prevalence estimates of adolescent gambling: a comparison of the SOGS-RA, DSM-IV-J, and the GA 20 Questions. J Gambl Stud 16:227–251, 2000

Dickson LM, Derevensky JL, Gupta R: The prevention of gambling problems in youth: a conceptual framework. J Gambl Stud 18:97–159, 2002

Fisher S: Developing the DSM-IV-DSM-IV criteria to identify adolescent problem gambling in non-clinical populations. J Gambl Stud 16:253–273, 2000

Gupta R, Derevensky JL: Adolescent gambling behavior: a prevalence study and examination of the correlates associated with problem gambling. J Gambl Stud 14:319–345, 1998a

Gupta R, Derevensky JL: An empirical examination of Jacobs' General Theory of Addictions: do adolescent gamblers fit the theory? J Gambl Stud 14:17–49, 1998b

Jacobs DF: Juvenile gambling in North America: an analysis of long term trends and future prospects. J Gambl Stud 16:119–152, 2000

Ladouceur R, Bouchard C, Rheaume N, et al: Is the SOGS an accurate measure of pathological gambling among children, adolescents and adults? J Gambl Stud 16:1–24, 2000

Lesieur HR: Current research in pathological gambling and gaps in the literature, in Compulsive Gambling: Theory, Research, and Practice. Edited by Shaffer HJ, Stein SA, Gambino B, et al. Lexington, MA, Lexington Books, 1989, pp 225–248

Lesieur HR, Blume SB: The South Oaks Gambling Screen (SOGS): a new instrument for the identification of pathological gamblers. Am J Psychiatry 144:1184–1188, 1987

National Opinion Research Center: Gambling Impact and Behavior Study: Report to the National Gambling Impact Study Commission. Chicago, IL, National Opinion Research Center at the University of Chicago, 1999. Available at: http://www.norc.uchicago.edu/new/gamb-fin.htm. Accessed December 13, 2003

National Research Council: Pathological Gambling: A Critical Review. Washington, DC, National Academy Press, 1999

Shaffer HJ, Hall MN: Estimating the prevalence of adolescent gambling disorders: a quantitative synthesis and guide toward standard gambling nomenclature. J Gambl Stud 12:193–214, 1996

Shaffer HJ, LaBrie R, Scanlan KM, et al: Pathological gambling among adolescents: Massachusetts Gambling Screen (MAGS). J Gambl Stud 10:339–362, 1994

Shaffer HJ, Hall MN, Vander Bilt J: Estimating the Prevalence of Disordered Gambling Behavior in the United States and Canada: A Meta-Analysis. Boston, MA, Harvard Medical School, Division on Addictions, 1997 Adolescents and Young Adults 81

Stinchfield R: Gambling and correlates of gambling among Minnesota public school students. J Gambl Stud 16:153–173, 2000

Stinchfield R: A comparison of gambling among Minnesota public school students in 1992, 1995 and 1998. J Gambl Stud 17:273–296, 2001

Stinchfield R: Reliability, validity, and classification accuracy of the South Oaks Gambling Screen (SOGS). Addict Behav 27:1–19, 2002

Stinchfield R: Reliability, validity, and classification accuracy of a measure of DSM-IV diagnostic criteria for pathological gambling. Am J Psychiatry 160:180–182, 2003

Stinchfield R, Cassuto N, Winters K, et al: Prevalence of gambling among Minnesota public school students in 1992 and 1995. J Gambl Stud 13:25–48, 1997

Volberg R: Gambling and Problem Gambling Among Adolescents in Washington State. Albany, NY, Gemini Research, 1993

Volberg R: Gambling and Problem Gambling Among Adolescents in New York. Albany, NY, New York Council on Problem Gambling, 1998

Volberg R, Moore WL: Gambling and Problem Gambling Among Adolescents in Washington State: A Replication Study, 1993 to 1999. Report to the Washington State Lottery. Northampton, MA, Gemini Research, 1999

Wallisch L: Gambling in Texas: 1992 Texas Survey of Adolescent Gambling Behavior. Austin, TX, Texas Commission on Alcohol and Drug Abuse, 1993

Wallisch L: Gambling in Texas: 1995 Surveys of Adult and Adolescent Gambling Behavior. Austin, TX, Texas Commission on Alcohol and Drug Abuse, 1996

Westphal JR, Rush JA, Stevens L, et al: Gambling behavior of Louisiana students in grades 6 through 12. Psychiatr Serv 51:96–99, 2000

Wiebe J: Manitoba Youth Gambling Prevalence Study. Winnipeg, MB, Awareness and Information, Addictions Foundation of Manitoba, 1999

Winters KC, Stinchfield R, Fulkerson J: Patterns and characteristics of adolescent gambling. J Gambl Stud 9:371–386, 1993a

Winters KC, Stinchfield R, Fulkerson J: Toward the development of an adolescent gambling problem severity scale. J Gambl Stud 9:63–84, 1993b

Winters KC, Stinchfield R, Kim L: Monitoring adolescent gambling in Minnesota. J Gambl Stud 11:165–183, 1995

Wynne H, Smith G, Volberg R: Gambling and Problem Gambling in Alberta. Edmonton, AB, Canada, Alberta Lotteries and Gaming, 1994

Wynne HJ, Smith GJ, Jacobs DF: Adolescent Gambling and Problem Gambling in Alberta. Report prepared for the Alberta Alcohol and Drug Abuse Commission. Edmonton, AB, Canada, Wynne Resources, 1996

Wynne Resources: Adult Gambling and Problem Gambling in Alberta, 1998. Edmonton, AB, Canada, Alberta Alcohol and Drug Abuse Commission, 1998

Anziani

6

R.A. Desai

Gli adulti al di sopra dei 65 anni rappresentano una fascia demografica ampia e in aumento nella popolazione degli Stati Uniti d'America e, probabilmente, un bersaglio chiave nel mercato dell'industria del gioco d'azzardo. Tuttavia, si sa relativamente poco degli effetti del gioco d'azzardo sugli anziani. Questo capitolo inizia con una rassegna di quanto si conosce sulla prevalenza e sui fattori di rischio del gioco d'azzardo problematico e patologico negli anziani. Successivamente, verranno descritti i dati, relativamente scarsi, sugli effetti del gioco d'azzardo nella salute dell'anziano. Infine, vengono esplorate le questioni riguardo al trattamento che possono essere diverse nelle popolazioni di adulti e anziani (o che potrebbero essere peculiari degli individui anziani).

6.1
Gioco d'azzardo problematico e patologico

6.1.1
Stime di prevalenza

Probabilmente, i dati migliori sulla relazione tra età e gioco d'azzardo problematico o patologico provengono dal *Gambling Impact and Behavior Study* (GIBS) (National Opinion Research Center 1999). Questo studio nazionale ha suddiviso i soggetti in cinque categorie: quelli che non avevano giocato d'azzardo ("non giocatori"), quelli che avevano giocato ma non riportavano sintomi descritti nel DSM-IV per il gioco d'azzardo problematico e patologico (American Psychiatric Association 1994) (giocatori a "basso rischio"), quelli che avevano sperimentato uno o due sintomi (giocatori "a rischio"), coloro che avevano sperimentato tre o quattro sintomi (giocatori "problematici") e quelli che avevano sperimentato cinque o più sintomi (giocatori "patologici"). Un aumento nei problemi di salute mentale e psicosociali era associato con un aumento nella gravità del gioco d'azzardo (National Opinion Research Center 1999). In generale, i tassi di prevalenza per i disturbi legati al gioco d'azzardo diminuiscono con l'aumento dell'età. Gli individui al di sopra dei 65 anni presentano i tassi più bassi di gioco d'azzardo patologico (0,2% contro 0,3-0,9% per fasce di età più bassa), i tassi più bassi di gioco d'azzardo problematico (0,6% contro 1,0% della fascia 18-29 anni) e i tassi più bassi di gioco d'azzardo a rischio (1,7% contro 2,1-3,9% dei gruppi più giovani).

6.1.2
Fenomenologia

I giocatori d'azzardo problematici e patologici condividono molti dei sintomi caratteristici di altre forme di dipendenza: tolleranza (bisogno di aumentare l'attività d'azzardo per avere lo stesso effetto), sintomi di astinenza e perdita di controllo sul comportamento di dipendenza. Questo schema è stato riscontrato tra giocatori di tutte le età.

> Bill e Sue erano una coppia in pensione che viveva a Long Island, mentre uno dei loro figli viveva nel nord dello stato di New York. Rimanevano con loro alcuni amici del vicinato. Avevano entrambi svolto molti lavori diversi nell'arco della loro vita e trovavano la pensione piuttosto noiosa. Questi sentimenti erano esacerbati dal fatto che Sue era costretta su una sedie a rotelle a causa di problemi circolatori e cardiovascolari, il che rendeva difficile trovare attività di intrattenimento che fossero sia accessibili che divertenti per entrambi i coniugi.
> Una conoscente suggerì loro di unirsi a un gruppo che si sarebbe recato ad Atlantic City e la coppia decise di andare. Passarono un fine settimana divertente, vincendo più di 500 dollari, e decisero di rendere gite di quel tipo una parte più regolare della loro routine. Nel giro di un paio di mesi vi si recavano una volta alla settimana e avevano aggiunto il gioco al lotto alla loro *routine* di gioco.
> Nel giro di un anno, giocavano d'azzardo in maniera pressoché continua. Erano raramente a casa e passavano la maggior parte del loro tempo viaggiando su e giù lungo la costa est per recarsi nei vari casinò distribuiti tra il Connecticut e la Florida. Le loro conversazioni con la famiglia erano quasi esclusivamente centrate su recenti vincite e "prossime vincite", sui premi che avevano vinto nei casinò come clienti assidui e sul loro desiderio di possedere una *roulotte* in modo da non dover spendere denaro per dormire negli hotel nei loro pellegrinaggi.
> La "crisi" emerse quando Sue venne ricoverata per un'operazione e dovette passare del tempo in ospedale per la riabilitazione. Dopo alcuni giorni, sia Sue che Bill erano diventati molto irrequieti, non parlavano di altro se non di andare nei casinò, compravano grandi quantità di biglietti giornalieri del lotto e passavano ore a definire strategie per la scelta dei numeri. Dopo una settimana, Sue lasciò l'ospedale e, malgrado le raccomandazioni mediche di stare a riposo a casa, i coniugi intrapresero un altro viaggio verso i casinò.
> In tutto questo periodo la coppia aveva trascurato la propria casa e la sua assicurazione. Quando un incendio dovuto ad un cortocircuito elettrico distrusse la casa non riuscirono a farsi risarcire le perdite. Sue morì alcuni giorni dopo apparentemente a

causa di un infarto, forse legato allo stress per la perdita della casa. Senza casa e senza disponibilità economica, Bill fu costretto a trasferirsi in Georgia e andare a vivere con il fratello. Continua a giocare d'azzardo qualche volta, nonostante affermi che il divertimento se ne sia andato. Passa la maggior parte del tempo ad aiutare il fratello nella sua attività di appalti e suonando in un gruppo folkloristico.

È stato suggerito che lo sviluppo del gioco d'azzardo disturbato segua un percorso prevedibile. Questo percorso, descritto da Custer (1984), inizia con una fase di vincita, progredisce verso una fase di perdite, la quale continua in maniera indefinita oppure fino a che un evento estremo forza un cambiamento nell'attività d'azzardo. Sembra che lo schema sia sostanzialmente lo stesso negli anziani (Custer 1984) anche se le manifestazioni di alcune difficoltà legate al gioco d'azzardo possono differenziarsi, tra cui la fonte di reddito, i prestiti e il coinvolgimento in attività criminali.

Le ripercussioni economiche del gioco d'azzardo problematico possono essere diverse negli anziani, che sono tendenzialmente nella condizione di pensionamento e quindi dipendenti da un rendita (per esempio, sistema socio-sanitario, pensioni integrative, ecc.), da eventuali risparmi e investimenti. I giocatori d'azzardo anziani raramente hanno introiti che derivano da un'attività lavorativa e questo fattore può cambiare il modo in cui spendono denaro per il gioco d'azzardo, oppure può modificare l'impatto di quel tipo di spesa. Gli anziani che non hanno un reddito da lavoro fanno più fatica a riprendersi dalle perdite economiche e sono più a rischio di esaurire i propri risparmi, svincolare i propri investimenti e spendere il reddito annuale (Desai et al., in press; Pavalko 2002). La somma di denaro spesa da un individuo più giovane e con un lavoro può avere un impatto complessivo minore rispetto alla stessa cifra spesa da un giocatore pensionato con una capacità limitata di riprendersi da una perdita.

Nonostante gli effetti delle perdite economiche possano essere più evidenti nell'anziano, gli effetti sul lavoro e sulle relazioni familiari possono sembrare meno gravi. Difficoltà legate al lavoro o alle relazioni familiari e sintomi inclusi nel DSM per la diagnosi del gioco d'azzardo patologico (GAP) possono essere meno rilevanti per anziani che sono pensionati e magari vedovi. Per esempio, i giocatori pensionati sono meno esposti a commettere crimini legati alla professione (per esempio, di appropriazione indebita) per accaparrarsi denaro da giocare. In maniera simile, possono avere meno familiari, a confronto con i giocatori più giovani, da cui farsi prestare denaro per continuare a giocare d'azzardo. Dal momento che ci potrebbero essere meno possibilità di avviare alcuni comportamenti che costituiscono sintomi di GAP, l'impatto del gioco d'azzardo su questi aspetti della vita nei pazienti più anziani può risultare sottostimato.

6.1.3
Cause scatenanti e fattori di rischio peculiari per il GAP

Sono stati identificati una serie di fattori di rischio per l'insorgenza del gioco d'azzardo problematico e patologico, alcuni dei quali possono essere più salienti o completamente peculiari per gli anziani. Questi includono le possibilità di giocare d'azzardo e le pressioni pubblicitarie dell'industria del gioco d'azzardo, l'isolamento sociale, la depressione e l'ansia e i cambiamenti biologici associati sia con l'età avanzata che con il comportamento di gioco azzardo.

> Anna, una donna di 67 anni, aveva goduto di salute eccellente fino alla morte del marito quando questi aveva 40 anni, a seguito della quale era diventata depressa e isolata. Non avendo mai avuto un lavoro full-time dopo il matrimonio, aveva difficoltà a riempire il tempo da quando non aveva più il marito per cui cucinare e pulire. In aggiunta, non aveva un'adeguata comprensione della propria disponibilità economica. Dopo molte cadute, si trasferì in un'unità residenziale assistita, pagata dalla sua assicurazione sulla vita e da altri fondi messi da parte dal marito.
> L'umore di Anna migliorò dopo il trasloco, parzialmente perché aveva una rete di amici e un programma regolare di attività sociali, che includevano il gioco del bingo. Insieme ad un piccolo gruppo di amici giocava a bingo diverse volte alla settimana, spostandosi in luoghi diversi per giocare in serate diverse. Nonostante non spendesse mai molto in una sola volta, la disponibilità economica di Anna era piuttosto esigua ed era tassata dalle spese di alloggio. Iniziò a dover rispondere a lettere di sollecito per le carte di credito, incassando anticipi per finanziare il gioco che poi non riusciva a ripagare. Chiedeva anche, in maniera regolare, ai figli denaro contante per il gioco d'azzardo, dicendo che ne aveva bisogno per i farmaci o per spese impreviste.
> Il figlio, insospettito dalla crescente frequenza di queste richieste, indagò e scoprì che la madre giocava d'azzardo e perdeva circa 100 dollari alla settimana giocando al bingo. Questa cifra rappresentava una parte sostanziosa della sua disponibilità economica e, dal momento che Anna aveva un debito consistente a causa delle richieste di anticipo di contante, il figlio iniziò a preoccuparsi molto. Messa davanti al confronto, Anna obiettò con rabbia che veniva trattata come una bambina e accusò il figlio di volersi accaparrare il suo denaro. Rifiutandosi inizialmente di cercare un trattamento, Anna ruppe i contatti con il figlio. Dopo che il contratto d'affitto venne interrotto a causa della sua incapacità di pagare il dovuto, acconsentì a frequentare gli incontri dell'associazione Giocatori Anonimi. Successivamente, venne curata sia per i problemi con il gioco che per la depressione e acconsentì che fosse il figlio a gestire il suo denaro; ridusse e, alla fine, estinse il suo debito con il supporto di un consulente e ricostruì una rete di legami sociali intorno ad attività non d'azzardo.

La ricerca ha mostrato in maniera continuativa che l'opportunità gioca un ruolo importante nella diffusione del gioco d'azzardo e, per estensione, sulla prevalenza del gioco d'azzardo problematico e patologico. L'accresciuta disponibilità di lotterie sponsorizzate dallo stato e la proliferazione di casinò ha influenzato persone di ogni età. Dal momento che i pensionati hanno più tempo a disposizione per intraprendere attività di gioco d'azzardo, le loro occasioni per giocare sono aumentate in maniera marcata (McNeill e Burke 2002). In aggiunta, gli stati che hanno un alto numero di pensionati (per esempio, Florida, Arizona) hanno visto un aumento nella disponibilità delle attività d'azzardo e molti sono stati gli incentivi a giocare diretti specificamente alla fascia di popolazione di età avanzata (corse gratuite sui mezzi pubblici, pasti scontati). Infine, molte strutture socio-assistenziali offrono attività d'azzardo (quali bingo o gite giornaliere al casinò) come mezzo per facilitare la socializzazione. Questa aumentata opportunità di giocare d'azzardo può mettere gli anziani in una posizione di maggiore rischio per lo sviluppo di problematiche associate.

Quando gli adulti invecchiano, spesso sperimentano la perdita dei ruoli sociali tradizionali legati con l'essere genitori, avere un impiego e persino essere sposati (McNeilly e Burke 2002; Pavalko 2002). La perdita dell'identità sociale, unita al fatto che spesso i figli non vivono nelle vicinanze, può portare a sentimenti di isolamento sociale, noia e persino depressione e ansia. Questi sentimenti, a loro volta, possono aumentare il rischio per gli anziani di sviluppare problemi di gioco. Le attività di gioco d'azzardo possono aiutare ad alleviare sentimenti negativi fornendo una stimolazione sensoriale divertente, una possibilità di socializzazione e quella di sfuggire ai problemi e ai sentimenti quotidiani (McNeilly e Burke 2000, 2001, 2002; Pavalko 2002), nonostante non vi siano evidenze dirette che mostrano che la depressione geriatrica porti al gioco d'azzardo (Grant et al. 2001).

In aggiunta, nonostante gli anziani possano sperimentare restrizioni nel tipo di attività fisiche che possono intraprendere (per esempio, a causa di declino fisico o mentale), i ritrovi per il gioco d'azzardo sono accessibili ai disabili e molte forme di gioco d'azzardo (come le *slot machine*) sono forme relativamente passive di intrattenimento che richiedono un minimo di capacità cognitiva (McNeilly e Burke 2002). Questa facilità di accesso è causa di preoccupazione, in particolare perché le *slot machine* sembrano essere favorite dai giocatori di casinò più anziani (Grant et al. 2001) e una parte della ricerca ha mostrato che le progressione alla dipendenza è particolarmente veloce tra i giocatori che prediligono questa forma di gioco (Breen e Zimmerman 2002).

Un ultimo possibile fattore di rischio relativamente unico nei pazienti anziani – ma che richiede ulteriore indagine – è il declino fisico e mentale associato a patologie come il morbo di Parkinson e la demenza. Molti studi su casi hanno messo in evidenza come pazienti trattati per morbo di Parkinson sviluppassero dipendenza dal gioco d'azzardo concomitante con l'inizio della terapia pro-dopaminergica (Gschwandtner et al. 2001; Molina et al. 2000; Seedat et al. 2000). Cambiamenti nella neurobiologia del cervello associati con il normale invecchiamento, che sono implicati nei comportamenti di dipendenza, potrebbero essere una spiegazione per la riduzione dell'attività di gioco d'azzardo negli anziani rispetto ai giovani. Il gioco d'azzardo potrebbe anche aumentare la funzione dopaminergica negli anziani e, quindi, essere maggiormente rinforzato negli anziani che hanno, in maniera naturale, livelli più bassi di dopamina. La portata in cui la funzione dopaminergica è associata con il gioco d'azzardo problematico e patologico nell'arco della vita giustifica indagini dirette.

È improbabile che individui con forme avanzate di demenza possano intraprendere attività di gioco d'azzardo. Tuttavia, forme precoci di demenza e altri tipi di declino cognitivo potrebbero mettere gli anziani in condizioni di maggior rischio per problemi legati al gioco d'azzardo riducendo la loro capacità di soppesare i rischi, danneggiando i ricordi di perdite passate o l'abilità di identificare legami causa-effetto o, ancora, determinando un tipo di pensiero paranoico o magico che può influenzare il comportamento da gioco d'azzardo (Grant et al. 2001). Per esempio, sono stati riportati aneddoti di eccessiva partecipazione a lotterie tra i pazienti con demenza cognitiva (Mendez et al. 2000). Non è probabile che tale aspetto sia un importante fattore di rischio nella popolazione anziana, ma necessita, comunque, di ulteriori indagini.

6.2
Accesso ai giochi d'azzardo

Nel censimento del 2000 (U.S. Census Bureau 2001) gli adulti al di sopra dei 65 anni costituivano il 12,4% della popolazione degli Stati Uniti: ci si aspetta che questo segmento continui a crescere con il progressivo invecchiamento della popolazione e con l'aumento dell'aspettativa di vita. Con il proliferare dei siti per il gioco d'azzardo gli americani, inclusi gli anziani, hanno avuto una possibilità di accesso maggiore e più comoda a diversi tipi di gioco d'azzardo. Nonostante i tassi di gioco d'azzardo siano decisamente più bassi tra gli anziani rispetto ai giovani (Mok e Hraba 1991; National Opinion Research Center 1999; Pavalko 2002), l'aumento nell'accesso ha trovato un corrispettivo nell'aumento dei tassi di diffusione in tutti i gruppi di età. Indagini condotte negli anni '70 indicano – tra gli anziani – tassi di partecipazione al gioco d'azzardo relativamente bassi; per esempio, nel 1975 solo il 23% delle persone sopra i 65 anni riportava di aver giocato nell'anno precedente, a confronto con il 60-73% di coloro che appartenevano a fasce più basse di età. Nel 1998, lo scarto era notevolmente diminuito: i tassi di gioco d'azzardo dell'anno precedente erano pari a 50% tra quelli che si posizionavano al di sopra dei 65 anni, a confronto con il 64-67% di soggetti in fasce di età più bassa (National Opinion Research Center 1999). Inoltre, tra gli americani più anziani è probabile che l'adesione al gioco d'azzardo continui a crescere nel momento in cui i giovani giocatori invecchiano e l'accesso al gioco d'azzardo aumenta insieme all'accettazione sociale del gioco come attività ricreativa.

6.3
Schemi di comportamento nel gioco d'azzardo

In generale, l'età cronologica è associata in maniera inversamente proporzionale alla prevalenza di gioco d'azzardo (Mok e Hraba 1991). La limitata ricerca sui giocatori anziani indica che le persone al di sopra dei 65 anni si differenziano dai giovani nella motivazione che porta a giocare, nei giochi preferiti e nella frequenza.

6.3.1
Ragioni per il gioco d'azzardo

Sia i giovani adulti che gli anziani giocano d'azzardo per una vasta gamma di ragioni. Tuttavia, le ricerche hanno mostrato come gli anziani siano generalmente più propensi dei giovani a lasciarsi andare al gioco d'azzardo per liberarsi dalla noia, essere attivi o intraprendere un'attività sociale (McNeilly e Burke 2000, 2001); costoro tendono a riportare meno, come ragioni del gioco, il voler fare soldi, la ricerca di eccitazione e gli incentivi offerti dai luoghi dove si gioca (Tarras et al. 2000). I dati provenienti dal GIBS non mostrano differenze sostanziali tra giocatori giovani e anziani riguardo alle motivazioni al gioco (Desai et al., in press) e almeno uno degli studi di *marketing* che hanno classificato i giocatori di casinò in sottotipi basati sulla motivazione non ha riscontrato differenze sulla base dell'età (Park et al. 2002). Le motivazioni al gioco d'azzardo, tuttavia, possono differire in maniera sostanziale nei diversi tipi di gioco preferito e i campioni derivati dalle indagini che hanno incluso vari siti per il gioco potrebbero essere stati troppo piccoli per rilevare differenze sostanziali. Per esempio, uno studio ha messo a confronto un gruppo di anziani reclutati in un quartiere con altri che rappresentavano un campione di giocatori di casinò: è stato rilevato che i clienti del casinò erano meno propensi a descrivere il gioco d'azzardo come un mezzo di socializzazione (McNeilly e Burke 2000). Un altro studio condotto sugli ospiti di una casa di cura, tuttavia, evidenziava come giocare al bingo scommettendo denaro fosse l'attività sociale più comune (McNeilly e Burke 2001).

6.3.2
Tipi di gioco preferito

Vi sono alcune evidenze sullo spostamento nelle motivazioni al gioco d'azzardo nelle varie fasce di età: tali slittamenti potrebbero essere riflessi nelle preferenze per i tipi di gioco (Mok e Hraba 1991). Per esempio, si è ipotizzato che gli anziani sono attratti da giochi meno competitivi quali il bingo, le lotterie e le *slot machine* poiché giocano più per divertimento che per guadagno o per battere i loro avversari. L'evidenza di questa ipotesi è però in qualche modo controversa e di scarso valore. Uno studio ha mostrato come la diminuzione della prevalenza del comportamento d'azzardo nelle varie fasce di età fosse molto diminuita dopo aver corretto i dati sulla base dei tipi di gioco (Mok e Hraba 1991). Questo studio ha rilevato anche che i partecipanti anziani preferivano le lotterie e il bingo e si concentravano su un numero inferiore di giochi rispetto ai giocatori più giovani. In maniera simile, gli studi sui clienti dei casinò hanno indicato che gli anziani preferiscono le *slot machine* ai più competitivi giochi di carte (Tarras et al. 2000). Tuttavia, il GIBS non ha trovato differenze tra partecipanti giovani e anziani rispetto alle forme preferite di gioco d'azzardo raggruppate per tipologia (per esempio, strategico o non strategico) o ambiente (casinò e non casinò) (Desai et al., in press). Andrebbe rilevato che non è stata condotta alcuna ricerca sugli schemi di gioco d'azzardo nell'arco della vita e i dati trasversali presentati qui potrebbero essere pesantemente condizionati da effetti dovuti al tempo quali mortalità selettiva del campione e recente insorgenza del comportamento d'azzardo. La ricerca futura dovrebbe esplorare come gli schemi di gioco d'azzardo cambino negli individui durante il corso della vita.

6.3.3
Frequenza del gioco d'azzardo

Vi è accordo sul fatto che i giocatori anziani si differenziano da quelli più giovani per la frequenza di gioco, in particolar modo tra quelli che giocano al bingo e quelli che frequentano i casinò. Una parte notevole dei clienti dei casinò, durante i giorni feriali e nelle fasce di orario lavorativo, sono pensionati anziani che rappresentano una vasta porzione degli introiti dei casinò stessi (Gosker 1999). In aggiunta, gli anziani sono stati presi di mira dalle campagne pubblicitarie delle lotterie (Unger 1999); le case di riposo hanno introdotto il bingo e altri giochi come attività di socializzazione per gli anziani (McNeilly e Burke 2001) e i casinò offrono sconti considerevoli e incentivi centrati in maniera specifica sugli anziani (Higgins 2001). La ricerca indica che tra gli anziani che giocano d'azzardo, la frequenza del gioco è più alta che tra i giocatori più giovani. Per esempio, i dati del GIBS indicano come i giocatori più anziani avessero una probabilità tre volte maggiore, rispetto ai giocatori più giovani, di giocare quotidianamente e una probabilità doppia di giocare d'azzardo da una a tre volte alla settimana (Desai et al., in press). In un'indagine condotta in una casa di riposo, il 23% degli intervistati ha riportato di prendere parte al bingo organizzato in loco più di una volta alla settimana e il 16% ha riportato di fare una gita a un casinò almeno una volta al mese (McNeilly e Burke 2001). Mettendo a confronto anziani reclutati in siti per il gioco d'azzardo (casinò e bingo) con anziani reclutati nella comunità, McNeilly e Burke (2000) hanno trovato che i frequentatori di casinò e simili presentavano più probabilità di riportare di aver preso parte a diversi giochi d'azzardo almeno una volta alla settimana.

Queste frequenze più alte sono probabilmente spiegate da due fattori: un aumento nella disponibilità di tempo libero e la diminuzione nelle responsabilità di tipo economico (per esempio, il mantenimento dei figli) nella fase più avanzata della vita, che potrebbe risultare in una disponibilità economica relativamente maggiore. Tuttavia, quale che sia la ragione, queste frequenze più alte sono una causa potenziale di preoccupazione in quanto potrebbero far presagire tassi elevati di gioco d'azzardo problematico e patologico tra gli anziani.

6.3.4
Correlati di salute del gioco d'azzardo

L'impatto del gioco d'azzardo, che sia ricreativo o patologico, è comunque poco esaminato nella popolazione anziana. Le prime ricerche hanno suggerito che il gioco d'azzardo aumentava l'autostima degli anziani (Campbell 1976) consentendo loro di partecipare più pienamente a una società che tendeva a tenerli nascosti e ad escluderli dalle attività quotidiane. Dati recenti, provenienti dallo studio GIBS, hanno trovato che i giocatori anziani riportavano una migliore percezione soggettiva di salute dei loro pari che non giocavano (Desai et al., in press), suggerendo che la partecipazione ad attività di gioco d'azzardo potrebbe conferire alcuni limitati benefici in termini di salute se praticata in maniera responsabile.

Tuttavia, questi dati – derivanti da studi trasversali – potrebbero essere particolarmente influenzati da errori di selezione nel campione, in base ai quali non è il gioco d'azzardo che migliora la salute ma sono gli anziani che godono di migliore salute a giocare d'azzardo.

Alcuni effetti sulla salute potrebbero essere peculiari degli anziani, in particolar modo di quelli che frequentano i casinò. In primo luogo, effetti negativi sulla salute potrebbero essere associati allo stare seduti per lunghi periodi, spesso in ambienti pieni di fumo, mangiando meno frequentemente del normale e con la partecipazione a giochi che aumentano la frequenza cardiaca e i livelli di eccitazione. Nonostante nessuno di questi fattori sembrerebbe particolarmente correlato in qualità di causa di preoccupazione immediata nel caso di giocatori giovani, la preoccupazione sorge in maniera considerevole per i giocatori anziani che potrebbero avere problemi di diabete, cardiaci o circolatori.

In secondo luogo, le conseguenze sulla salute di grosse perdite di denaro potrebbero essere più gravi per gli anziani, i quali hanno limitate capacità di rifarsi di queste perdite attraverso il lavoro. Gravi perdite finanziarie potrebbero essere associate a un'insufficiente gestione delle cure mediche a causa dell'impossibilità di acquistare farmaci, della perdita della propria indipendenza per l'incapacità di vivere con mezzi inferiori o dell'aumento dell'isolamento sociale dovuto a prestiti di soldi o rapporti familiari tesi dovuti al gioco d'azzardo. Tuttavia, non vi sono dati che valutano direttamente queste ipotesi e sarebbero giustificate ulteriori ricerche.

Terzo, le donne anziane potrebbero essere particolarmente a rischio di sviluppo di problemi, di salute e non, associati al gioco d'azzardo. Le donne costituiscono, infatti, la maggior parte della popolazione anziana a seguito della più elevata aspettativa di vita e tale proporzione è probabile che continui ad aumentare. Le donne anziane potrebbero essere ancora più a rischio per problemi di salute in quanto hanno redditi ancora più bassi degli uomini anziani, hanno maggiori probabilità di essere vedove – e quindi socialmente isolate – e anche di essere affette da malattie croniche quali diabete e ipertensione. Le donne di tutte le età potrebbero essere dunque più vulnerabili degli uomini: in base al fenomeno del telescopio, iniziano a giocare d'azzardo ad un'età più avanzata ma sviluppano problematiche legate al gioco d'azzardo più velocemente rispetto agli uomini (Grant et al. 2001; Potenza et al. 2001; Tavares et al. 2001).

6.4
Valutazione e trattamento del gioco d'azzardo patologico

I pazienti anziani che presentano problemi legati al gioco d'azzardo o un quadro di gioco d'azzardo patologico (GAP) presentano meno probabilità di essere identificati da un punto di vista clinico per diverse ragioni. In primo luogo, la maggior parte delle persone con GAP, a prescindere dall'età, non richiede un trattamento e le persone anziane è ancora meno probabile che lo facciano. La maggior parte degli studi sui giocatori con problemi che seguono un trattamento riportano età medie intorno ai 40 anni, suggerendo che i giocatori più anziani sono meno propensi a cercare un trattamento specifico per il gioco d'azzardo.

Invece di cercare trattamento specializzato, i pazienti con problemi di gioco d'azzardo tendono a presentarsi dai medici di base lamentando disturbi psicosomatici quali mal di schiena, depressione, ansia o problemi legati allo stress (McCown e Chamberlain 2000; Pavalko 2002; Stewart e Oslin 2001). Negli anziani potrebbe essere più difficile rilevare problemi sottostanti legati al gioco d'azzardo soprattutto in un contesto di medicina di base: costoro, per natura, sperimentano un numero maggiore di mali generici e dolori fisici (McCown e Chamberlain 2000; Stewart e Oslin 2001). In aggiunta, i medici di base spesso non sono molto competenti nell'identificare disturbi psichiatrici e da uso da sostanze, in particolar modo nella popolazione anziana (Stewart e Oslin 2001); questa tendenza si estende, probabilmente, alle problematiche legate al gioco d'azzardo (McCown e Chamberlain 2000).

Terzo, gli anziani potrebbero, per diverse ragioni, riportare una quantità inferiore di problemi legati al gioco d'azzardo anche quando interrogati. Costoro potrebbero riconoscere, come disturbo, più la depressione o la dipendenza da alcol e, quindi, minimizzare la loro sintomatologia (Sirey et al. 2001a, 2001b). Lo stesso potrebbe essere vero per problemi associati al gioco d'azzardo quali lo stress dovuto a grosse perdite o le tensioni familiari dovute a richieste eccessive di prestiti di denaro. In aggiunta, un esagerato senso di indipendenza, o il bisogno di mantenere la limitata indipendenza ancora conservata, potrebbe spingere in direzione di una maggiore resistenza verso il riconoscimento di certi sintomi quali la pressione economica o la perturbazione delle relazioni familiari (Pavalko 2002). Inoltre, un precoce declino cognitivo potrebbe interagire con il normale decorso del GAP nel creare un'impressione ancora più distorta della relazione causa-effetto: nonostante la maggior parte dei giocatori patologici riconoscano il gioco d'azzardo come un effetto, non una causa, delle loro difficoltà, i giocatori patologici anziani potrebbero avere un senso ancora più distorto delle cause del loro comportamento e dell'effetto che questo ha sulle altre persone (Pavalko 2002).

Non è stato sviluppato un trattamento per il GAP mirato in maniera specifica per pazienti anziani. In generale, le indicazioni terapeutiche includono modelli di riabilitazione psicosociale, possibilmente in combinazione con la terapia farmacologica, molti dei quali sono stati sottoposti a valutazioni di efficacia. Tuttavia, alcune di queste indicazioni possono essere difficili da implementare con i pazienti anziani. Una raccomandazione è quella che i pazienti evitino gli stimoli al gioco e la frequentazione di altri giocatori e che trovino attività di intrattenimento adatte a sostituire il gioco d'azzardo (Blaszczynski e Silove 1995). Questa opzione potrebbe risultare particolarmente problematica nel caso degli anziani, i quali potrebbero avere sviluppato un'elaborata struttura sociale intorno al gioco d'azzardo. Gli anziani spesso hanno meno legami sociali (LaVeist et al. 1997; Thompson e Heller 1990) e chiedere a un paziente di spezzare questi legami e di cercare di sostituirli potrebbe essere più impegnativo per questa fascia di età. Inoltre, se le attività sociali erano tradizionalmente molto legate al gioco d'azzardo, trovare un'attività sostitutiva adatta potrebbe essere difficile, in particolare in un quadro di capacità fisiche e cognitive limitate.

Una seconda raccomandazione è quella di trattare i sintomi depressivi e ansiosi che si manifestano durante il percorso di recupero con farmaci adatti (Blaszczynski e Silove 1995). Anche questo potrebbe essere più impegnativo con soggetti anziani rispetto a quelli giovani, in quanto i primi potrebbero essere più resistenti al tipo di farmaci adatti (Chiam 1994) e potrebbero anche già assumere altri farmaci che avrebbero interazioni negative con i farmaci psicotropi. Una terza raccomandazione è che convinzioni, atteggiamenti e aspettative errate nei confronti del gioco d'azzardo debbano essere messi in dubbio e corretti (Blaszczynski e Silove 1995). Nei pazienti più anziani con capacità cognitive diminuite o sintomi precoci di morbo di Alzheimer, o affetti da paranoia, potrebbe essere difficile mettere in discussione certe convinzioni (Mendez et al. 2000; Unger 1999). Infine, molti clinici suggeriscono che frequentare gli incontri della Giocatori Anonimi, indipendentemente o in associazione ad altri tipi di trattamento, sia importante, nonostante questa posizione non sia sostenuta in maniera universale (Blaszczynski e Silove 1995; Pavalko 2002). Tuttavia, i pazienti anziani con limitata capacità di procurarsi mezzi di trasporto potrebbero avere difficoltà a frequentare gli incontri, anche se una frequenza migliore è stata riscontrata in pazienti anziani, probabilmente a causa della noia e della maggiore disponibilità di tempo libero (Grant et al. 2001).

Nonostante diversi trattamenti farmacologici si siano dimostrati promettenti, non vi sono prove di chiara superiorità di un farmaco rispetto ad altri (Grant et al. 2003). La maggior parte degli studi clinici non ha separato gli effetti terapeutici sulla base dell'età e ci sono scarse evidenze che questi effetti sarebbero diversi per età diverse, mantenendo altre variabili alla pari (per esempio, gli effetti di interazione dei farmaci). Tuttavia, i ricercatori che nel futuro fossero impegnati negli studi clinici dovranno esplorare gli effetti specifici nell'arco di età. Inoltre, alcuni studi su casi clinici riportano che potrebbero esistere diverse sensibilità verso i farmaci dopaminergici, cosa che potrebbe giocare un ruolo nel trattamento di pazienti anziani con GAP. Ricerche ulteriori potrebbero esplorare gli effetti benefici di tali farmaci su questa fascia di età.

6.5
Conclusione

Il gioco d'azzardo tra gli anziani è aumentato in maniera drammatica negli ultimi decenni e gli anziani costituiscono un obiettivo primario per il mercato dell'industria del gioco d'azzardo. Questa combinazione rende le persone anziane a rischio potenzialmente più alto per lo sviluppo di problemi legati al gioco d'azzardo. Nonostante questo tipo di problematiche diminuiscano generalmente con l'avanzare dell'età, tali differenze potrebbero diminuire con il passare del tempo. Infatti, siccome il gioco d'azzardo diventa socialmente più accettabile e ampiamente disponibile, è probabile che i tassi di prevalenza tra gli anziani aumentino in maniera sostanziale. I giocatori anziani hanno anche diversi schemi di comportamento legato al gioco d'azzardo rispetto ai giovani adulti e queste differenze potrebbero avere implicazioni sulla salute e sul benessere dei giocatori anziani. Nonostante il quadro sia meno diffuso che in pazienti più giovani, gli anziani con GAP potrebbero presentare alcune peculiari difficoltà legate al trattamento come risultato dell'età stessa, di fattori di comorbidità e di atteggiamento nei confronti degli interventi di salute mentale.

Bibliografia

American Psychiatric Association: Diagnostic and Statistical Manual of Mental Disorders, 4th Edition. Washington, DC, American Psychiatric Association, 1994

Blaszczynski A, Silove D: Cognitive and behavioral therapies for pathological gambling. J Gambl Stud 11:195–220, 1995

Breen RB, Zimmerman M: Rapid onset of pathological gambling in machine gamblers. J Gambl Stud 18:31–43, 2002

Campbell FF: The future of gambling. The Futurist, April 1, 1976, pp 84–90

Chiam PC: Depression of old age. Singapore Med J 35:404–406, 1994

Custer RL: Profile of the pathological gambler. J Clin Psychiatry 45:35–38, 1984

Desai RA, Maciejewski PK, Dausey DJ, et al: Health correlates of recreational gambling in older adults. Am J Psychiatry (in press)

Gosker E: The marketing of gambling to the elderly. Elder Law Journal 7:184–216, 1999

Grant JE, Kim SW, Brown E: Characteristics of geriatric patients seeking medication treatment for pathologic gambling disorder. J Geriatr Psychiatry Neurol 14:125–129, 2001

Grant JE, Kim SW, Potenza MN: Advances in the pharmacological treatment of pathological gambling. J Gambl Stud 19:85–109, 2003

Gschwandtner U, Aston J, Renaud S, et al: Pathologic gambling in patients with Parkinson's disease. Clin Neuropharmacol 24:170–172, 2001

Higgins J: A comprehensive policy analysis of and recommendations for senior center gambling trips. J Aging Soc Policy 12:73–91, 2001

LaVeist TA, Sellers RM, Brown KA, et al: Extreme social isolation, use of community-based senior support services, and mortality among African American elderly women. Am J Community Psychol 25:721–732, 1997

McCown WG, Chamberlain LL: Best Possible Odds: Contemporary Treatment Strategies for Gambling Disorders. New York, Wiley, 2000

McNeilly DP, Burke WJ: Late life gambling: the attitudes and behaviors of older adults. J Gambl Stud 16:393–415, 2000

McNeilly DP, Burke WJ: Gambling as a social activity of older adults. Int J Aging Hum Dev 52:19–28, 2001

McNeilly DP, Burke WJ: Disposable time and disposable income: problem casino gambling behavior in older adults. Journal of Clinical Geropsychology 8:75–85, 2002

Mendez MF, Bronstein YL, Christine DL: Excessive sweepstakes participation by persons with dementia. J Am Geriatr Soc 48:855–856, 2000

Mok WP, Hraba J: Age and gambling behavior: a declining and shifting pattern of participation. J Gambl Stud 7:313–335, 1991

Molina JA, Sainz-Artiga MJ, Fraile A, et al: Pathologic gambling in Parkinson's disease: a behavioral manifestation of pharmacologic treatment? Mov Disord 15:869–872, 2000

National Opinion Research Center: Gambling Impact and Behavior Study: Report to the National Gambling Impact Study Commission. Chicago, IL, National Opinion Research Center at the University of Chicago, 1999. Available at: http://www.norc.uchicago.edu/new/gamb-fin.htm. Accessed December 13, 2003.

Park M, Yang X, Lee B, et al: Segmenting casino gamblers by involvement profiles: a Colorado example. Tourism Management 23:55–65, 2002

Pavalko RM: Problem gambling among older people, in Treating Alcohol and Drug Abuse in the Elderly. Edited by Gurnack AM, Atkinson RM, Osgood NJ. New York, Springer, 2002, pp 190–213

Potenza MN, Steinberg MA, McLaughlin SD, et al: Gender-related differences in the characteristics of problem gamblers using a gambling helpline. Am J Psychiatry 158:1500–1505, 2001

Seedat S, Kesler S, Niehaus DJH, et al: Pathological gambling behaviour: emergence secondary to treatment of Parkinson's disease with dopaminergic agents. Depress Anxiety 11:185–186, 2000

Sirey JA, Bruce ML, Alexopoulos GS, et al: Perceived stigma as a predictor of treatment discontinuation in young and older outpatients with depression. Am J Psychiatry 158:479–481, 2001a

Sirey JA, Bruce ML, Alexopoulos GS, et al: Stigma as a barrier to recovery: perceived stigma and patient-rated severity of illness as predictors of antidepressant drug adherence. Psychiatr Serv 52:1615–1620, 2001b

Stewart D, Oslin DW: Recognition and treatment of late-life addictions in medical settings. Journal of Clinical Geropsychology 7:145–158, 2001

Tarras J, Singh AJ, Moufakkir O: The profile and motivations of elderly women gamblers. Gaming Research and Review Journal 5:33–46, 2000

Tavares H, Zilberman ML, Beites FJ, et al: Gender differences in gambling progression. J Gambl Stud 17:151–159, 2001

Thompson MG, Heller K: Facets of support related to well-being: quantitative social isolation and perceived family support in a sample of elderly women. Psychol Aging 5:535–544, 1990

Unger BL: Deceptive Mail: Consumers' Problems Appear Substantial. Washington, DC, U.S. General Accounting Office, 1999, pp 1–22

U.S. Census Bureau: Resident Population Estimates of the United States by Age and Sex: April 1, 1990 to July 1, 1999, With Short-Term Projection to November 1, 2000. Washington, DC, U.S. Census Bureau, 2001. Available at: http://eire.census.gov/popest/archives/national/nation2/intfile2-1.txt. Accessed December 13, 2003.

Differenze di genere

7

J.E. Grant, S.W. Kim

L'idea dell'esistenza di differenze significative tra uomini e donne nei vari aspetti del gioco d'azzardo patologico (GAP) è un argomento che ha ricevuto crescente attenzione negli ultimi 5 anni. Nonostante il GAP sia considerato principalmente un problema maschile, la recente concentrazione sul GAP nelle donne ha portato l'attenzione su importanti differenze di genere nei campi dell'epidemiologia, della fenomenologia, della comorbidità psichiatrica e della biologia. Queste differenze hanno importanti implicazioni sui trattamenti. In questo capitolo, le scoperte che riguardano le differenze di genere sono passate in rassegna all'interno del contesto clinico.

Caso 1

Michael, un uomo di 29 anni, aveva cominciato a giocare d'azzardo insieme al padre all'età di 15 anni. Il padre lo aveva iniziato al poker e l'aveva incoraggiato a scommettere sugli eventi sportivi. Michael iniziò gradualmente a giocare a poker con gli amici per soldi. Nonostante occasionalmente non avesse denaro per attività extra-curriculari a causa del gioco d'azzardo, giocare non gli aveva causato problemi significativi fino all'età di 24 anni. A quel tempo, Michael iniziò a frequentare i casinò. Riportava che il suo impulso a giocare d'azzardo era spesso elicitato dalla pubblicità dei casinò della zona e da fantasie di vincere larghe somme di denaro.

Persino con un'impegnativa carriera in contabilità, Michael giocava a *blackjack* circa tre sere alla settimana. Sempre con l'intenzione di passare due o tre ore al casino, la maggior parte delle volte Michael giocava a *blackjack* per 8-10 ore ogni sera. Inoltre, iniziò a scommettere maggiori quantità di denaro e ad avere problemi di lavoro a causa del gioco d'azzardo perché era troppo stanco per essere stato fino a tardi al casinò o perché era troppo preoccupato da pensieri pressoché costanti di rivincere il denaro perso: questa preoccupazione fece diminuire l'attenzione nei confronti dei suoi compiti professionali, cosa che venne notata da colleghi e datore di lavoro.

Anche la sua famiglia ne soffrì. Nonostante avesse promesso a sé e alla moglie che si sarebbe ricordato e sarebbe stato disponibile per le ricorrenze familiari, Michael solitamente preferiva il gioco d'azzardo alle attività familiari per poi mentire alla moglie su dove si trovava. L'inganno portò a sensi di colpa e tensioni nella coppia. Con la paura di imminente divorzio e disoccupazione, Michael cercò aiuto per il gioco d'azzardo.

Caso 2

Susan iniziò a giocare d'azzardo solo all'età di 48 anni. Si ricorda la prima volta che andò ad un casinò. Alcuni amici l'avevano invitata ad unirsi a loro per la cena e un po' di intrattenimento. Lei e gli amici iniziarono ad andare al casinò due volte al mese. Susan cominciò giocando qualche monetina alle *slot machine* ma, dal momento che quelle vincite divenivano sempre meno eccitanti, nei due anni successivi scoprì che solo le macchine a cui si giocava un dollaro producevano un brivido di ebbrezza.

Nell'arco dei due anni dall'inizio della frequentazione dei casinò, Susan sentì di avere un problema e non voleva più recarsi al casinò con gli amici. Li trovava un'eccessiva distrazione e riportava che non prendevano seriamente il gioco d'azzardo. Invece, iniziò ad andare da sola, il che le permetteva anche di andarvi più frequentemente e starvi per più tempo.

Susan riportava che il suo interesse per il gioco era spesso determinato dal suo umore. Se era ansiosa a causa del lavoro o depressa o si sentiva sola per problemi coniugali, Susan sceglieva di andare al casinò. Infatti, quando lo stress sul lavoro raggiungeva i picchi massimi, spesso decideva di uscire prima. A causa delle sue frequenti assenze, Susan alla fine perse il lavoro. Il suo matrimonio finì in un divorzio poiché aveva evitato di raccontare al marito i suoi problemi fino a che la situazione non era caduta al di fuori del controllo.

Tuttavia, quando l'umore era buono e l'ansia minima, Susan sentiva di poter controllare i suoi problemi e che non c'era motivo di chiedere un trattamento. Lasciato così, senza essere curato, il comportamento tornava con la stessa velocità con cui se ne era andato. Seppur con riluttanza, Susan cercò un aiuto sotto la pressione di un'amica.

7.1
Epidemiologia

7.1.1
Popolazione generale

Una recente meta-analisi della letteratura ha concluso che 2,2 milioni di adulti (1,6%) nel Nord America presentano un quadro di GAP, con un'aggiunta di 5,3 milioni di adulti (3,9%) a rischio di sviluppare il disturbo (Shaffer et al. 1999). Negli studi epidemiologici, le donne rappresentano circa il 32% dei giocatori patologici negli Stati Uniti (Cunningham-Williams et al. 1998; National Gambling Impact Study Commission 1999; Shaffer et al. 1999; Volberg 1994).

Questi risultati riflettono in maniera accurata la portata del GAP tra le donne? Al contrario, i tassi di prevalenza potrebbero essere associati con le norme sociali che influenzano il comportamento da gioco d'azzardo. Prima dell'aumento dell'accessibilità a casinò e lotterie, le opzioni di gioco d'azzardo includevano – principalmente – le sfere a prevalenza maschile di sport, carte e corse (Ladd e Petry 2002). Di conseguenza, era verosimilmente meno probabile che le donne potessero sviluppare problemi legati al gioco d'azzardo di quanto potrebbe accadere oggigiorno e un fenomeno di coorte potrebbe essere riflesso nei risultati degli studi epidemiologici. Dal momento che le donne più giovani sono esposte a forme più disponibili di gioco d'azzardo, la percentuale di femmine con GAP potrebbe avvicinarsi a quella degli uomini o equipararla.

7.1.2
Popolazione clinica

Il rapporto di genere nella popolazione clinica suggerisce una percentuale più alta di donne che richiedono trattamento per il GAP rispetto a quanto riscontrato nella popolazione generale. Sono stati pubblicati sette studi in doppio-cieco (Blanco et al. 2002; Grant et al. 2003; Haller e Hinterhuber 1994; Hollander et al. 1992, 2000; Kim et al. 2001, 2002), cinque studi aperti o in cieco semplice (Hollander et al. 1998; Kim e Grant 2001a; Pallanti et al. 2002a, 2002b; Zimmerman et al. 2002) e due studi di casi (Crockford e el-Guebaly 1998; Moskowitz 1980) sugli interventi farmacologici. Questi studi hanno complessivamente arruolato 308 soggetti, di cui 129 (41,9%) erano femmine – una percentuale più alta di quanto è stato trovato negli studi epidemiologici. Questi risultati sono simili a quelli relativi ad altri disturbi mentali e riflettono un'apparente tendenza, per le donne, di cercare maggiormente un trattamento nell'area della salute mentale rispetto a quanto fanno gli uomini.

La percentuale più alta di donne riscontrata negli studi clinici potrebbe non riflettere ancora in maniera adeguata la portata dei problemi legati al gioco d'azzardo tra le donne. Nonostante non ne siano mai state esaminate in maniera rigorosa le ragioni, vi è stata per lungo tempo la convinzione che le donne fossero rappresentate in maniera insufficiente nei programmi di trattamento (Mark e Lesieur 1992). In parte, questi dati potrebbero riflettere la minore volontà delle giocatrici femmine di cercare trattamento per i problemi di gioco (Grant e Kim 2002; Ladd e Petry 2002). La letteratura sul trattamento dell'alcol suggerisce che le donne hanno barriere genere-specifiche per l'accesso al trattamento, tra cui la mancanza di fondi, la cura e la custodia dei figli e la difficoltà ad avere mezzi di trasporto (Brady e Randall 1999). È tuttora sconosciuto se simili barriere esistano tra le giocatrici d'azzardo patologiche. Un'altra spiegazione derivata dalla letteratura sul trattamento dell'alcolismo è quella che le donne potrebbero cercare aiuto dopo un grave episodio, mentre gli uomini lo fanno dopo un periodo di maggiore cronicità (Ladd e Petry 2002). Non è ancora chiaro se alcune donne non hanno cercato un intervento semplicemente perché non hanno ancora "toccato il fondo", ma le diverse motivazioni per la richiesta di cura potrebbero fornire indizi per comprendere il rapporto di genere nei campioni clinici. Questo potrebbe essere influenzato anche dall'età. L'età della popolazione clinica, negli studi farmacologici, potrebbe avere alterato i numeri portandoli ad essere vicini a un rapporto uomini-donne sovrapponibile. L'età media approssimativa dei soggetti in questi studi era 40-45 anni. Due studi su giocatori d'azzardo anziani hanno mostrato una più alta percentuale di donne che cercano cure e nelle fasce di età più avanzate (Grant et al. 2001; Petry et al. 2002). Le due vignette cliniche riportate all'inizio del capitolo illustrano che le donne tendono ad iniziare a giocare d'azzardo più tardi e, quindi, l'età del campione può influenzare il rapporto tra generi. Nei contesti clinici le donne – in particolare di mezza età o anziane – dovrebbero essere valutate per verificare la presenza di GAP perché potrebbe essere più comune di quanto stimato precedentemente.

7.2
Fenomenologia

7.2.1
Decorso della malattia

I casi presentati sopra riflettono molte delle differenze caratteristiche tra giocatori d'azzardo, uomini e donne. Forse il dato più attendibile in letteratura è che il decorso della malattia sembra essere diverso nelle donne. L'intervallo tra quando iniziano a giocare d'azzardo e il momento in cui viene riconosciuta la presenza di un problema sembra essere più corto nel caso delle donne (Grant e Kim 2002; Ibáñez et al. 2003; Ladd e Petry 2002; Martins et al. 2002; Potenza et al. 2001; Tavares et al. 2001). Questo sviluppo accelerato della dipendenza nelle donne – il cosiddetto effetto telescopio – è stato documentato per altre forme di dipendenza quali il disturbo da uso di alcol e la dipendenza da oppiacei (Brady e Randall 1999; Randall et al. 1999).

7.2.2
Fattori scatenanti

È anche più probabile che le giocatrici patologiche riportino di dedicarsi al gioco come mezzo di fuga da situazioni di vita stressanti o insoddisfacenti o da stati di depressione, mentre gli uomini spesso riportano che la spinta al gioco è indipendente dal loro stato emotivo (Grant e Kim 2002; Ladd e Petry 2002; Potenza et al. 2001; Trevorrow e Moore 1998). Nonostante alcuni studi abbiano trovato che le donne con GAP presentano alti tassi di disturbi dell'umore che potrebbero spiegare la spinta al gioco d'azzardo (Ibáñez et al. 2003), livelli simili sono stati riscontrati anche in campioni di uomini con GAP (Black e Moyer 1998). Pure le condizioni sociali potrebbero spiegare il perché gli stati emotivi siano una spinta di maggior rilievo per le donne. Ladd e Petry (2002) hanno suggerito che l'ambiente familiare potrebbe essere più instabile, stressante e non supportivo per le donne con GAP.

Lo stato emotivo che le giocatrici patologiche riportano come fattore scatenante sembra essere correlato con il tipo di gioco d'azzardo prediletto dalle donne. Nonostante la scelta dell'attività d'azzardo dipenda dalla disponibilità, le donne sembrano privilegiare – e sviluppare problematiche rispetto a – forme non strategiche di gioco d'azzardo quali il bingo e le *slot machine* (Grant e Kim 2002; Potenza et al. 2001; Tavares et al. 2001). Le forme non strategiche di gioco d'azzardo potrebbero essere più orientate alla fuga, mentre le forme di gioco d'azzardo strategico preferite dagli uomini potrebbero essere più orientate all'azione (per esempio, le scommesse sportive o il *blackjack*) (Potenza et al. 2001). Inoltre, il gioco d'azzardo orientato all'azione potrebbe anche riflettere un più alto livello di ricerca di sensazioni forti nei giocatori patologici (Blaszczynski et al. 1997; Vitaro et al. 1997).

Nonostante le donne spesso descrivano stati emotivi intensi come spinta al comportamento di gioco d'azzardo, in molti casi non sono presenti i criteri diagnostici per un disturbo dell'umore. Tuttavia, queste donne potrebbero avere sintomi sub-clinici che le predispongono a giocare d'azzardo. Per questo motivo, è importante – da un punto di vista clinico – non solo indagare la possibile presenza di depressione e ansia ma anche la situazione emotiva in cui la donna si trova quando gioca d'azzardo. La letteratura sul trattamento dell'alcol suggerisce che le donne potrebbero necessitare di maggiore assistenza nell'identificare alternative al bere per affrontare gli stati d'animo negativi (Rubin et al. 1996). Potrebbe essere utile far tenere alle pazienti un diario che riporti l'umore e il comportamento di gioco in modo da evidenziare possibili legami tra questi fattori e identificare momenti ad alto rischio. Se gli stimoli emotivi per il gioco d'azzardo non vengono identificati, il trattamento potrebbe non risultare centrato sulla causa del GAP.

7.2.3
Comorbidità

La ricerca ha ripetutamente riportato che i soggetti con GAP presentano disturbi dell'umore (60-76%) (Linden et al. 1986; McCormick et al. 1984; Roy et al. 1998), di ansia (16-40%) (Crockford e el-Guebaly 1998; Ibáñez et al. 2001) e da uso da sostanze (33-63%) (Black e Moyer 1998; Grant et al. 2002). In termini di differenze di genere nella comorbidità, uno studio ha evidenziato che gli uomini con GAP hanno maggiori probabilità di presentare un concomitante disturbo da uso di alcol, mentre la comorbidità – per le donne – era più rilevante con disturbi dell'umore (Ibáñez et al. 2001). I tassi più alti di comorbidità con disturbi dell'umore tra le donne con GAP potrebbero anche spiegare il maggior numero di suicidi riportati tra le donne con questi disturbi (Potenza et al. 2001). Potenza e colleghi (2001) hanno anche rilevato come fosse più probabile che i giocatori maschi riportassero problemi con l'uso di droghe. Coerentemente con questi risultati, Ladd e Petry (2002) hanno trovato che i giocatori maschi più facilmente erano già stati in trattamento per abuso di sostanze rispetto alle donne.

Altri aspetti della comorbidità sono stati segnalati con minor frequenza in letteratura. Per esempio, uno studio ha trovato che le giocatrici donne verosimilmente riportavano stati di ansia dovuti al gioco d'azzardo (Potenza et al. 2001). Tuttavia, non sono state riscontrate differenze di genere al punteggio della *Hamilton Anxiety Scale* (Grant et al. 2003). Inoltre, non vi sono prove che le giocatrici presentino tassi più elevati di disturbi d'ansia – secondo una diagnosi categoriale – rispetto ai giocatori uomini (Ibáñez et al. 2003).

Nel rivedere in maniera critica le differenze di genere nella comorbidità con il GAP, i medici devono tenere a mente quelle relative ai disturbi psichiatrici della popolazione generale. Le indagini epidemiologiche indicano come nella popolazione generale i disturbi dell'umore siano più comuni tra le donne (Kessler et al. 1994), mentre l'alcolismo è più comune tra gli uomini (Helzer et al. 1991). Quindi, è possibile che le differenze di genere rispetto alla comorbidità nei giocatori patologici riflettano le differenze di genere riscontrate nei disturbi psichiatrici così come sono diffusi nella popolazione generale.

7.2.4
Problemi dovuti al gioco d'azzardo

I problemi che emergono dal comportamento di gioco d'azzardo potrebbero distinguersi in base al genere. Nonostante i problemi legali tendano ad essere piuttosto comuni nei pazienti con GAP (Grant e Kim 2001), studi recenti hanno esaminato i comportamenti illegali nei giocatori riportando risultati incongruenti. Per esempio, uno studio evidenziava come gli uomini con GAP riportassero un maggiore coinvolgimento in attività illegali (Ladd e Petry 2002). Tuttavia, uno studio separato ha trovato tassi simili di ammissione di coinvolgimento in attività illegali legate al gioco d'azzardo nei giocatori e nelle giocatrici (21,4% di donne e 22,3% di uomini) (Potenza et al. 2000). Anche altri due studi hanno rilevato che non vi erano differenze nel comportamento illegale basate sul genere (Grant e Kim 2001; Ibáñez et al. 2003). Infine, due studi hanno evidenziato come i giocatori maschi più verosimilmente riportassero comportamenti illegali finiti in un arresto (Ladd e Petry 2002; Potenza et al. 2001).

Nonostante alcuni studi abbiano indicato che le donne con GAP hanno problemi economici dovuti al gioco d'azzardo con maggiore probabilità (Potenza et al. 2001), alti livelli di questo tipo di problematica sono stati riscontrati sia negli uomini che nelle donne (Grant e Kim 2001; Ibáñez et al. 2003; Potenza et al. 2001). In particolare, la maggior parte degli uomini e delle donne con GAP riportano problemi con le società di credito conseguenti al gioco d'azzardo (Grant e Kim 2001; Potenza et al. 2001) e, approssimativamente, un quarto di entrambi i gruppi ha dichiarato bancarotta a seguito di debiti di gioco (Grant e Kim 2001). In aggiunta, Ibáñez e colleghi (2003) hanno trovato che gli uomini presentavano maggiori probabilità di conseguenze negative sul rapporto coniugale di quanto accadesse per le donne.

7.2.5
Differenze di personalità

Nonostante il numero dei disturbi della personalità non sembri differire tra uomini e donne con GAP (Ibáñez et al. 2003), il genere potrebbe influenzare le caratteristiche di personalità dei giocatori patologici. Tuttavia, non è ancora chiaro quanto i giocatori – uomini e donne – possano differire rispetto ai tratti della personalità. Uno studio ha trovato che i giocatori patologici riportano un maggiore livello di ricerca di sensazioni ed impulsività rispetto ai controlli; questi tratti non si differenziavano in uomini e donne con GAP (Kim e Grant 2001b). Un altro studio, utilizzando una scala diversa per la misurazione dei tratti di personalità, ha evidenziato come gli uomini con GAP fossero maggiormente alla ricerca di sensazioni forti e più propensi a sperimentare nuove situazioni (Ibáñez et al. 2003). Con solo due studi che hanno utilizzato strumenti di valutazione diversi, è ancora prematuro commentare in maniera significativa le differenze di personalità in uomini e donne con GAP e risultano necessari altri dati di ulteriori ricerche.

7.3
Ereditarietà

Gli studi di genetica comportamentale possono offrire stime su quanto la genetica – *versus* l'ambiente – contribuisca a favorire specifici comportamenti e condizioni mettendo a confronto la concordanza delle caratteristiche tra coppie di gemelli monozigoti e dizigoti. In uno studio condotto su gemelli maschi, fattori familiari (sia genetici che ambientali) spiegavano il 56-62% della presenza di GAP. I tassi di prevalenza, nell'arco della vita, del GAP erano pari a 22,6% per i gemelli monozigoti e a 9,8% per i gemelli dizigoti (Eisen et al. 1998).

Un secondo studio condotto solo su gemelli maschi ha esaminato l'associazione tra GAP e alcolismo (Slutske et al. 2000) evidenziando che il 12-20% della variabilità genetica per il rischio di GAP era condivisa sia dal GAP che dall'alcolismo. Inoltre, i fattori genetici spiegavano il 64% della sovrapposizione tra questi due disturbi. Lo studio ha anche trovato che il 3-8% della variazione ambientale non condivisa era comune ad entrambe le condizioni. Nella stessa coorte, è stato anche rilevato che la co-occorrenza di GAP e disturbo da comportamento antisociale era statisticamente significativa e che era almeno parzialmente dovuta ad una comune vulnerabilità genetica (Slutske et al. 2001).

Dal momento che questi studi hanno incluso solo giocatori patologici di sesso maschile, non è chiaro come tali risultati potrebbero essere applicati alle giocatrici. Tuttavia, uno studio ha dato qualche suggerimento sulle differenze nella componente genetica con la scoperta che il numero di parenti di primo grado con disturbi da uso di alcol era ugualmente alto tra uomini e donne con GAP (Grant e Kim 2001).

Altre differenze genetiche sono state esaminate. In uno studio è stata trovata un'associazione potenzialmente significativa tra GAP nelle donne e gene del recettore dopaminergico D_4 (DRD4) che porta ad una diminuzione dell'efficienza del funzionamento di questo particolare recettore della dopamina (Perez de Castro et al. 1997). Inoltre, il circuito serotoninergico è implicato nel GAP ed è stata scoperta una possibile associazione tra il polimorfismo del DNA nel gene A delle monoaminoossidasi e un sotto-gruppo di maschi con GAP grave (Ibáñez et al. 2000). Un altro risultato relativo al ruolo della serotonina riguarda il fatto che gli uomini con GAP potrebbero avere, più frequentemente, una variante meno funzionale del polimorfismo del gene trasportatore della serotonina (Perez de Castro et al. 1999). Tali risultati suggeriscono un contributo dei fattori genetici nella fisiopatologia del GAP e anche che questi potrebbero differenziarsi in base al genere. Ulteriori studi sono necessari in relazione alle differenze genetiche tra uomini e donne con GAP.

7.4
Accesso e responsività al trattamento

Poca ricerca sistematica è stata condotta sulla risposta genere-specifica ai trattamenti. Tuttavia, supponendo che sia gli uomini che le donne con GAP cerchino trattamento, sembrano esserci poche differenze nella risposta alla terapia. Solo 4 dei 12 studi sulla farmacoterapia citati sopra (Paragrafo 7.1.2, "Popolazione clinica") hanno incluso analisi degli esiti basati sul genere. Gli studi sugli antidepressivi nefazodone e paroxetina e dell'antagonista degli oppioidi naltrexone non hanno evidenziato nessuna differenza di genere nella risposta alla terapia (Grant et al. 2003; Kim et al. 2001, 2002; Pallanti et al. 2002a). In un solo studio sperimentale (che includeva l'inibitore selettivo della ricaptazione della serotonina, fluvoxamina) si è rivelato che gli uomini rispondevano significativamente meglio al trattamento dei controlli che ricevevano un placebo (Blanco et al. 2002). Nessuno dei due studi sulla terapia cognitivo-comportamentale ha valutato la risposta terapeutica in base al genere (Ladouceur et al. 2001; Sylvain et al. 1997). In relazione a quanto pubblicato sinora, gli studi avevano un potere statistico limitato per rilevare differenze di genere nella risposta terapeutica, e ciò a causa della numerosità relativamente esigua dei campioni. Studi futuri in grado di coinvolgere campioni più ampi forniranno una visione ulteriore rispetto ai trattamenti ottimali per uomini e donne con GAP.

7.5
Implicazioni terapeutiche

Una migliore comprensione delle differenze di genere nella risposta al trattamento potrebbe facilitare lo sviluppo di strategie di prevenzione e terapia più efficaci. Per esempio, dal momento che le donne progrediscono più velocemente in un quadro di GAP rispetto agli uomini, la terapia dovrebbe iniziare prima per le donne, in maniera ideale ai primi segni di dipendenza da gioco d'azzardo. Le differenze di generi sulle spinte al gioco hanno implicazioni terapeutiche. Un trattamento appropriato per le donne dovrebbe colpire i sintomi dell'area dell'umore (inclusi quelli che non soddisfano i criteri per un disturbo dell'umore sull'Asse I) e dovrebbe affrontare gli aspetti problematici dell'ambiente domestico. Viceversa, il trattamento ottimale per gli uomini potrebbe essere una terapia cognitivo-comportamentale "su misura" per l'ampia gamma di comportamenti legati alla ricerca di sensazioni. Inoltre, la comorbidità dell'alcolismo negli uomini con GAP potrebbe richiedere una terapia più intensiva, perché questi pazienti sono verosimilmente più esposti a un indebolimento funzionale e a diagnosi peggiori rispetto a chi presenta una sola delle due condizioni (Bukstein et al. 1989).

7.6
Conclusione

Sulla base della ricerca recente, sta emergendo un maggiore apprezzamento delle differenze di genere nei giocatori patologici. Le donne tendono ad iniziare a giocare d'azzardo più tardi nell'arco della vita, ma sembrano sviluppare un quadro di GAP con una maggiore velocità. Le donne potrebbero utilizzare il gioco d'azzardo come auto-medicazione per i disturbi dell'umore, mentre per gli uomini una maggiore componente di ricerca di sensazioni o di competizione sarebbe predominante. È più probabile che gli uomini presentino un quadro di comorbidità con l'alcolismo. Nel complesso, uomini e donne sembrano rispondere ugualmente bene sia alla terapia farmacologica che alla psicoterapia, anche se sono stati condotti pochi studi clinici di vasta portata sul GAP che potrebbero permettere una valutazione diretta delle differenze di genere.

Quest'ultime presentano importanti implicazioni terapeutiche. L'effetto telescopio, nelle donne, suggerisce il bisogno di interventi precoci dopo l'insorgenza del gioco d'azzardo e un maggiore sospetto verso la presenza di problemi legati al gioco d'azzardo in quelle di mezza età e anziane. In maniera simile, i dati suggeriscono che gli sforzi di prevenzione e intervento dovrebbero essere "su misura" per le fasce di età più giovani, in cui si riscontra un numero sproporzionatamente alto di giocatori problematici e patologici di sesso maschile. Le barriere per l'accesso alla terapia legate al genere dovrebbero essere affrontate nelle varie fasce di età per incoraggiare un maggior numero di giocatori patologici a cercare, intraprendere e beneficiare della terapia. La comorbidità, in particolare con l'alcolismo negli uomini con GAP, potrebbe richiedere interventi più intensivi. Il confronto tra uomini e donne con GAP promette di essere fruttuoso in termini di miglioramento degli esiti clinici per entrambi i generi.

Bibliografia

Black DW, Moyer T: Clinical features and psychiatric comorbidity of subjects with pathological gambling behavior. Psychiatr Serv 49:1434–1439, 1998

Blanco C, Petkova E, Ibáñez A, et al: A pilot placebo-controlled study of fluvoxamine for pathological gambling. Ann Clin Psychiatry 14:9–15, 2002

Blaszczynski A, Steel Z, McConaghy N: Impulsivity in pathological gambling: the antisocial impulsivist. Addiction 92:75–87, 1997

Brady KT, Randall CL: Gender differences in substance use disorders. Psychiatr Clin North Am 22:241–252, 1999

Bukstein OG, Brent DA, Kaminer Y: Comorbidity of substance abuse and other psychiatric disorders in adolescents. Am J Psychiatry 146:1131–1141, 1989

Crockford DN, el-Guebaly N: Psychiatric comorbidity in pathological gambling: a critical review. Can J Psychiatry 43:43–50, 1998

Cunningham-Williams RM, Cottler LB, Compton WM III, et al: Taking chances: problem gamblers and mental health disorders—results from the St. Louis Epidemiologic Catchment Area Study. Am J Public Health 88:1093–1096, 1998

Eisen SA, Lin N, Lyons MJ, et al: Familial influences on gambling behavior: an analysis of 3359 twin pairs. Addiction 93:1375–1384, 1998

Grant JE, Kim SW: Demographic and clinical features of 131 adult pathological gamblers. J Clin Psychiatry 62:957–962, 2001

Grant JE, Kim SW: Gender differences in pathological gamblers seeking medication treatment. Compr Psychiatry 43:56–62, 2002

Grant JE, Kim SW, Brown E: Characteristics of geriatric patients seeking medication treatment for pathologic gambling disorder. J Geriatr Psychiatry Neurol 14:125–129, 2001

Grant JE, Kushner MG, Kim SW: Pathological gambling and alcohol use disorder. Alcohol Res Health 26:143–150, 2002

Grant JE, Kim SW, Potenza MN, et al: Paroxetine treatment of pathological gambling: a multi-center randomized controlled trial. Int Clin Psychopharmacol 18:243–249, 2003

Haller R, Hinterhuber H: Treatment of pathological gambling with carbamazepine (letter). Pharmacopsychiatry 27:129, 1994

Helzer JE, Burnam A, McEvoy LT: Alcohol abuse and dependence, in Psychiatric Disorders in America: The Epidemiologic Catchment Area Study. Edited by Robins LN, Regier DA. New York, Free Press, 1991, pp 81–115

Hollander E, Frenkel M, DeCaria C, et al: Treatment of pathological gambling with clomipramine (letter). Am J Psychiatry 149:710–711, 1992

Hollander E, DeCaria CM, Mari E, et al: Short-term, single-blind fluvoxamine treatment of pathological gambling. Am J Psychiatry 155:1781–1783, 1998

Hollander E, DeCaria CM, Finkell JN, et al: A randomized double-blind fluvoxamine/placebo crossover trial in pathologic gambling. Biol Psychiatry 47:813–817, 2000

Ibáñez A, de Castro IP, Fernandez-Piqueras J, et al: Pathological gambling and DNA polymorphic markers at MAO-A and MAO-B genes. Mol Psychiatry 5:105–109, 2000

Ibáñez A, Blanco C, Donahue E, et al: Psychiatric comorbidity in pathological gamblers seeking treatment. Am J Psychiatry 158:1733–1735, 2001

Ibáñez A, Blanco C, Moreyra P, et al: Gender differences in pathological gambling. J Clin Psychiatry 64:295–301, 2003

Kessler RC, McGonagle KA, Zhao S, et al: Lifetime and 12-month prevalence of DSM-III-R psychiatric disorders in the United States: results from the National Comorbidity Survey. Arch Gen Psychiatry 51:8–19, 1994

Kim SW, Grant JE: An open naltrexone treatment study of pathological gambling disorder. Int Clin Psychopharmacol 16:285–289, 2001a

Kim SW, Grant JE: Personality dimensions in pathological gambling disorder and obsessive-compulsive disorder. Psychiatry Res 104:205–212, 2001b

Kim SW, Grant JE, Adson DE, et al: Double-blind naltrexone and placebo comparison study in the treatment of pathological gambling. Biol Psychiatry 49:914–921, 2001

Kim SW, Grant JE, Adson DE, et al: A double-blind, placebo-controlled study of the efficacy and safety of paroxetine in the treatment of pathological gambling disorder. J Clin Psychiatry 63:501–507, 2002

Ladd GT, Petry NM: Gender differences among pathological gamblers seeking treatment. Exp Clin Psychopharmacol 10:302–309, 2002

Ladouceur R, Sylvain C, Boutin C, et al: Cognitive treatment of pathological gambling. J Nerv Ment Dis 189:774–780, 2001

Linden RD, Pope HG Jr, Jonas JM: Pathological gambling and major affective disorder: preliminary findings. J Clin Psychiatry 47:201–203, 1986

Mark ME, Lesieur HR: A feminist critique of problem gambling research. Br J Addiction 87:549–565, 1992

Martins SS, Lobo DS, Tavares H, et al: Pathological gambling in women: a review. Rev Hosp Clin Fac Med Sao Paulo 57:235–242, 2002

McCormick RA, Russo AM, Ramirez LF, et al: Affective disorders among pathological gamblers seeking treatment. Am J Psychiatry 141:215–218, 1984

Moskowitz JA: Lithium and lady luck: use of lithium carbonate in compulsive gambling. NY State J Med 80:785–788, 1980

National Gambling Impact Study Commission: National Gambling Impact Study Commission Final Report. Washington, DC, National Gambling Impact Study Commission, 1999. Available at: http://govinfo.library.unt.edu/ngisc/reports/fullrpt.html. Accessed December 14, 2003.

Pallanti S, Baldini Rossi N, Sood E, et al: Nefazodone treatment of pathological gambling: a prospective open-label controlled trial. J Clin Psychiatry 63:1034–1039, 2002a

Pallanti S, Quercioli L, Sood E, et al: Lithium and valproate treatment of pathological gambling: a randomized single-blind study. J Clin Psychiatry 63:559–564, 2002b

Perez de Castro I, Ibáñez A, Torres P, et al: Genetic association study between pathological gambling and a functional DNA polymorphism at the D4 receptor gene. Pharmacogenetics 7:345–348, 1997

Perez de Castro I, Ibáñez A, Saiz-Ruiz J, et al: Genetic contribution to pathological gambling: possible association between a functional DNA polymorphism at the serotonin transporter gene (5-HTT) and affected men. Pharmacogenetics 9:397–400, 1999

Petry NM: A comparison of young, middle-aged, and older adult treatmentseeking gamblers. The Gerontologist 42:92–99, 2002

Potenza MN, Steinberg MA, McLaughlin SD, et al: Illegal behaviors in problem gambling: analysis of data from a gambling helpline. J Am Acad Psychiatry Law 28:389–403, 2000

Potenza MN, Steinberg MA, McLaughlin SD, et al: Gender-related differences in the characteristics of problem gamblers using a gambling helpline. Am J Psychiatry 158:1500–1505, 2001

Randall CL, Roberts JS, Del Boca FK, et al: Telescoping of landmark events associated with drinking: a gender comparison. J Stud Alcohol 60:252–260, 1999

Roy A, Adinoff B, Roehrich L, et al: Pathological gambling: a psychobiological study. Arch Gen Psychiatry 45:369–373, 1988

Rubin A, Stout RL, Longabaugh R: Gender differences in relapse situations. Addiction 91 (suppl):111–120, 1996

Shaffer HJ, Hall MN, Vander Bilt J: Estimating the prevalence of disordered gambling behavior in the United States and Canada: a research synthesis. Am J Public Health 89:1369–1376, 1999

Slutske WS, Eisen S, True WR, et al: Common genetic vulnerability for pathological gambling and alcohol dependence in men. Arch Gen Psychiatry 57:666–673, 2000

Slutske WS, Eisen S, Xian H, et al: A twin study of the association between pathological gambling and antisocial personality disorder. J Abnorm Psychol 110:297–308, 2001

Sylvain C, Ladouceur R, Boisvert JM: Cognitive and behavioral treatment of pathological gambling: a controlled study. J Consult Clin Psychol 65:727–732, 1997

Tavares H, Zilberman ML, Beites FJ, et al: Gender differences in gambling progression. J Gambl Stud 17:151–159, 2001

Trevorrow K, Moore S: The association between loneliness, social isolation, and women's electronic gaming machine gambling. J Gambl Stud 14:263–284, 1998

Vitaro F, Arseneault L, Trenblay RE: Dispositional predictors of problem gambling in male adolescents. Am J Psychiatry 154:1769–1770, 1997

Volberg RA: The prevalence and demographics of pathological gamblers: implications for public health. Am J Public Health 84:237–241, 1994

Zimmerman M, Breen RB, Posternak MA: An open-label study of citalopram in the treatment of pathological gambling. J Clin Psychiatry 63:44–48, 2002

Parte III
Eziologia

Approccio comportamentale

8

K. Abrams, M.G. Kushner

In questo capitolo verranno esplorate le teorie comportamentali, cognitive e temperamentali sull'eziologia del gioco d'azzardo patologico (GAP). Alcuni autori, nell'ambito delle prospettive comportamentali e di quelle dell'apprendimento sociale, si sono concentrati sul ruolo del rinforzo diretto e vicario nello sviluppo e nel mantenimento delle attività di gioco d'azzardo. Gli autori, appartenenti alla corrente cognitiva, si sono invece focalizzati sugli errori di elaborazione delle informazioni che amplificano le stime soggettive di probabilità di vincita o che promuovono altrimenti la persistenza del gioco d'azzardo. È stata anche postulata l'importanza di tratti temperamentali – quali impulsività, ricerca di sensazioni, nevroticismo ed estroversione, così come di tratti di personalità antisociale – nello sviluppo del GAP. A seguito di una rilevante revisione della letteratura per ciascuna di queste prospettive, concluderemo considerando le associazioni tra modelli psicologici e sistemi neurobiologici che sono ritenuti collegati al GAP.

8.1
Condizionamento operante

8.1.1
Schemi di rinforzo positivo

Il termine *rinforzo positivo* si riferisce all'introduzione di una conseguenza positiva, edonistica, che rinforza una risposta precedente. Dal punto di vista del condizionamento operante, il rapporto variabile di vincite e perdite intrinseco al gioco d'azzardo determina una formula particolarmente patogena. Il fondamentale stimolo rinforzante del gioco d'azzardo è la vincita di denaro. In ambito sperimentale, si è visto che il rinforzo di tipo intermittente (vale a dire, la vincita di denaro sulla base di un imprevedibile rapporto variabile) descrive uno schema di rinforzo particolarmente resistente all'estinzione, anche in assenza di ulteriore rinforzo. Inoltre, McCown e Chamberlain (2000) hanno osservato come l'estinzione possa essere un processo molto lento nel gioco d'azzardo perché sia la frequenza che la grandezza del rinforzo possono variare nel tempo.

Alcuni studiosi hanno postulato che, in aggiunta al denaro, vi sia una serie di rinforzi a disposizione dei giocatori che potrebbero agire come stimoli per iniziare e perpetuare l'attività d'azzardo (Hayano 1982; Ocean e Smith 1993), tra cui rinforzi di tipo sociale (per esempio, l'interazione con gli operatori e con altri giocatori), materiali (le bevande e altri beni e servizi offerti ai giocatori), ambientali (la vasta gamma di stimoli visivi e uditivi presenti in molti casinò), cognitivi ("colpi mancati" per poco, ovvero perdere un'importante vincita per una sola carta di differenza) e, persino, rinforzi legati all'attivazione fisiologica.

Un'altra idea relativa al condizionamento operante include l'importanza delle grandi vincite (definite solitamente come somme che superano lo stipendio annuale o che superano enormemente le aspettative) in una fase iniziale della carriera di giocatore. Due studi retrospettivi hanno trovato che un numero sproporzionato di giocatori patologici riporta di aver sperimentato vincite cospicue nei primi tempi di attività (Snyder 1978; Walker 1992). Un altro studio ha mostrato come tra i giocatori che avevano lo stesso numero complessivo di vincite, quelli che le avevano sperimentate più precocemente si percepivano più di successo e giocavano per periodi di tempo più lunghi (Coventry e Norman, 1997).

8.1.2
Schemi di rinforzo negativo

La teoria basata sul *rinforzo negativo* (vale a dire, la rimozione di uno stimolo punitivo) ipotizza che iniziare un comportamento senza portarlo a termine porta a uno stato di attivazione sgradevole (McConaghy 1980). In riferimento al gioco d'azzardo, questo implicherebbe che un giocatore abituale – che abbia iniziato a giocare ma non ancora accumulato vincite significative (cioè, "portato a termine" l'azione) – potrebbe continuare a scommettere per sentirsi sollevato dall'attivazione avversa. Va sottolineato che questa teoria presenta caratteristiche in comune con la teoria della riduzione degli impulsi e potrebbe spiegare come mai l'attività di gioco d'azzardo continui all'interno di una stessa sessione nonostante le continue perdite.

In un altro modello basato sul rinforzo negativo, Jacobs (1986) sostiene che le forme di dipendenza in generale (e il gioco d'azzardo in particolare) potrebbero consentire agli individui che sono cronicamente sovra-stimolati o sotto-stimolati di raggiungere un livello ottimale di attivazione. In una sperimentazione di questa teoria, i ricercatori hanno valutato tratti di personalità, schemi di attivazione e motivazione al gioco d'azzardo in 12 giocatori patologici dediti al gioco al video-poker e 13 scommettitori di corse (Cocco et al. 1995). Gli autori hanno individuato che chi scommetteva alle corse aveva punteggi più alti, rispetto ai giocatori di video-poker, alle scale di propensione alla noia e ricerca di sensazioni e preferiva livelli più elevati di attivazione fisiologica. I ricercatori hanno concluso che questi giocatori preferivano le corse di cavalli come ambiente per il gioco d'azzardo in quanto veniva richiesto un qualche livello di abilità e che scommettevano per aumentare lo stato di eccitazione e attivazione ai livelli maggiormente auspicati.

I giocatori di video-poker dello studio menzionato sopra erano più ansiosi e preferivano livelli più bassi di attivazione. Attraverso il restringimento dell'attenzione, il gioco d'azzardo può garantire a queste persone l'opportunità di distrarsi da una serie di problemi quotidiani e, quindi, di sfuggire a livelli scomodamente alti di attivazione fisiologica (Lopez Viets e Miller 1997). Questi giocatori sembravano avere ridimensionato gli elevati livelli residui di attivazione dirigendoli dalla "partecipazione a un gioco" (attribuzione di un basso livello di stress) alla "ricerca di una vincita in denaro" (attribuzione di un alto livello di stress), giustificando in questo modo la propria attività d'azzardo tramite un rinforzo negativo (cioè, attraverso uno stimolo liberatorio).

Un ultimo schema di rinforzo negativo è basato sul modello di "auto-medicazione". Una serie di studi hanno evidenziato tassi elevati di depressione e disturbi d'ansia nei giocatori patologici (Blaszczynski e McConaghy 1989). La prevalenza, nell'arco della vita, dei disturbi dell'umore nei giocatori patologici può arrivare al 60% e la percentuale di disturbi d'ansia può raggiungere il 40% (Black e Moyer 1998). Gli individui depressi o ansiosi potrebbero giocare d'azzardo per distrarsi da situazioni di vita stressanti e da pensieri sgradevoli. Le persone depresse o ansiose potrebbero anche vedere le vincite al gioco d'azzardo come mezzo per un significativo sollievo dai sintomi e le perdite come contrattempi relativamente minori (Sharpe 2002). Paradossalmente, i problemi che risultano direttamente dal gioco d'azzardo (disagio economico, problemi relazionali, attività criminale) potrebbero a loro volta portare a giocare ancora di più in un tentativo fuorviato di gestione dei sintomi (Sharpe 2002).

8.1.3
Apprendimento vicario

La teoria dell'apprendimento sociale asserisce che gli individui hanno una propensione a imitare i comportamenti che osservano e che sono seguiti da un rinforzo. Quindi, gli individui che osservano l'attività d'azzardo di amici, familiari, o anche modelli televisivi, hanno più probabilità di diventare loro stessi giocatori d'azzardo. È molto più probabile che ricevano l'attenzione dei media i vincitori di grosse somme alla lotteria piuttosto che i milioni di persone che perdono. Il potenziale del rinforzo vicario al gioco d'azzardo attraverso i media è maggiore rispetto a quello della punizione vicaria mediatica. Inoltre, l'informazione riguardo a grosse vincite sperimentate da altri (per esempio, vincitori di importanti somme alla lotteria o al casinò) è particolarmente saliente a confronto di quella legata a perdite al gioco. In breve, mentre perdere sembra essere un affare privato, il pubblico è bombardato da immagini di grandi vincitori che possono fungere da potenti fonti vicarie di rinforzo positivo del gioco d'azzardo.

8.2
Fattori cognitivi

Molti ricercatori hanno tracciato teorie sull'eziologia del GAP collegando errori di pensiero (o distorsioni cognitive) direttamente al comportamento di gioco (Rogers 1998; Toneatto 1999). Il modello che ne è derivato ha evidenziato una lista sostanziale di specifici errori cognitivi che si ritiene possano peggiorare, se non causare direttamente, il gioco d'azzardo problematico: 1) superstizioni (credere in oggetti o comportamenti porta-fortuna); 2) errori di interpretazione (attribuire le vincite ad abilità e le perdite alla sorte; credere erroneamente che una serie di perdite aumenti la probabilità di una successiva vincita); 3) fenomeno del telescopio temporale (aspettarsi che vincite spontanee – cioè, previste in maniera probabilistica – arriveranno più prima che poi e per se stessi piuttosto che ad altri); 4) memoria selettiva (ricordarsi delle vincite ignorando le perdite, oppure sommare le vincite senza correggerle con le cifre di denaro perse); 5) correlazioni illusorie (vale a dire, attribuire un potere causale a stimoli contestuali che sono solo incidentalmente associati con una vincita o perdita).

Molti giocatori hanno un'affinità con le scommesse a tiro lungo, anche quando il guadagno che ne deriva è estremamente basso. Daniel Kahneman e Vernon Smith (vincitori del Premio Nobel per l'economia nel 2002) asseriscono che le persone fanno scelte diverse a seconda della quantità di rischio identificata (Tversky e Kahneman 1981; McCabe e Smith 2000). Secondo la loro prospettiva, le persone evitano i rischi per assicurarsi i guadagni (anche se piccoli) ma rischierebbero (anche molto) per evitare perdite definitive. Sulla base di questi presupposti, coloro che sono focalizzati sull'evitare perdite nette ("non puoi vincere se non giochi") potrebbero essere disposti a fare scommesse apparentemente illogiche.

L'*effetto costi sommersi* è stato definito come un'aumentata volontà a venire coinvolti in attività che normalmente si eviterebbero a causa di denaro o tempo già investiti nel processo (Arkes e Ayton 1999). Per esempio, i giocatori patologici che perdono importanti somme di denaro all'inizio di una sessione di gioco potrebbero immaginare di rifarsi dell'intera cifra netta persa con un singolo cospicuo premio. Perciò, l'attività d'azzardo potrebbe continuare a causa del denaro e del tempo già impiegati verso l'obiettivo di vincere piuttosto che a seguito di una serie di decisioni razionali e indipendenti.

8.3
Tratti temperamentali

8.3.1
La personalità dipendente

Diversi autori hanno sottolineato che il GAP condivide molte caratteristiche con i disturbi da uso di sostanze (cioè di dipendenza) (Capitolo 4, "Classificazione"). Per esempio, entrambi i disturbi spesso includono forti impulsi verso una certa sostanza (*craving*) (Castellani e Rugle 1995), il bisogno che aumenti l'intensità di uno stimolo per mantenere lo stato di eccitazione ("tolleranza") (Blanco et al. 2001), un aumento di agitazione e irritabilità e una diminuzione della capacità di concentrazione sulla cessazione dell'attività ("ritiro") (Wray e Dickerson 1981).

Il GAP e l'uso di sostanze, inoltre, spesso comportano una perdita di controllo, il pensiero fisso sull'azione o sostanza e il proseguimento del coinvolgimento nell'attività a scapito delle conseguenze negative (Wray e Dickerson 1981). I fattori comuni che potrebbero inizialmente motivare all'utilizzo di sostanze o a fare scommesse includono il desiderio di sfuggire ad una realtà spiacevole o da uno spiacevole livello di attivazione (Wray e Dickerson 1981).

Alcune caratteristiche di personalità possono favorire il GAP così come altri disturbi del controllo degli impulsi quale l'abuso di sostanze. Per esempio, un eccessiva estroversione, nevroticismo e impulsività aumentano il rischio di dipendenza in generale (McCown e Chamberlain 2000). In uno studio, è stato trovato che i soggetti con forme multiple di dipendenza (gioco d'azzardo o uso di sostanze) erano più impulsivi di quelli con una sola forma di dipendenza (Vitaro et al. 1998).

I soggetti dipendenti tendono a condividere due caratteristiche: 1) livelli di attivazione cronicamente troppo alti o troppo bassi e 2) esperienze infelici durante l'infanzia che hanno portato a sentimenti di inadeguatezza, rifiuto e colpa (Jacobs 1986). I soggetti con un livello cronico di attivazione eccessivamente basso potrebbero giocare o utilizzare sostanze stimolanti per ridurre i livelli di noia. Individui costantemente sovra-eccitati potrebbero affrontare le situazioni utilizzando sostanze sedative (per esempio, l'alcol). Inoltre, Martinez-Pina e colleghi (1991) hanno riportato come gli adulti con diagnosi di GAP descrivano spesso sentimenti di inferiorità e rifiuto vissuti nell'infanzia. I giocatori problematici potrebbero avere una bassa forza dell'Io (Livingstone 1974) e dedicarsi a giochi di abilità (quali il poker) potrebbe far aumentare l'autostima creando sensazioni di successo quando l'individuo batte le statistiche o un altro giocatore e riceve, per questo, ammirazione (Lesieur 1979).

8.3.2
Impulsività

L'impulsività può essere definita come l'agire senza cautela, auto-controllo o considerazione delle conseguenze. L'impulsività di tratto potrebbe promuovere il GAP e la ricerca ha mostrato che i giocatori patologici ottengono punteggi più alti alle scale che misurano l'impulsività rispetto a chi non gioca, a chi gioca in maniera ricreativa e persino ad alcolisti e tossicodipendenti (Castellani e Rugle 1995; Steel e Blaszczynski 1998). Inoltre, l'impulsività è risultata correlata con la gravità del GAP (Steel e Blaszczynski 1998). In un campione di 248 studenti universitari maschi, quelli che tendevano a inseguire le perdite erano in media più impulsivi dei partecipanti che non lo facevano (Breen e Zuckerman 1999). Tra i maschi, l'impulsività nella prima adolescenza era un fattore predittivo di attività di gioco d'azzardo anche a distanza di diversi anni (Vitaro et al. 1997).

L'impulsività può condurre ad una perdita del controllo durante il gioco d'azzardo. Gli individui impulsivi possono essere molto responsivi al rinforzo positivo ma piuttosto insensibili alla punizione e potrebbero far fatica a immaginare conseguenze negative (Vitaro et al. 1997). Questi meccanismi del condizionamento operante potrebbero contribuire a rendere gli individui impulsivi particolarmente vulnerabili a giochi che forniscono premi in maniera rapida e intermittente (per esempio, le *slot machine*). Inoltre, gli individui impulsivi potrebbero non avere la capacità di dividere l'attenzione tra stimoli concorrenti e, di conseguenza, essere insensibili a processi cognitivi interni che indicherebbero di fermarsi (McCown e Chamberlain 2000). Quindi, l'iniziazione dell'attività d'azzardo può condurre in maniera veloce a una perdita di controllo. Due studi retrospettivi hanno evidenziato come i giocatori problematici presentassero deficit dell'attenzione più gravi e una maggiore incidenza di disturbo da deficit dell'attenzione e iperattività in età infantile rispetto ai soggetti controllo (Carlton e Manowitz 1994; Specker et al. 1995).

8.3.3
Ricerca di sensazioni

Individui che presentano alti livelli di ricerca di sensazioni perseguono esperienze nuove ed eccitanti che possono comportare un elemento di rischio fisico o sociale (Zuckerman 1979). Livelli alti di ricerca di sensazioni sono associati al gioco d'azzardo (Coventry e Brown 1993) e al GAP (Breen e Zuckerman 1999; Kuley e Jacobs 1988). I giocatori patologici presentano punteggi più alti, rispetto a chi gioca in maniera "sociale", sulle scale di disinibizione, suscettibilità alla noia e ricerca di esperienze (Dickerson et al. 1987). I soggetti con alti livelli di ricerca di sensazioni potrebbero perseguire forme di gioco d'azzardo che forniscono eccitamento e producono alti livelli di attivazione (per esempio, il gioco d'azzardo nei casinò o quello illegale) ma potrebbero evitare altre tipologie che possiedono le stesse caratteristiche (per esempio, le agenzie di scommessa) (Coventry e Brown 1993).

8.3.4
Estroversione

Le persone estroverse preferiscono passare il loro tempo con altri, in particolar modo quando si trovano in situazioni di stress, mentre gli introversi prediligono le attività solitarie (Jung 1933). I giocatori d'azzardo estroversi cercano i tavoli da gioco, mentre quelli introversi preferiscono le *slot machine* o le scommesse sportive. I recenti avanzamenti nella comprensione dei substrati biologici suggeriscono che l'introversione potrebbe essere un fattore protettivo verso il GAP, mentre l'estroversione potrebbe costituire un fattore di rischio. Per esempio, in condizioni basali gli introversi hanno le aree limbiche del cervello maggiormente attivate (per esempio, l'amigdala) e sono quindi particolarmente sensibili alla punizione (Eysenck 1983). Gli introversi sono ipersensibili alla perdita di denaro (vale a dire, alla punizione) ma sono poco sensibili alla vincita di denaro (vale a dire, il premio) (McCown e Chamberlain 2000). Al contrario, si ritiene che l'estroversione sia associata con la sensibilità agli incentivi (quindi al premio) (Carver e White 1994). Inoltre, dal momento che gli estroversi sono generalmente ben più lontani dall'avere un livello ottimale di attivazione quando sono a riposo rispetto a quanto accade agli introversi (Eysenck 1981), è più probabile che vadano alla ricerca di contesti di gioco stimolanti in modo da raggiungere un livello soddisfacente di attivazione corticale. La relazione tra estroversione e GAP, tuttavia, è complicata e mentre alcuni ricercatori riportano una relazione positiva (Bartussek et al. 1993), altri autori non hanno riscontrato simili associazioni (Malkin e Syme 1986).

8.3.5
Nevroticismo

Le persone che presentano alti livelli di nevroticismo sperimentano emozioni negative (ansia, tensione o paura) più frequentemente della norma. Le misure di nevroticismo possono essere alte nei giocatori patologici rispetto a quanto avviene per i non giocatori (Barnes e Parwani 1987; Roy et al. 1989), anche se la ricerca non ha dimostrato in maniera univoca questo dato (Carrol e Huxley 1994). Non è possibile inferire una direzione causale dagli studi di correlazione condotti poiché, teoricamente, il nevroticismo e l'attività di gioco d'azzardo possono rinforzarsi a vicenda. In uno studio prospettico che ha preso in esame tale questione, è stato trovato come, in effetti, la relazione tra nevroticismo e gioco d'azzardo fosse bidirezionale (McCown e Chamberlain 2000). Le ragioni che possono spiegare tale associazione sono state precedentemente descritte in questo capitolo, in riferimento ai modelli di rinforzo negativo.

8.3.6
Tratto di personalità antisociale

Le persone che vengono descritte come antisociali tendono a essere impulsive e con alti livelli di ricerca di sensazioni e, inoltre, ignorano le convenzioni sociali e tendono a commettere atti criminali. I profili derivanti dalla somministrazione del *Minnesota Multiphasic Personality Inventory* a giocatori patologici mostrano punteggi elevati alla scala di deviazione psicopatica (Graham e Lowenfeld 1986) che rileva tendenze di personalità antisociale. Le probabilità di personalità antisociale in soggetti che presentano problemi legati al gioco d'azzardo (vs. la popolazione normativa) vanno da 3 (Blaszczynski e McConaghy 1994) a 6 (Cunningham-Williams et al. 1998).

La direzione causale rimane non chiara nel caso del disturbo di personalità antisociale. Dal momento che i soggetti antisociali tendono a essere impulsivi, anticonformisti e avvezzi al rischio potrebbero avere una maggiore propensione al gioco d'azzardo. Viceversa, perdere denaro al gioco potrebbe incoraggiare atti antisociali quali emettere assegni scoperti e rubare (Blaszczynski et al. 1997). Alternativamente, un terzo fattore potrebbe promuovere entrambi i problemi. Studi condotti su gemelli rivelano l'esistenza di una comprovata vulnerabilità genetica al disturbo di personalità antisociale e al GAP (Slutske et al. 2001).

8.3.7
Bisogni psicogeni

I bisogni sono stati definiti come stati interni di insoddisfazione che spingono ad un'azione volta a ritrovare una condizione di soddisfazione (Murray 1938). I soggetti affetti da GAP potrebbero avere un grande bisogno di potere (McCown e Chamberlain 2000). Quando ai giocatori viene fornita una dose moderata di alcol, il gioco d'azzardo conduce a fantasie di esercitare controllo sugli altri (McCown e Chamberlain 2000). Queste fantasie potrebbero avere un ruolo di rinforzo e mettere gli individui che hanno un forte bisogno di potere più a rischio di dipendenza. In aggiunta, i giocatori patologici ottengono punteggi particolarmente elevati sui bisogni di successo, esibizione, dominanza e deferenza (Moravec e Munley 1983).

8.3.8
Propensione alla dissociazione

La dissociazione, descritta come uno stato simile alla trance, implica la separazione di processi mentali normalmente collegati. È stata considerata come un possibile fattore di rischio per la dipendenza (Jacobs 1986) e potrebbe promuovere il gioco d'azzardo, in particolare tra i giocatori di video-poker (McCown e Chamberlain 2000). McCown e Chamberlain (2000) hanno suggerito che i giocatori sono relativamente insensibili alle interruzioni durante il gioco e possono continuare a giocare ininterrottamente per lunghi periodi con una ridotta consapevolezza di stimoli ambientali, stati interni (per esempio, la fame) e del passare del tempo. I partner dei giocatori di video-poker hanno osservato che i giocatori erano più inclini alla dissociazione mentre giocavano d'azzardo rispetto a quando mangiavano o guardavano la televisione.

Tuttavia, altri studi hanno prodotto risultati contraddittori sugli stati dissociativi nei giocatori d'azzardo, forse a causa della difficoltà di misurare la dissociazione in assenza del gioco, perché gli strumenti potrebbero non rispondere della caratteristica di stato-dipendenza della dissociazione. In uno studio che esaminava le tendenze alla dissociazione di vari tipi di giocatori e alcolisti, i ricercatori hanno trovato che, benché i giocatori d'azzardo fossero più inclini alla dissociazione rispetto agli alcolisti, questo non avveniva nei giocatori di video-poker (Kofoed et al. 1997). Tuttavia, un altro studio ha mostrato che i tassi di dissociazione potrebbero non essere più alti nei soggetti con GAP rispetto a soggetti di controllo sani (Grant e Kim 2003).

8.4
Relazione delle teorie psicologiche con i sistemi neurobiologici

8.4.1
Modelli operanti

Una spiegazione sul perché non tutti i giocatori soccombono agli schemi di rinforzo intermittente che inducono il disturbo è che diversi *pattern* di vincita-perdita agli inizi dell'attività d'azzardo possono determinare traiettorie comportamentali distinte, di cui solo alcune portano a una condizione di patologia. Un'altra spiegazione è che le differenze individuali nei vincoli biologici che sottendono la sensibilità al rinforzo potrebbero regolare la risposta alle contingenze operanti inerenti il gioco d'azzardo. Per alcuni individui, il rinforzo negativo o positivo derivante dal gioco d'azzardo potrebbe avere un'influenza più decisiva sulla probabilità di giocare nel futuro. Viceversa, alcuni individui potrebbero essere più sensibili alla punizione associata con la perdita di denaro o alla vergogna sociale associata al gioco d'azzardo. La ricerca di queste variabili individuali di moderazione potrebbe alla fine migliorare la comprensione, sia psicologica che biologica, del ruolo dei processi di condizionamento operante nell'eziologia e nel mantenimento del GAP.

8.4.2
Modelli cognitivi

L'integrazione delle teorie cognitive sul GAP con i processi biologici è probabilmente meno diretta che nel caso delle teorie del condizionamento operante poiché l'interfaccia tra il pensiero cosciente, l'attività cerebrale e il comportamento autodiretto è complessa e non ancora completamente compresa. Il pensiero disturbato porta gli individui a prendere decisioni irrazionali e, sulla base di queste decisioni, a giocare a livelli patologici? Tutto al contrario, forse proprio coloro che provano l'impulso a giocare in maniera patologica sono inclini ad un pensiero confabulante e a prospettive in linea con il loro comportamento. Vi sono dati che supportano l'idea di una direzione causale tra pensiero irrazionale e GAP: le terapie volte principalmente a modificare credenze errate sul gioco d'azzardo sono efficaci nel ridurre l'attività di GAP (Ladouceur et al. 1998). L'apparente responsività dei giocatori patologici agli interventi di tipo cognitivo, tuttavia, non dimostra in maniera inequivocabile un'eziologia di tipo cognitivo.

Un paradigma particolarmente utile per inserire le teorie cognitive all'interno di sistemi generalmente compresi come biologici è quello del modello bioinformatico basato sulla memoria. Foa e Kozak (1986) hanno proposto una teoria secondo la quale la paura è rappresentata come una rete coerente nella memoria che include informazioni relative a stimoli associati con la paura, risposte alla paura e significato soggettivo di questi stimoli e risposte. La ricerca di base sul condizionamento della paura ha supportato il ruolo della memoria nell'acquisizione e nel cambio delle risposte connesse: questi processi sono stati associati a funzioni cerebrali che implicano la sintesi di proteine nei nuclei basali e laterali dell'amigdala (Nader et al. 2000). Simili strutture della memoria, integrate con sistemi cerebrali responsabili della valutazione degli stimoli e/o del comportamento associato a bisogni (in maniera opposta a quelli associati alle reazioni alla paura), potrebbero fornire un punto di partenza nella ricerca di una spiegazione del gioco d'azzardo basata su substrati biologici in cui il pensiero gioca un ruolo centrale.

Una teoria bioinformatica del GAP fornisce la direzione per ulteriore ricerca biopsicosociale sull'eziologia del GAP (per esempio, sistemi cerebrali e processi sottostanti l'attivazione e la modificazione delle strutture di memoria associate ai bisogni) e indica anche possibilità predittive dirette sulle componenti necessarie e sufficienti ad un trattamento efficace. Quest'ultimo include: 1) l'attivazione delle strutture di memoria legate al bisogno di gioco d'azzardo; e 2) l'incorporazione di informazioni incompatibili con gli elementi patologici delle strutture mnestiche. Procedure basate sull'esposizione potrebbero essere le più efficaci tra i diversi approcci psicoterapeutici quando sono coinvolte le strutture associate alla paura (Foa e Kozak 1986). Nonostante queste procedure possano lasciare inalterate le strutture legate al bisogno che si ipotizza siano la spinta al gioco d'azzardo, esistono alcuni dati che ne supportano l'utilità (McConaghy et al. 1991). Inoltre, sulla base dell'efficacia della terapia cognitiva, attività psico-educazionali e un approccio socratico potrebbero contribuire a modificare gli elementi patologici tipici delle strutture di memoria descritte.

8.4.3
Modelli temperamentali

Alcuni individui possono avere tratti, caratteristiche o tendenze ad un certo tipo di risposta che li rendono vulnerabili ad un coinvolgimento patologico in certe tipologie di stimoli, inclusi quelli rilevanti per il GAP. Un comune processo neurobiologico potrebbe sottostare al bisogno di perseguire una serie di comportamenti appetitivi (Grant et al. 2002). Quindi, alcuni dei tratti o delle attitudini che predispongono gli individui al gioco d'azzardo (per esempio, un compromesso controllo degli impulsi) potrebbero riflettere una vulnerabilità biologica di base che include il GAP. Le prove sperimentali che supportano questa teoria sono: 1) dati provenienti da studi neurologici che mostrano l'implicazione del circuito nucleo tegmentale ventrale/nucleus accumbens/corteccia orbitale frontale come origine potenziale di un meccanismo cerebrale basato su una spinta appetitiva; 2) dati psicofarmacologici che indicano che il GAP, insieme ad una serie di disturbi legati al controllo degli impulsi, risponde agli stessi trattamenti farmacologici; e 3) dati epidemiologici che mostrano come il disturbo da GAP aumenti in maniera significativa il rischio di sviluppare altri disturbi legati al controllo degli impulsi che implicano forti spinte appetitive (per esempio, alcoldipendenza e tossicodipendenza). La prospettiva che la vulnerabilità al GAP sia associata ad uno o più tratti psicologici, che sono loro stessi manifestazione di uno specifico stato neurobiologico, riceve un sostanziale supporto indiretto.

8.5
Conclusione

I modelli psicologici forniscono un'importante prospettiva per la comprensione dell'eziologia e del mantenimento del GAP. Abbiamo cercato di offrire una panoramica delle principali teorie psicologiche che riguardano il GAP sostenendo come questi modelli siano più verosimilmente istruttivi quando vengono integrati con quanto conosciuto sui processi neurobiologici. Che si applichi un approccio dall'alto al basso o dal basso all'alto, crediamo che una prospettiva biopsicologica possa fornire il tracciato valido per il trattamento e la prevenzione del GAP.

Bibliografia

Arkes HR, Ayton P: The sunk cost and Concorde effects: are humans less rational than lower animals? Psychol Bull 125:591–600, 1999

Barnes BL, Parwani S: Personality assessment of compulsive gamblers. Indian J Clin Psychol 14:98–99, 1987

Bartussek D, Diedrich O, Naumann E, et al: Introversion-extraversion and eventrelated potential (ERP): a test of J.A. Gray's theory. Pers Individ Dif 14:565–574, 1993

Black DW, Moyer T: Clinical features and psychiatric comorbidity of subjects with pathological gambling behavior. Psychiatr Serv 49:1434–1439, 1998

Blanco C, Moreyra P, Nunes EV, et al: Pathological gambling: addiction or compulsion? Semin Clin Neuropsychol 6:167–176, 2001

Blaszczynski A, McConaghy N: Anxiety and/or depression in the pathogenesis of addictive gambling. Int J Addict 24:337–350, 1989

Blaszczynski A, McConaghy N: Antisocial personality disorder and pathological gambling. J Gambl Stud 10:129–145, 1994

Blaszczynski A, Steel Z, McConaghy N: Impulsivity in pathological gambling: the antisocial impulsivist. Addiction 92:75–87, 1997

Breen RB, Zuckerman M: 'Chasing' in gambling behavior: personality and cognitive determinants. Pers Individ Dif 27:1097–1111, 1999

Carlton PL, Manowitz P: Factors determining the severity of pathological gambling in males. J Gambl Stud 10:147–157, 1994

Carroll D, Huxley J: Cognitive, dispositional, and psychophysiological correlates of dependent slot machine gambling in young people. J Appl Soc Sci 24:1070–1083, 1994

Carver CS, White TL: Behavioral inhibition, behavioral activation, and affective responses to impending reward and punishment: the BIS/BAS scales. J Pers Soc Psychol 67:319–333, 1994

Castellani B, Rugle L: A comparison of pathological gamblers to alcoholics and cocaine misusers on impulsivity, sensation seeking, and craving. Int J Addict 30:275–289, 1995

Cocco N, Sharpe L, Blaszczynski AP: Differences in preferred level of arousal in two sub-groups of problem gamblers: a preliminary report. J Gambl Stud 11:221–229, 1995

Coventry KR, Brown RIF: Sensation seeking, gambling and gambling addictions. Addiction 88:541–554, 1993

Coventry KR, Norman AC: Arousal, sensation seeking and frequency of gambling in off-course horse racing bettors. Br J Psychol 88:671–681, 1997

Cunningham-Williams RM, Cottler LB, Compton WM III, et al: Taking chances: problem gamblers and mental health disorders—results from the St. Louis Epidemiologic Catchment Area Study. Am J Public Health 88:1093–1096, 1998

Dickerson MG, Hinchy J, Fabre J: Chasing, arousal, and sensation seeking in offcourse gamblers. Br J Addict 82:673–680, 1987

Eysenck HJ: Behavior therapy and the conditioning model of neurosis. Int J Psychol 16:343–370, 1981

Eysenck HJ: Drugs as research tools in psychology: experiments with drugs in personality research. Neuropsychobiology 10:29–43, 1983

Foa EB, Kozak MJ: Emotional processing of fear: exposure to corrective information. Psychol Bull 99:20–25, 1986

Graham JR, Lowenfeld BH: Personality dimensions of the pathological gambler. Journal of Gambling Behavior 2:58–66, 1986

Grant JE, Kim SW: Dissociative symptoms in pathological gambling. Psychopathology 36:200–203, 2003

Grant JE, Kushner MG, Kim SW: Pathological gambling and alcohol use disorder. Alcohol Res Health 26:143–150, 2002

Hayano D: Poker Faces: The Life and Work of Professional Card Players. Berkeley, CA, University of California Press, 1982

Jacobs DF: A general theory of addictions: a new theoretical model. Journal of Gambling Behavior 2:15–31, 1986

Jung C: Psychological Types. New York, Harcourt, Brace & World, 1933

Kofoed L, Morgan TJ, Buchkowski J, et al: Dissociative Experiences Scale and MMPI-2 scores in video poker gamblers, other gamblers, and alcoholic controls. J Nerv Ment Dis 185:58–60, 1997

Kuley N, Jacobs D: The relationship between dissociative-like experiences and sensation-seeking among social and problem gamblers. Journal of Gambling Behavior 4:197–207, 1988

Ladouceur R, Sylvain C, Letarte H, et al: Cognitive treatment of pathological gamblers. Behav Res Ther 36:1111–1119, 1998

Lesieur HR: The compulsive gambler's spiral of options and involvement. Psychiatry 42:79–87, 1979

Livingston J: Compulsive gamblers: a culture of losers. Psychol Today 10:51–55, 1974

Lopez Viets V, Miller W: Treatment approaches for pathological gamblers. Clin Psychol Rev 17:689–702, 1997

Malkin D, Syme G: Personality and problem gambling. Int J Addict 21:267–272, 1986

Martinez-Pina A, de Parga JLG, Vallverdu RF, et al: The Catalonia Survey: personality and intelligence structure in a sample of compulsive gamblers. J Gambl Stud 4:275–299, 1991

McCabe KA, Smith VL: A comparison of naive and sophisticated subject behavior with game theoretic predictions. Proc Natl Acad Sci USA 97:3777–3781, 2000

McConaghy N: Behavior completion mechanisms rather than primary drives maintain behavioral patterns. Act Nerv Super (Praha) 22:138–151, 1980

McConaghy N, Blaszczynski A, Frankova A: Comparison of imaginal desensitisation with other behavioural treatments of pathological gambling: a two- to nine-year follow-up. Br J Psychiatry 159:390–393, 1991

McCown WG, Chamberlain LL: Best Possible Odds: Contemporary Treatment Strategies for Gambling Disorders. New York, Wiley, 2000

Moravec JD, Munley PH: Psychological test findings on pathological gamblers. Int J Addict 18:1003–1009, 1983

Murray H: Explorations in Personality. New York, Oxford University Press, 1938

Nader K, Schafe GE, Le Doux JE: Fear memories require protein synthesis in the amygdala for reconsolidation after retrieval. Nature 406:722–726, 2000

Ocean G, Smith GJ: Social reward, conflict, and commitment: a theoretical model of gambling behavior. J Gambl Stud 9:321–329, 1993

Rogers P: The cognitive psychology of lottery gambling: a theoretical review. J Gambl Stud 14:111–134, 1998

Roy A, Custer R, Lorenz V, et al: Personality factors and pathological gambling. Acta Psychiatr Scand 80:37–39, 1989

Sharpe L: A reformulated cognitive-behavioral model of problem gambling. A biopsychosocial perspective. Clin Psychol Rev 22:1–25, 2002

Slutske WS, Eisen S, Xian H, et al: A twin study of the association between pathological gambling and antisocial personality disorder. J Abnorm Psychol 110:297–308, 2001

Snyder W: Decision-making with risk and uncertainty: the case of horse racing. Am J Psychol 91:201–209, 1978

Specker SM, Carlson GA, Christenson GA, et al: Impulse control disorders and attention deficit disorder in pathological gamblers. Ann Clin Psychiatry 7:175–179, 1995

Steel Z, Blaszczynski A: Impulsivity, personality disorders and pathological gambling severity. Addiction 93:895–905, 1998

Toneatto T: Cognitive psychopathology of problem gambling. Subst Use Misuse 34:1593–1604, 1999

Tversky A, Kahneman D: The framing of decisions and the psychology of choice. Science 211:453–458, 1981

Vitaro F, Arsenault L, Tremblay RE: Dispositional predictors of problem gambling in male adolescents. Am J Psychiatry 154:1769–1770, 1997

Vitaro F, Ferland F, Jacques C, et al: Gambling, substance use, and impulsivity during adolescence. Psychol Addict Behav 12:185–194, 1998

Walker MB: Irrational thinking among slot machine players. J Gambl Stud 8:245–261, 1992

Wray I, Dickerson MG: Cessation of high frequency gambling and "withdrawal" symptoms. Br J Addict 76:401–405, 1981

Zuckerman M: Sensation Seeking: Beyond the Optimal Level of Arousal. Hillsdale, NJ, Erlbaum, 1979

Basi biologiche del gioco d'azzardo patologico 9

K.R. Shah, M.N. Potenza, S.A. Eisen

La ricerca sull'origine biologica del gioco d'azzardo patologico si trova in uno stadio iniziale (Eber e Shaffer 2000). I dati presentati suggeriscono il coinvolgimento di più neurotrasmettitori nell'evoluzione psicopatologica del gioco d'azzardo patologico (Potenza 2001). In questo capitolo esamineremo l'esistenza di prove a supporto sia del coinvolgimento dei sistemi di produzione, alterazione e rilascio di noradrenalina (o norepinefrina), serotonina, dopamina e oppioidi sia dell'importanza dei fattori ereditari e di familiarità nello sviluppo del gioco d'azzardo patologico.

9.1
Neurobiologia

9.1.1
Meccanismi di produzione, alterazione e rilascio della serotonina

I dati maggiormente documentati in ambito neurobiologico, relativi ai disturbi del controllo degli impulsi, riguardano la serotonina (5-idrossiindolo, o 5-idrossitriptamina (5-HT) (Potenza 2001). La prova del coinvolgimento di 5-HT nello sviluppo del gioco d'azzardo patologico (Tabella 9.1) è fornita dagli studi sull'attività piastrinica delle monoaminoossidasi B (MAO-B), un marker periferico per il 5-HT (Ibáñez et al. 2002). Sono stati rilevati bassi livelli del metabolita 5-HT acido idrossiindolacetico nel fluido cerebrospinale correlati a livelli elevati di impulsività (Oreland et al. 1998) e alla ricerca di sensazioni forti (Ward et al. 1987) – o bassi livelli di attività piastrinica di MAO-B, o entrambi, in tre studi sui giocatori d'azzardo compulsivi (Blanco et al. 1996; Carrasco et al. 1994; Nordin ed Eklundh 1999). In altri due studi (Bergh et al. 1997; Roy et al. 1988), invece, tali valori non sono stati riscontrati. In due studi ulteriori, nei quali si sono registrati bassi livelli

Il gioco d'azzardo patologico. Jon E. Grant, Marc N. Potenza
© Springer-Verlag Italia 2010

Tabella 9.1 Sistemi neurotrasmettitori implicati nella fisiopatologia del gioco d'azzardo patologico

Neurotrasmettitore	Funzione proposta	Dati a supporto
Norepinefrina (NE)	*Arousal*, eccitazione	Livelli elevati di NE nell'urina e livelli elevati del metabolita NE 3–metossi,4-idrossifenilglicole (MHPG) presenti in soggetti maschi, affetti da gioco d'azzardo patologico (Roy et al. 1988, 1989b); livelli elevati di NE e MHPG nel CSF presenti in soggetti maschi, affetti da gioco d'azzardo compulsivo (Bergh et al. 1997) – dato non presente dopo correzione per le stime di flusso del CSF (Nordin ed Eklundh 1999)
Serotonina (5-HT)	Controllo degli impulsi	Risposte biochimiche e comportamentali anomale a farmaci, quali clomipramina e m-clorofenilpiperazina (DeCaria et al. 1998); livelli ridotti del metabolita 5-HT acido 5-idrossiindolacetico nel CSF (Nordin ed Eklundh 1999); ridotta attività piastrinica delle monoaminoossidasi (MAO) in soggetti maschi, affetti da gioco d'azzardo patologico (Blanco et al. 1996; Carrasco et al. 1994); efficacia degli inibitori selettivi della ricaptazione della serotonina nel trattamento del gioco d'azzardo compulsivo (Capitolo 12, "Terapie cognitive e omportamentali"); allele corto del gene trasportatore di 5-HT, riscontrato più frequentemente in soggetti maschi, affetti da gioco d'azzardo patologico (presentato in Ibáñez et al. 2003); allele a struttura ripetuta 3 volte dell'allele promotore di MAO A, riscontrato più frequentemente in soggetti maschi, affetti da gioco d'azzardo patologico (presentato in Ibáñez et al., 2003)
Dopamina	Ricompensa, rinforzo	Livelli ridotti di dopamina nel CSF e livelli elevati dei metaboliti della dopamina in soggetti maschi, affetti da gioco d'azzardo patologico (Bergh et al. 1997); dato non rilevato, quando viene applicata la correzione per le stime di flusso del CSF (Nordin ed Eklundh 1999); allele a struttura ripetuta 7 volte, del gene recettore della dopamina D4 (DRD4), riscontrato più frequentemente in donne, affette da gioco d'azzardo patologico (presentato in Ibáñez et al., 2003)
Oppioidi	Piacere, sollecitazioni	Efficacia dell'antagonista oppioide naltrexone nel trattamento del gioco d'azzardo compulsivo (Capitolo 12, "Terapie cognitive e comportamentali")

CSF, cerebrospinal fluid (fluido cerebrospinale)

di attività piastrinica MAO nei giocatori d'azzardo compulsivi (Blanco et al, 1996), non è stata riscontrata l'associazione, citata più sopra, tra la bassa attività piastrinica MAO e la ricerca di sensazioni forti. La correlazione tra la funzione 5-HT, da una parte, e l'impulsività e la ricerca di sensazioni forti dall'altra, necessita di uno studio più approfondito.

Alcuni studi farmacologici forniscono dimostrazioni dell'esistenza di una disfunzione nel sistema di produzione, alterazione e rilascio della serotonina nei giocatori d'azzardo patologici. Si è osservato che, in tali soggetti, il rilascio di prolattina risultava attenuato, in risposta all'iniezione endovenosa di una singola dose di clomipramina (12,5 mg) – un inibitore della ricaptazione della serotonina – a fronte dell'osservazione dello stesso processo in soggetti di controllo (DeCaria et al. 1988). Un altro studio ha mostrato un aumento della risposta alla prolattina, in corrispondenza alla somministrazione di una singola dose di m-clorofenilpiperazina (un agonista parziale di $5\text{-}HT_1$ e $5\text{-}HT_2$) per via orale, in giocatori maschi rispetto a volontari sani. Il risultato corrispondeva ad ipersensibilità del recettore 5-HT postsinaptico e ridotta disponibilità di 5-HT (DeCaria et al. 1998). Un sostegno supplementare alla teoria del coinvolgimento del meccanismo di produzione, alterazione e rilascio della serotonina nel gioco d'azzardo patologico viene da esperimenti in doppio-cieco, controllati con placebo, sul trattamento con clomipramina, fluvoxamina e paroxetina, anche se non tutti gli studi hanno riportato risultati positivi (Capitolo 13, "Trattamenti farmacologici"). Considerati nell'insieme, questi studi indicano il coinvolgimento del sistema 5-HT nel gioco d'azzardo compulsivo, suggeriscono l'esistenza di una correlazione complessa tra 5-HT e gioco d'azzardo patologico e prospettano la necessità di ulteriori studi, al fine di comprendere gli specifici meccanismi implicati nel processo.

9.1.2
Meccanismi di produzione, alterazione e rilascio della dopamina

Si è ritenuto che il sistema limbico mesocorticale di produzione, alterazione e rilascio della dopamina – considerato alla base dei meccanismi di ricompensa e rinforzo, sia in condizioni di perfetta salute, sia in condizioni alterate – venga implicato nella patologia del gioco d'azzardo patologico (Tabella 9.1) (Potenza et al. 2001). È stato prospettato da molteplici elementi di prova, che i comportamenti relativi ai meccanismi di ricompensa e rinforzo diano come risultato il rilascio di dopamina dalle cellule responsabili della produzione, dell'alterazione e del rilascio di tale sostanza nell'area ventrale tegmentale, all'interno del *nucleus accumbens* (Comings e Blum 2000).

Si ritiene che i cambiamenti della funzione del sistema di produzione, alterazione e rilascio della dopamina, che avvengono in relazione all'età, siano implicati nello sviluppo del gioco d'azzardo e delle sue patologie. Un modello suggerisce che i cambiamenti della funzione di produzione, alterazione e rilascio di dopamina, così come i mutamenti nella funzione 5-HT che avvengono nell'adolescenza, siano alla base sia della vulnerabilità degli adolescenti nei confronti del gioco d'azzardo, sia della conseguente insorgenza di problemi relativi al gioco (Chambers e Potenza 2003). Soggetti anziani, con una funzione ridotta di produzione, alterazione e rilascio di dopamina, hanno mostrato percentuali minori di attività di gioco d'azzardo e gioco d'azzardo patologico (Capitolo 6, "Anziani").

In ogni caso, l'osservazione dell'insorgenza, o del peggioramento, del gioco d'azzardo patologico, in individui anziani affetti dal morbo di Parkinson, a seguito della somministrazione iniziale di farmaci promotori della produzione, alterazione e rilascio della dopamina, suggerisce che l'aumento di tale funzionalità può, in parte, comportare il presentarsi del gioco d'azzardo patologico (Gschwandtner et al. 2001; Molina et al. 2000; Seedat et al. 2000).

Indagini diverse, relative a irregolarità nel sistema di produzione, alterazione e rilascio della dopamina, in presenza di gioco d'azzardo compulsivo, hanno fornito risultati misti. I confronti fatti tra giocatori patologici maschi e soggetti di controllo, relativamente al CSF, hanno portato al rilevamento di livelli ridotti di dopamina e aumento dei suoi metaboliti nel gruppo dei giocatori: tale dato prospetta un aumento nel *turnover* di dopamina (Bergh et al. 1997). Ciononostante, tale differenza non è stata riscontrata, in caso di applicazione della correzione per le stime di flusso del CSF (Nordin ed Eklundh 1999). Uno studio ulteriore non ha rilevato alcuna differenza nei livelli di dopamina nel plasma, nell'urina o nel CSF, tra soggetti affetti da gioco d'azzardo patologico e soggetti sani (Roy et al. 1988). Dati che sostengono più positivamente il coinvolgimento del sistema di produzione, alterazione e rilascio della dopamina nel gioco d'azzardo compulsivo, vengono da studi condotti su soggetti sani, che mettevano in atto comportamenti simili a quelli tipicamente correlati al gioco d'azzardo patologico. Koepp e colleghi (1998) hanno registrato un aumentato rilascio di dopamina nel nucleo striato in soggetti maschi che stavano giocando per denaro al videogioco Tank. Soggetti sani manifestavano un aumento dell'attività nell'area ventrale tegmentale e nei relativi punti di proiezione, durante la visualizzazione di una ruota che avrebbe potuto fermarsi in corrispondenza di diverse sezioni di un cerchio, che stavano ad indicare, rispettivamente, somme di denaro di valore alto, basso, o medio (Breiter et al. 2001). Il grado delle differenze tra soggetti affetti da gioco d'azzardo patologico e soggetti di controllo, registrato durante l'esecuzione di tali attività, richiede un'indagine più approfondita.

9.1.3
Meccanismi di produzione, alterazione e rilascio della noradrenalina

Si ritiene che il sistema di produzione, alterazione e rilascio della noradrenalina – considerato alla base della sollecitazione, dell'eccitazione e della ricerca di sensazioni forti – venga implicato nel gioco d'azzardo patologico (Tabella 9.1). Giocare d'azzardo genera un'intensificazione dell'attivazione autogena del gioco compulsivo (Leary e Dickerson 1985). Si sono registrate sia una maggiore secrezione di noradrenalina nelle urine sia maggiori concentrazioni di noradrenalina e di 3-metossi,4-idrossifenilglicole (un metabolita della produzione, alterazione e rilascio della noradrenalina) nel CSF, in soggetti affetti da gioco d'azzardo compulsivo, in confronto ai valori osservati in soggetti di controllo (Bergh et al. 1997; Roy et al. 1988). I marcatori della funzione di produzione, alterazione e rilascio della noradrenalina mostravano una correlazione con i marcatori della funzione di produzione, alterazione e rilascio della serotonina, suggerendo come la funzionalità centrale del sistema di produzione, alterazione e rilascio di tale sostanza, nel gioco d'azzardo patologico, influenzi la personalità (Roy et al. 1989b). Uno studio ha riscontrato una risposta intensificata dell'ormone della crescita alla clonidina (0,15 mg) – un agonista α_2-adrenergico – in presenza di gioco d'azzardo patologico. D'altro canto, esiste una corrispondenza dose-risposta tra la risposta dell'ormone della crescita e la gravità della malattia (DeCaria et al. 1998).

9.1.4
Meccanismi di produzione, alterazione e rilascio degli oppioidi

Si ritiene che il sistema di produzione, alterazione e rilascio degli oppioidi sia alla base della regolazione della sollecitazione attraverso processi di ricompensa, piacere e sofferenza: questa funzione si realizza, almeno in parte, mediante la modulazione dei neuroni della dopamina nella via mesolimbica, per mezzo degli interneuroni dell'acido γ-aminobutirrico (GABA) (Broekkamp e Phillips 1979). È stata anche ipotizzata una capacità di mediazione del suddetto sistema di produzione, alterazione e rilascio degli oppioidi in relazione ad aspetti del gioco d'azzardo patologico (Tabella 9.1). Le endorfine β, la morfina e l'eroina agiscono come agoniste sul recettore μ degli oppioidi. Il sistema dei μ-oppioidi è stato collegato alle risposte fisiologiche osservate durante lo svolgimento dell'attività del *pachinko*, simile ad un'attività di gioco d'azzardo (Shinohara et al. 1999). Sebbene uno studio separato abbia rilevato livelli simili di endorfine β in soggetti affetti da gioco d'azzardo patologico e in soggetti di controllo, valori inferiori delle stesse sono stati registrati in giocatori d'azzardo patologici, che scommettevano sulle corse dei cavalli, raffrontati con soggetti che scommettevano utilizzando le *slot machine*. Questo suggerisce l'esistenza di differenze significative, dal punto di vista biologico, in relazione ai differenti tipi di gioco d'azzardo (Blaszczynski et al. 1986).

Un supporto aggiuntivo alla teoria del coinvolgimento dei meccanismi di produzione, alterazione e rilascio degli oppioidi nel gioco d'azzardo viene da studi sul naltrexone, un farmaco che si è rivelato efficace nel trattamento della dipendenza da alcol (O'Malley et al. 1992; Volpicelli et al. 1992) e da oppiacei (Hollister et al. 1977). Il naltrexone è un recettore antagonista dell'oppioide μ, che si è dimostrato superiore al placebo nel trattamento a breve termine del gioco d'azzardo patologico, in particolare nel caso di soggetti che provano forti sollecitazioni al gioco (Capitolo 13, "Trattamenti farmacologici").

9.2
Studi di *Brain imaging* – tomografia del SNC

Sono stati condotti pochi studi con la tecnica del *brain imaging* – tomografia del cervello – nell'ambito del gioco d'azzardo compulsivo. Uno studio, condotto con *imaging* a risonanza magnetica (MRI), delle sollecitazioni al gioco d'azzardo in soggetti maschi, affetti da gioco d'azzardo patologico, suggerisce l'esistenza di una similarità tra le caratteristiche neuronali proprie del gioco d'azzardo e quelle tipiche di altri disturbi del controllo degli impulsi, così come discrimina le suddette caratteristiche del gioco d'azzardo, da quelle proprie dei disordini ossessivo-compulsivi (Potenza et al. 2003b). Nella fase di apparizione iniziale degli stimoli al gioco d'azzardo, i giocatori compulsivi mostravano una diminuzione dell'attività all'interno delle aree cerebrali corticale, basale gangliare e talamica, in confronto ai soggetti di controllo. Al contrario, incrementi dell'attività cortico-basale-gangliare-talamica sono stati osservati nel caso di disturbi ossessivo-compulsivi (Saxena e Rauch 2000). Mentre venivano esposti a stimolazioni che risvegliavano l'impulso al gioco, i soggetti affetti da gioco d'azzardo patologico mostravano una relativa diminuzione dell'attività nella corteccia prefrontale ventromediale, un'area cerebrale coinvolta nei processi decisionali e nel controllo degli impulsi (Bechara 2003; Best et al. 2002; New et al. 2002). Un'indagine indipendente, condotta mediante fMRI utilizzando il test di Stroop di interferenza attività colore-parola su soggetti maschi, affetti da gioco d'azzardo compulsivo, ha rilevato una relativa riduzione dell'attività della corteccia prefrontale ventromediale nei casi di gioco d'azzardo patologico (Potenza et al. 2003a). Considerati nell'insieme, questi dati suggeriscono che il gioco d'azzardo patologico presenta un'attività neuronale simile a quella di altre condizioni patologiche che comportano indebolimento del controllo degli impulsi.

9.3
Studi neurocognitivi

Un confronto tra giocatori d'azzardo che non avevano una dipendenza da sostanze e soggetti di controllo con simili caratteristiche ha dimostrato che i giocatori, nell'infanzia, avevano avuto diversi comportamenti riferibili a deficit dell'attenzione, con prestazioni di scarso livello in compiti che richiamavano funzioni dell'attenzione di ordine superiore (Rudge e Melamed 1993). Giocatori d'azzardo patologici, maschi e femmine, impegnati a giocare a una video lotteria, mostravano tempi di reazione più lenti, a fronte di stimolazioni esterne di poca importanza, rispetto ai tempi registrati dai giocatori occasionali. Questo suggerisce che i giocatori d'azzardo patologici impegnati in una video lotteria sperimentano un restringimento di campo dell'attenzione maggiore, rispetto a chi gioca solo occasionalmente (Diskin e Hodgins 1999). Mediante il test di Stroop di interferenza attività colore-parola, specificamente mirato per il gioco d'azzardo (Boyer e Dickerson 2003), è stato rilevato che i giocatori di video-poker che presentavano difficoltà di controllo dei comportamenti legati al gioco impiegavano un tempo decisamente maggiore per nominare i colori delle parole relative al gioco del video-poker stesso (ma non impiegavano lo stesso tempo per le parole neutre, o collegate alla droga), rispetto ai giocatori in grado di esercitare un buon controllo dei loro comportamenti.

A confronto con controlli sani, i giocatori d'azzardo patologici tendevano a dare maggior rilievo a ricompense immediate, misurate in termini di svalutazione temporale, o di attività di gioco d'azzardo (Cavedini et al. 2002a; Petry 2001a, 2001b; Petry e Casarella 1999). L'attività di gioco simula una situazione di vita reale, nella quale si devono attuare processi decisionali, e testa la capacità di fare scelte vantaggiose, ponderando premi e punizioni ottenibili nell'immediato o più in là nel tempo (Bechara 2003). Il processo decisionale, ritenuto in grado di coinvolgere la funzione corticale prefrontale medio ventrale e che, in questo caso, portava a scelte sfavorevoli, presentava similarità di svolgimento con i processi decisionali attuati da soggetti affetti da tossicodipendenza (Bechara 2003) o da disturbi ossessivo-compulsivi (Cavedini et al. 2002b).

9.4
Altre connessioni biologiche

9.4.1
Arousal e stress

Molteplici studi hanno registrato aumenti della frequenza cardiaca e della pressione sanguigna e incremento nel rilascio di cortisolo, durante la pratica del gioco d'azzardo. I giocatori mostravano un aumento della frequenza cardiaca mentre giocavano al casinò, mentre piazzavano scommesse a offerta chiusa nelle agenzie di scommessa o mentre giocavano su terminali video (Anderson e Brown 1984; Coventry e Norman 1997; Leary e Dickerson 1985). I giocatori abituali maschi mostravano un incremento dei livelli di cortisolo nella saliva e un aumento della frequenza cardiaca, nel corso di sessioni di *blackjack* al casinò (Meyer et al. 2000). Indagini diverse hanno rilevato la presenza di livelli di *arousal* autogeno differenti, in relazione agli indicatori biologici (livello di conduttanza epidermica, frequenza cardiaca, elettromiografia, ecc.), alle differenti tipologie di giocatori d'azzardo (giocatori con problemi, con bassa frequenza dell'attività di gioco o con frequenza elevata, ecc.) e alla condizione sperimentale (Sharpe et al. 1995). Sono stati documentati sia l'*arousal* autogeno (livelli di noradrenalina, frequenza cardiaca, ecc.) sia mutamenti nel sistema immunitario, in giocatori abituali di *pachinko* maschi (Shinohara et al. 1999). In un gruppo di nativi americani sono stati rilevati alti livelli di adrenalina e cortisolo, nei giorni in cui si concentravano le attività di gioco d'azzardo (Schmitt et al. 1998). Stimolazioni correlate al gioco si associavano ad aumenti dell'*arousal* di grande entità, in soggetti con problemi di gioco d'azzardo, anche in assenza di differenze evidenti nel comportamento (Sharpe et al.

1995). Complessivamente, questi dati suggeriscono come l'esperienza del gioco d'azzardo, considerata trasversalmente a gruppi di giocatori d'azzardo patologici e soggetti senza problemi di gioco, comporti una tensione moderata, che implica l'alterazione degli ormoni dello stress, coinvolge la funzione di produzione, alterazione e rilascio dell'adrenalina e risulta misurabile secondo criteri fisiologici.

9.4.2
Studi con elettroencefalografia

Soggetti maschi con una storia clinica di gioco d'azzardo patologico, messi a confronto con soggetti di controllo non dediti al gioco d'azzardo, sono stati sottoposti, mediante elettroencefalografia, a registrazioni dell'attività cerebrale, durante lo svolgimento di compiti studiati per attivare in maniera differenziata e in successione temporale l'emisfero sinistro (linguaggio) e l'emisfero destro (visione). I dati degli elettroencefalogrammi hanno indicato spostamenti minimi della lateralità nei giocatori d'azzardo. Ugualmente, il tempo di determinazione di tali spostamenti, quando avvenivano, era molto lungo (Goldstein e Carlton 1988). La diminuzione degli spostamenti di lateralità può riflettere una caratteristica di compulsività nella patologia del gioco d'azzardo.

9.4.3
Studi sul fluido cerebrospinale

Nordin ed Eklundh (1996) hanno ipotizzato una possibile differenziazione delle funzioni dei neurotrasmettitori inibitori nei soggetti affetti da gioco d'azzardo compulsivo e nei soggetti di controllo, riflessa dai livelli di CSF. In soggetti maschi, giocatori d'azzardo patologici, sono stati riscontrati bassi livelli dell'inibitore amino acido taurina, rispetto a quanto rilevato in soggetti di controllo (Nordin ed Eklundh 1996). Non sono state osservate differenze per quanto riguarda i livelli di GABA – altro neurotrasmettitore inibitore – nel CSF (Roy et al. 1989a).

9.5
Studi genetici

9.5.1
Studi di familiarità

Una percentuale approssimativa del 20% dei giocatori d'azzardo compulsivi ha parenti di primo grado, che, ugualmente, sono giocatori d'azzardo compulsivi (Ibáñez et al. 2002). In uno studio condotto sui pazienti dell'ospedale dei Veterani, con predominanza di maschi bianchi, i soggetti con problemi di gioco d'azzardo presentavano una probabilità da 3 a 8 volte superiore, rispetto ai giocatori non problematici, di avere almeno un genitore con una storia di gioco d'azzardo compulsivo (Gambino et al. 1993). La possibilità di insorgenza del gioco d'azzardo patologico era 3 volte superiore tra i pazienti che percepivano l'esistenza di problemi di gioco d'azzardo dei genitori ed era di 12 volte superiore se il paziente riportava che anche i nonni avevano avuto simili problemi. In un campione *random* di adolescenti, quelli che riportavano di avere genitori giocatori d'azzardo compulsivi, avevano maggiori probabilità di diventare, a loro volta, giocatori moderati o forti giocatori e di sperimentare conseguenze negative a seguito del gioco d'azzardo (Jacobs et al. 1989).

Una meta-analisi di 17 studi condotti su famiglie, mostrava influenze familiari più forti per i figli maschi di uomini con problemi di gioco d'azzardo, rispetto a quanto registrato tra le femmine, figlie di donne con gli stessi problemi. Quanto sopra detto vale anche per le problematiche più gravi di gioco d'azzardo, raffrontate con problemi meno seri di pratica di scommesse (Winters et al. 1998).

9.5.2
Studi sui gemelli

Gli studi sui gemelli permettono di suddividere i fattori di rischio per l'insorgenza del gioco d'azzardo compulsivo in componenti genetiche e ambientali condivise e non condivise (Shah et al., in press). In uno studio condotto su 3359 coppie di gemelli maschi del Vietnam Era Twin Registry (Henderson et al. 1990), Eisen e colleghi (1998) rilevarono come i geni fossero responsabili, in percentuali del 35%, 48% e 54%, della varianza nel numero dei sintomi collegati al gioco d'azzardo patologico, rispettivamente per 1, 1 o più, o 2 o più sintomi. I fattori di familiarità rispondevano per una percentuale del 56% della varianza, nel valore di tre o più sintomi (per esempio, sintomi di gioco d'azzardo compulsivo, secondo i criteri DSM-III-R – American Psychiatric Association, 1987) e per una percentuale del 62% nel valore di quattro o più sintomi. A causa dell'esiguità del campione, non si è potuto determinare adeguatamente il carico genetico nella formazione del gioco d'azzardo compulsivo.

Analisi ulteriori hanno evidenziato che uno stesso tipo di vulnerabilità genetica è alla base sia dell'insorgenza del gioco d'azzardo compulsivo, presente per tutta la durata della vita, sia di disturbi sociopatici di personalità (Slutske et al. 2001) che di dipendenza da alcol (Slutske et al. 2000). Questi studi hanno dimostrato che i fattori di rischio genetici per quanto riguarda la formazione del gioco d'azzardo compulsivo e i fattori di rischio ambientali non condivisi, corrispondevano in parte con i fattori di rischio per l'insorgenza dei disturbi sociopatici di personalità, in percentuali rispettive del 16 e del 9%. I fattori di rischio genetici di formazione del gioco d'azzardo compulsivo e i fattori di rischio ambientali non condivisi, corrispondevano ai fattori di rischio di insorgenza della dipendenza da alcol in percentuali, rispettivamente, del 12 e dell'8%. Questo genere di studi evidenzia come i differenti livelli di gravità dei problemi legati al gioco d'azzardo non portino a costituire entità patologiche separate, ma si susseguano in un *continuum*, condividendo in parte, se non del tutto, gli stessi fattori di rischio (Shah 2002; Slutske et al. 2000).

Questi dati indicano come i fattori di familiarità siano responsabili di una parte sostanziale del rischio di insorgenza del gioco d'azzardo compulsivo e come, a una porzione inferiore, ma altrettanto significativa del rischio, corrisponda la vulnerabilità genetica comune alla dipendenza da alcol e ai disturbi sociopatici di personalità. Ne consegue che il comportamento sociopatico, riscontrato nei giocatori d'azzardo patologici, non si configura semplicemente come un derivato della compulsione al gioco. Sebbene la dipendenza da alcol e i disturbi sociopatici di personalità correlino con l'impulsività e condividano gli stessi fattori di rischio genetici del gioco d'azzardo compulsivo, la maggior porzione del rischio di insorgenza del gioco d'azzardo compulsivo non è spiegabile con lo stesso tipo di vulnerabilità, comune alla dipendenza da alcol e ai disturbi sociopatici di personalità. Questi risultati dimostrano di essere congruenti con: 1) i risultati di uno studio su scala più ridotta, condotto su coppie di gemelli maschi, che ha registrato l'esistenza di una moderata influenza ereditaria significativa, per quanto riguarda il gioco d'azzardo ad alti livelli (per esempio al casinò) (Winters e Rich 1998); 2) con i risultati di uno studio, condotto su gemelli monozigoti, che erano stati separati, il quale ha fornito elementi di prova a favore dell'ereditarietà dell'impulsività (Tellegen et al. 1988); e 3) con una crescente evidenza del fatto che le dipendenze abbiano tracciati neurobiologici sia comuni che distinti (Enoch e Goldman 1999).

9.6
Genetica molecolare

Sebbene gli studi sui gemelli abbiano fornito delle valutazioni sul rischio genetico globale di insorgenza del gioco d'azzardo compulsivo, non sono riusciti però a identificare geni specifici. L'associazione del gioco d'azzardo patologico con i disturbi di tipo impulsivo, compulsivo e da dipendenza, combinata con una crescente evidenza del ruolo svolto dai sistemi di produzione, alterazione e rilascio di serotonina e dopamina, insieme all'influenza dei fattori genetici nelle dipendenze da sostanze chimiche (Blum et al. 1995; Tsuang et al. 1996), ha fatto sì che la ricerca dei geni candidati si focalizzasse su elementi che presentavano connessioni note con la genesi dei disturbi di tipo impulsivo e di quelli da dipendenza. Quindi, gli studi delle connessioni con il gioco d'azzardo patologico si sono incentrati prevalentemente sui geni relativi a 5-HT e alla funzione di produzione, alterazione e rilascio della dopamina.

Si ritiene che il gene che codifica le monoaminoossidasi A (MAO-A), un enzima presente nel cervello, principalmente nei neuroni della dopamina, sia coinvolto nel gioco d'azzardo compulsivo (Ibáñez et al. 2003). Nello specifico, un allele del promotore di MAO-A, associato con minor attività enzimatica e trascrizionale, è risultato connesso in modo differenziale al gioco d'azzardo compulsivo grave nei maschi (Ibáñez et al. 2003). Sebbene bassi livelli di attività di MAO-B siano stati associati al gioco d'azzardo compulsivo (Carrasco et al. 1994), non è stata riscontrata alcuna connessione tra un *marker* polimorfico di MAO-B e il gioco d'azzardo compulsivo (Ibáñez et al. 2003). La variante polimorfica meno funzionale (corta) del gene trasportatore di 5-HT (SLC6A4), associata a un decremento di attività del promotore, viene riscontrata più frequentemente nei maschi giocatori d'azzardo patologici rispetto ai soggetti di controllo (Ibáñez et al. 2003).

L'allele Taq-A1 (D2A1) del gene recettore della dopamina D_2 – una variante associata a vari comportamenti di tipo impulsivo, compulsivo e legati alla dipendenza (Noble 2000) – è presente nel 50% dei giocatori d'azzardo compulsivi caucasici, contro una percentuale del 26% nei soggetti di controllo senza problemi di dipendenza (Comings et al. 1996). La presenza dell'allele D2A1 è stata messa in relazione con il livello di gravità del gioco d'azzardo compulsivo. La presenza del suddetto allele D2A1 viene riscontrata più frequentemente in quei giocatori d'azzardo patologici che, contemporaneamente, soddisfano i criteri diagnostici relativi ai disturbi da uso di sostanze – 61% dei casi contro il 44% di soggetti che non presentano tali disturbi (Comings et al. 1996). Nei portatori dell'allele A1 del recettore DRD2 si è riscontrata un'alterazione della funzionalità del sistema di produzione, alterazione e rilascio della dopamina. Questi soggetti sono ritenuti a rischio in relazione a molteplici disturbi di tipo impulsivo e compulsivo e a disturbi da dipendenza (Noble 2000).

Il gene recettore della dopamina D_4 (DRD4) che è stato associato, in maniera incongrua, alla ricerca di novità (Benjamin et al. 1995; Malhotra et al. 1996) si ritiene venga implicato nel gioco d'azzardo compulsivo, per mezzo di una variante meno efficiente di un polimorfismo funzionale (Ibáñez et al. 2003) e con l'opposizione di eterozigosità e monozigosità per gli alleli che comportano ripetizioni di una sequenza di 48 coppie base (Comings et al. 1999). È stata rilevata la presenza di varianti del gene recettore della dopamina D_1 (DRD1) in connessione con l'abuso di sostanze e comportamenti legati alla dipendenza: uno studio ha registrato l'associazione tra un'aumentata eterozigosità per gli alleli DdeI 1 o 2 di DRD1 e i comportamenti di tipo compulsivo, o legati alla dipendenza – compreso il gioco d'azzardo compulsivo (Comings et al. 1997).

Uno studio condotto su 139 giocatori d'azzardo patologici e 139 soggetti di controllo, abbinati per età, razza e sesso, ha rilevato che i polimorfismi relativi a 15 dei 31 geni candidati incidevano sul rischio di insorgenza del gioco d'azzardo compulsivo (Comings et al. 2001): da un'analisi di regressione multivariata, è risultato come i geni che contribuivano in maniera più significativa fossero DRD2, DRD4, il gene trasportatore della dopamina (DAT1), il gene di triptofano idrossilasi (TPH), il gene recettore di α_2C-adrenenrgici (ADRA2C), il gene recettore di N-Metil-D-Aspartato (NMDA1) e il gene PS-1 (PS1). Ognuno di questi era responsabile per una piccola porzione della variazione nel rischio di insorgenza del gioco d'azzardo compulsivo (meno del 2% per la maggior parte dei geni); i geni della dopamina, di 5-HT e della noradrenalina fornivano approssimativamente lo stesso contributo al rischio di insorgenza del gioco d'azzardo patologico.

9.7
Differenze di genere sessuale

La maggior parte delle ricerche è stata condotta unicamente, o prevalentemente, su soggetti maschi, mentre gli studi che includevano le donne hanno sollevato l'ipotesi dell'esistenza di possibili, importanti differenze di genere (Potenza et al. 2001). Dati preliminari – alcuni basati su campioni di piccole dimensioni – comprendono differenze nella distribuzione delle varianti di alleli nelle aree del recettore della dopamina D_4 e del gene trasportatore di 5-HT, a seconda che il giocatore d'azzardo compulsivo sia maschio o femmina (Ibáñez et al. 2003). Ci sono differenze anche per quanto riguarda l'aumento della frequenza dell'allele del gene SLC6A4, che si riscontra nei giocatori patologici maschi ma non nelle femmine (Ibáñez et al. 2003), per l'associazione tra l'allele a sequenza ripetuta di 7 di DRD4 e il gioco compulsivo, che si trova nelle giocatrici, ma non nei giocatori maschi (Ibáñez et al. 2003), per la connessione esistente nei maschi, ma non nelle femmine, tra il gioco d'azzardo compulsivo e la distribuzione globale dell'allele per un polimorfismo del gene MAO-A (Ibáñez et al. 2003) e per l'associazione tra zigosità e tipologie di gioco d'azzardo compulsivo, presente nei giocatori maschi, ma non nelle femmine (Winters e Rich 1998). Un indizio ulteriore viene dal fatto che la fluvoxamina si dimostra superiore al placebo nel trattamento dei soggetti maschi, ma non delle femmine (Blanco et al. 2002). È stato prospettato che la disfunzione del meccanismo di produzione, alterazione e rilascio della serotonina rivesta un ruolo più importante nella fisiopatologia del gioco d'azzardo patologico negli uomini, mentre uno squilibrio nel meccanismo di produzione, alterazione e rilascio della dopamina risulterebbe più determinante per le donne (Ibáñez et al. 2002). Viene suggerito che le differenze di influenza genetica potrebbero trovarsi in relazione a manifestazioni cliniche differenti, secondo il genere sessuale; per esempio con riguardo alla tipologia e alla progressione dei problemi di gioco d'azzardo compulsivo (Potenza et al. 2001; Tavares et al. 2001).

9.8
Conclusione

Le prove esistenti, fornite da studi condotti in campo neurobiologico e farmacologico realizzati con le tecniche di *imaging*, o condotti in campo genetico, prospettano la condivisione di caratteristiche comuni tra gioco d'azzardo compulsivo, uso di sostanze e disturbi associati al controllo degli impulsi (Chambers e Potenza 2003; Potenza 2001). Questo *corpus* sempre più vasto di testimonianze è la base dell'importanza del ruolo svolto dai molteplici sistemi neurotrasmettitori (cioè, i sistemi di produzione, alterazione e rilascio di serotonina, dopamina, noradrenalina e oppioidi) nel gioco d'azzardo patologico. Per esempio, un modello che teneva conto di un indebolimento dei meccanismi inibitori frontali corticali, ampiamente responsabili della produzione, alterazione e rilascio della serotonina, allo stato naturale, e di un aumento della spinta pro motivazionale, largamente collegata alla produzione, alterazione e rilascio della dopamina, allo stato naturale, è stato proposto come base dell'accrescimento della vulnerabilità ai processi di dipendenza (Chambers et al. 2003). È necessario approfondire la ricerca in questo campo, per accertare quanto questo modello possa rivelarsi attendibile nei casi di disturbi specifici a diversi stadi di evoluzione neurale e per identificare e caratterizzare in maniera ottimale i processi molecolari, cellulari e neurali, che stanno a fondamento di tali disturbi. Ad esemplificazione, citiamo il fatto che, sebbene gli studi sui gemelli abbiano fornito prove decisive del contributo genetico e ambientale all'insorgenza del gioco d'azzardo compulsivo, molti aspetti specifici dell'eziologia di tale patologia – incluso il ruolo preciso, svolto dai geni individuali – rimangono ampiamente sconosciuti.

Bibliografia

American Psychiatric Association: Diagnostic and Statistical Manual of Mental Disorders, 3rd Edition, Revised. Washington, DC, American Psychiatric Association, 1987

Anderson G, Brown R: Real and laboratory gambling, sensation-seeking and arousal. Br J Psychol 75:401–410, 1984

Bechara A: Risky business: emotion, decision-making and addiction. J Gambl Stud 19:23–51, 2003

Benjamin J, Paterson C, Greenberg B, et al: Dopamine D4 receptor gene association with normal personality traits (letter). Psychiatr Genet 5 (suppl):S36, 1995

Bergh C, Eklund T, Sodersten P, et al: Altered dopamine function in pathological gambling. Psychol Med 27:473–475, 1997

Best M, Williams JM, Coccaro EF: Evidence for a dysfunctional prefrontal circuit in patients with an impulsive aggressive disorder. Proc Natl Acad Sci USA 99:8448–8453, 2002

Blanco C, Orensanz-Munoz L, Blanco-Jerez C, et al: Pathological gambling and platelet MAO activity: a psychobiological study. Am J Psychiatry 153:119–121, 1996

Blanco C, Petkova E, Ibáñez A, et al: A pilot placebo-controlled study of fluvoxamine for pathological gambling. Ann Clin Psychiatry 14:9–15, 2002

Blaszczynski AP, Winter SW, McConaghy N: Plasma endorphin levels in pathological gamblers. Journal of Gambling Behavior 2:3–14, 1986

Blum K, Sheridan PJ, Wood RC, et al: Dopamine D2 receptor gene variants: association and linkage studies in impulsive-addictive-compulsive behavior. Pharmacogenetics 5:121–141, 1995

Boyer M, Dickerson M: Attentional bias and addictive behaviour: automaticity in a gambling-specific modified Stroop task. Addiction 98:61–70, 2003

Breiter HC, Aharon I, Kahneman D, et al: Functional imaging of neural responses to expectancy and experience of monetary gains and losses. Neuron 30:619–639, 2001

Broekkamp CL, Phillips AG: Facilitation of self-stimulation behavior following intracerebral microinjections of opioids into the ventral tegmental area. Pharmacol Biochem Behav 11:289–295, 1979

Carrasco JL, Saiz-Ruiz J, Hollander E, et al: Low platelet monoamine oxidase activity in pathological gambling. Acta Psychiatr Scand 90:427–431, 1994

Cavedini P, Riboldi G, D'Annucci A, et al: Decision-making heterogeneity in obsessive-compulsive disorder: ventromedial prefrontal cortex function predicts different treatment outcomes. Neuropsychologia 40:205–211, 2002a

Cavedini P, Riboldi G, Keller R, et al: Frontal lobe dysfunction in pathological gambling patients. Biol Psychiatry 51:334–341, 2002b

Chambers RA, Potenza MN: Neurodevelopment, impulsivity and adolescent gambling. J Gambl Stud 19:53–84, 2003

Chambers RA, Taylor JR, Potenza MN: Developmental neurocircuitry of motivation in adolescence: a critical period of addiction vulnerability. Am J Psychiatry 160:1041–1052, 2003

Comings DE, Blum K: Reward deficiency syndrome: genetic aspects of behavioral disorders. Prog Brain Res 126:325–341, 2000

Comings DE, Rosenthal RJ, Lesieur HR, et al: A study of the dopamine D2 receptor gene in pathological gambling. Pharmacogenetics 6:223–234, 1996

Comings DE, Gade R, Wu S, et al: Studies of the potential role of the dopamine D1 receptor gene in addictive behaviors. Mol Psychiatry 2:44–56, 1997

Comings DE, Gonzalez N, Wu S, et al: Studies of the 48 bp repeat polymorphism of the DRD4 gene in impulsive, compulsive, addictive behaviors: Tourette syndrome, ADHD, pathological gambling, and substance abuse. Am J Med Genet 88:358–368, 1999

Comings DE, Gade-Andavolu R, Gonzalez N, et al: The additive effect of neurotransmitter genes in pathological gambling. Clin Genet 60:107–116, 2001

Coventry KR, Norman AC: Arousal, sensation seeking and frequency of gambling in off-course horse racing bettors. Br J Psychol 88:671–681, 1997

DeCaria CM, Begaz T, Hollander E: Serotonergic and noradrenergic function in pathological gambling. CNS Spectr 3:38–47, 1998

Diskin KM, Hodgins DC: Narrowing of attention and dissociation in pathological video lottery gamblers. J Gambl Stud 15:17–28, 1999

Eber GB, Shaffer HJ: Trends in bio-behavioral gambling studies research: quantifying citations. J Gambl Stud 16:461–467, 2000

Eisen SA, Lin N, Lyons MJ, et al: Familial influences on gambling behavior: an analysis of 3359 twin pairs. Addiction 93:1375–1384, 1998

Enoch MA, Goldman D: Genetics of alcoholism and substance abuse. Psychiatr Clin North Am 22:289–299, 1999

Gambino B, Fitzgerald R, Shaffer HJ, et al: Perceived family history of problem gambling and scores on the SOGS. J Gambl Stud 9:169–184, 1993

Goldstein L, Carlton PL: Hemispheric EEG correlates of compulsive behavior: the case of pathological gamblers. Res Commun Psychol Psychiatr Behav 13:103–111, 1988

Gschwandtner U, Aston J, Renaud S, et al: Pathologic gambling in patients with Parkinson's disease. Clin Neuropharmacol 24:170–172, 2001

Henderson WG, Eisen S, Goldberg J, et al: The Vietnam Era Twin Registry: a resource for medical research. Public Health Rep 105:368–373, 1990

Hollister E, Schwin RL, Kasper P: Naltrexone treatment of opiate-dependent persons. Drug Alcohol Depend 2:203–209, 1977

Ibáñez A, Blanco C, Saiz-Ruiz J: Neurobiology and genetics of pathological gambling. Psychiatr Ann 32:181–185, 2002

Ibáñez A, Blanco C, de Castro IP, et al: Genetics of pathological gambling. J Gambl Stud 19:11–22, 2003

Jacobs DF, Marston AR, Singer RD, et al: Children of problem gamblers. Journal of Gambling Behavior 5:261–268, 1989

Koepp MJ, Gunn RN, Lawrence AD, et al: Evidence for striatal dopamine release during a video game. Nature 393:266–268, 1998

Leary K, Dickerson M: Levels of arousal in high- and low-frequency gamblers. Behav Res Ther 23:635–640, 1985

Malhotra AK, Virkkunen M, Rooney W, et al: The association between the dopamine D4 receptor (DRD4) 16 amino acid repeat polymorphisms and novelty seeking. Mol Psychiatry 1:388–391, 1996

Meyer G, Hauffa BP, Schedlowski M, et al: Casino gambling increases heart rate and salivary cortisol in regular gamblers. Biol Psychiatry 48:948–953, 2000

Molina JA, Sainz-Artiga MJ, Fraile A, et al: Pathologic gambling in Parkinson's disease: a behavioral manifestation of pharmacologic treatment? Mov Disord 15:869–872, 2000

New AS, Hazlett EA, Buchsbaum MS, et al: Blunted prefrontal cortical 18-fluorodeoxyglucose positron emission tomography response to metachlorophenylpiperazine in impulsive aggression. Arch Gen Psychiatry 59:621–629, 2002

Noble EP: Addiction and its reward process through polymorphisms of the D2 dopamine receptor gene: a review. Eur Psychiatry 15:79–89, 2000

Nordin C, Eklundh T: Lower CSF taurine levels in male pathological gamblers than in healthy controls. Hum Psychopharmacol 11:401–403, 1996

Nordin C, Eklundh T: Altered CSF 5-HIAA disposition in pathological male gamblers. CNS Spectr 4:25–33, 1999

O'Malley SS, Jaffe AJ, Chang G, et al: Naltrexone and coping skills therapy for alcohol dependence: a controlled study. Arch Gen Psychiatry 49:881–887, 1992

Oreland L, Ekblom J, Garpenstrand H, et al: Biological markers, with special regard to platelet monoamine oxidase (trbc-MAO), for personality and personality disorders. Adv Pharmacol 42:301–304, 1998

Petry NM: Pathological gamblers, with and without substance use disorders, discount delayed rewards at high rates. J Abnorm Psychol 110:482–487, 2001a

Petry NM: Substance abuse, pathological gambling, and impulsiveness. Drug Alcohol Depend 63:29–38, 2001b

Petry NM, Casarella T: Excessive discounting of delayed rewards in substance abusers with gambling problems. Drug Alcohol Depend 56:25–32, 1999

Potenza MN: The neurobiology of pathological gambling. Semin Clin Neuropsychiatry 6:217–226, 2001

Potenza MN, Steinberg MA, McLaughlin SD, et al: Gender-related differences in the characteristics of problem gamblers using a gambling helpline. Am J Psychiatry 158:1500–1505, 2001

Potenza MN, Leung H-C, Blumberg HP, et al: An event-related fMRI Stroop study of pathological gamblers. Biol Psychiatry 53:54S, 2003a

Potenza MN, Steinberg MA, Skudlarski P, et al: An fMRI study of gambling urges in pathological gamblers. Arch Gen Psychiatry 60:828–836, 2003b

Roy A, Adinoff B, Roehrich L, et al: Pathological gambling: a psychobiological study. Arch Gen Psychiatry 45:369–373, 1988

Roy A, DeJong J, Ferraro T, et al: CSF GABA and neuropeptides in pathological gamblers and normal controls. Psychiatr Res 30:137–144, 1989a

Roy A, De Jong J, Linnoila M: Extraversion in pathological gamblers: correlates with indexes of noradrenergic function. Arch Gen Psychiatry 46:679–681, 1989b

Rugle L, Melamed L: Neuropsychological assessment of attention problems in pathological gamblers. J Nerv Ment Dis 181:107–112, 1993

Saxena S, Rauch SL: Functional neuroimaging and the neuroanatomy of obsessive-compulsive disorder. Psychiatr Clin North Am 23:1–19, 2000

Schmitt LH, Harrison GA, Spargo RM: Variation in epinephrine and cortisol excretion rates associated with behavior in an Australian Aboriginal community. Am J Phys Anthropol 106:249–253, 1998

Seedat S, Kesler S, Niehaus DJH, et al: Pathological gambling behaviour: emergence secondary to treatment of Parkinson's disease with dopaminergic agents. Depress Anxiety 11:185–186, 2000

Shah KR: A latent class typology of gambling behaviors in a population-based sample. Paper presented at the 16th National Conference on Problem Gambling, National Council on Problem Gambling, Dallas, TX. June 14, 2002

Shah KR, Eisen SE, Xian H, et al: Genetic studies of pathological gambling: a review of methodology and analyses of data from the Vietnam Era Twin (VET) Registry. J Gambl Stud (in press)

Sharpe L, Tarrier N, Schotte D, et al: The role of autonomic gambling arousal in problem gambling. Addiction 90:1529–1540, 1995

Shinohara K, Yanagisawa A, Kagota Y, et al: Physiological changes in Pachinko players; beta-endorphin, catecholamines, immune system substances and heart rate. Appl Human Sci 18:37–42, 1999

Slutske WS, Eisen S, True WR, et al: Common genetic vulnerability for pathological gambling and alcohol dependence in men. Arch Gen Psychiatry 57:666–673, 2000

Slutske WS, Eisen S, Xian H, et al: A twin study of the association between pathological gambling and antisocial personality disorder. J Abnorm Psychol 110:297–308, 2001

Tavares H, Zilberman ML, Beites FJ, et al: Gender differences in gambling progression. J Gambl Stud 17:151–159, 2001

Tellegen A, Lykken DT, Bouchard TJ, et al: Personality similarity in twins reared apart and together. J Pers Soc Psychol 54:1031–1039, 1988

Tsuang MT, Lyons MJ, Eisen SA, et al: Genetic influences on DSM-III-R drug abuse and dependence: a study of 3,372 twin pairs. Am J Med Genet 67:473–477, 1996

Volpicelli JR, Alterman AI, Hayashida M, et al: Naltrexone in the treatment of alcohol dependence. Arch Gen Psychiatry 49:876–880, 1992

Walters GD: Behavior genetic research on gambling and problem gambling: a preliminary meta-analysis of available data. J Gambl Stud 17:255–271, 2001

Ward PB, Catts SV, Norman TR, et al: Low platelet monoamine oxidase and sensation seeking in males: an established relationship? Acta Psychiatr Scand 75:86–90, 1987

Winters KC, Rich T: A twin study of adult gambling behavior. J Gambl Stud 14:213–225, 1998

Winters KC, Bengston P, Dorr D, et al: Prevalence and risk factors of problem gambling among college students. Psychol Addict Behav 12:127–135, 1998

Parte IV
Prevenzione e trattamento

Prevenzione e ruolo del clinico

10

M.N. Potenza, M.D. Griffiths

L'importanza della prevenzione, nella pratica medica, è fondamentale. Nonostante l'impegno sulla prevenzione nell'ambito della salute mentale e dei disturbi da dipendenza sia diffuso, non c'è un'ampia disponibilità di dati che vadano a supportarne l'efficacia. Nell'area della prevenzione dell'abuso di sostanze, sono state condotte ricerche strutturate su vasta scala per valutare l'efficacia di singoli programmi, quali il progetto DARE – *Drug Abuse Resistance Education* (Clayton et al. 1996) o indagini annuali che esaminano comportamenti correlati all'abuso come nel caso del *National Household Drug Abuse Survey* (Substance Abuse and Mental Health Services Administration 2003). Tuttavia, il campo del gioco d'azzardo problematico e patologico è stato molto meno studiato. Quindi, nonostante sia stato fatto qualche tentativo di prevenzione per il gioco d'azzardo patologico (GAP), l'investimento in questa direzione è stato molto limitato rispetto a quanto avvenuto in altri settori della salute mentale e dei disturbi da uso di sostanze e l'efficacia degli interventi di prevenzione – in termini di riduzione o eliminazione del problema nella popolazione adulta – non è stata, ad oggi, sufficientemente indagata. Lo scopo di questo capitolo è quello di passare in rassegna alcuni programmi di prevenzione per il gioco d'azzardo problematico e patologico rivolti a pazienti adulti con lo scopo di evidenziare la loro pertinenza per lo psichiatra. I programmi di prevenzione rivolti agli adolescenti verranno trattati nel Capitolo 11, "Prevenzione e trattamento del gioco d'azzardo problematico e patologico negli adolescenti".

La prevenzione viene tradizionalmente suddivisa in tre stadi. Il termine *prevenzione primaria* è stato utilizzato per descrivere le misure impiegate per "prevenire l'insorgenza di una specifica condizione" (U.S. Prevention Services Task Force 1996, p. XLI). La *prevenzione secondaria* si riferisce a misure per "identificare e trattare soggetti asintomatici che hanno già sviluppato fattori di rischio o una condizione preclinica della patologia ma in cui non vi è ancora un'evidenza clinica" (U.S. Prevention Services Task Force 1996, p. xli). La *prevenzione terziaria* include i progetti rivolti a individui con patologia conclamata, dove gli obiettivi sono il ristabilimento della funzionalità e la minimizzazione o prevenzione delle conseguenze avverse relative alla malattia (U.S. Prevention Services Task Force 1996). Queste suddivisioni si focalizzano su popolazioni diverse e, in maniera più specifica, la prevenzione primaria sulla popolazione generale, quella secondaria su gruppi a rischio o vulnerabili e quella terziaria su individui con un disturbo già diagnosticato e diagnosticabile.

Dato che il trattamento può essere considerato una forma di prevenzione terziaria e che gli interventi farmacologici e comportamentali sono trattati in altre sezioni di questo testo (Capitolo 12, "Terapie cognitive e comportamentali" e Capitolo 13 "Trattamenti farmacologici"), in questo capitolo l'attenzione verrà focalizzata su tentativi "precoci" di prevenzione terziaria, quali le linee guida d'aiuto per il gioco d'azzardo (che aiutano molte persone non informate rispetto alle possibilità di trattamento a individuare contesti terapeutici) e le pratiche di auto-esclusione dai casinò.

10.1
Prevenzione primaria

I progetti di prevenzione primaria – spesso considerata la forma più efficace in quanto aiuta a ridurre la sofferenza, i costi e il carico associato a una patologia (U.S. Prevention Services Task Force 1996) – includono interventi educativi sulla protezione della salute e servizi di *counseling*. La prevenzione primaria nelle problematiche legate al gioco d'azzardo in genere, ha incluso iniziative di tipo educativo, tra cui spot televisivi, cartelloni pubblicitari, poster, cartoline e altri strumenti per aumentare la consapevolezza del pubblico (Griffiths 2003). Nonostante l'ampio utilizzo di questi strumenti, la maggior parte dei progetti di prevenzione primaria orientati al gioco d'azzardo non sono stati validati empiricamente. Uno dei suggerimenti è che le organizzazioni valutino l'efficacia dei loro interventi – per esempio attraverso l'utilizzo di indagini telefoniche randomizzate (Griffiths 2003). Le informazioni riguardanti l'efficacia di un intervento potrebbero includere il numero di persone avvicinate dalla pubblicità, quanto hanno compreso il messaggio, l'utilità o l'adeguatezza del messaggio e quanto questo abbia stimolato un cambiamento nel comportamento (Griffiths 2003).

Il contenuto e l'impatto della prevenzione primaria sono fortemente influenzati dalla conoscenza degli effetti di uno specifico comportamento o patologia. Per esempio, i tentativi che promuovono lo smettere di fumare sono cambiati notevolmente a seguito della maggiore disponibilità di informazioni riguardanti l'impatto del tabacco sulla salute (Slovic 2001). Sfortunatamente, sono stati condotti solo pochi studi con un adeguato impianto metodologico e su larga scala che hanno indagato l'impatto sulla salute dei differenti livelli o tipi di gioco d'azzardo (ricreativo, problematico e patologico) (National Research Council 1999). Stanno emergendo alcuni dati provenienti da studi su larga scala; per esempio, nel *Gambling Impact and Behavior Study* sono state identificate correlazioni tra il gioco d'azzardo problematico e patologico e bisogno di supporto dei servizi sociali, bancarotta, episodi di arresto per atti illegali, incarcerazione, problemi di salute e trattamenti di salute mentale (National Opinion Research Center 1999; Potenza et al. 2001a).

Nonostante i dati emersi dallo studio citato sopra e da altri studi metodologicamente validi che riportano la correlazione tra un livello problematico di gioco d'azzardo e altre condizioni disfunzionali (in particolar modo i disturbi da uso di sostanze) (Cunningham-Williams et al. 1998; Welte et al. 2001), queste indagini hanno fornito scarse informazioni sia sull'evoluzione dell'attività d'azzardo sia sulla natura delle associazioni. Questo tipo di conoscenza sarà di grande importanza nel concettualizzare il gioco d'azzardo in una prospettiva di Sanità Pubblica (Capitolo 1, "Gioco d'azzardo patologico e sistema sanitario") e nel produrre linee guida per un gioco d'azzardo sano come quelle che attualmente esistono per il consumo di alcol (Center for Nutrition Policy and Promotion 2000; Dietary Guidelines Advisory Committee 2000; Korn 2000; Korn e Shaffer 1999; Shaffer e Korn 2002).

Nonostante i dati più solidi si riferiscano alle associazioni tra rilevazioni sfavorevoli per quanto riguarda la salute e livelli patologici di gioco d'azzardo, è stato suggerito che queste correlazioni sussistano anche con livelli meno gravi di gioco d'azzardo o con particolari contesti di gioco. Per esempio, un'alta percentuale di morti collegate alla frequentazione di casinò (83%) sono dovute a infarti improvvisi, fatto che aumenta la possibilità che, con le parole degli autori, "le attività di gioco d'azzardo possano minacciare la salute, in particolar modo nei pazienti cardiaci anziani" (Harvard Medical School Division on Addictions 2000; Jason et al. 1990, p. 116). L'esame diretto della relazione tra gioco d'azzardo e morte cardiaca è assicurato, in particolare perché 1) è stato dimostrato che il gioco d'azzardo porta a un prolungato aumento dei livelli di cortisolo e di pressione arteriosa (Meyer et al. 2000); e 2) l'uso di defribillatori automatici nei casinò è stato riportato come una misura preventiva efficace nell'aumentare la sopravvivenza dopo un arresto cardiaco improvviso (Potenza et al. 2002; Valenzuela et al. 2000).

Un fattore di rischio associato con il gioco d'azzardo è l'esposizione al fumo nei casinò e in altri luoghi dove si pratica questa attività. Analisi dirette della presenza di fumo nei casinò e nei bingo hanno rivelato livelli importanti di nicotina e di agenti mutageni, correlati significativamente tra di loro (Kado et al. 1991). Gli addetti dei casinò hanno riportato di essere preoccupati rispetto agli effetti del fumo passivo sulla salute (Keith et al. 2001) e la loro preoccupazione è supportata dalla rilevazione di un aumento dei livelli di nicotina nel plasma dopo il turno di lavoro (Shaffer et al. 1999; Trout et al. 1998). Data l'associazione tra il gioco d'azzardo e il fumo, nello specifico tra gioco d'azzardo problematico e patologico e dipendenza da nicotina (Crockford e el-Guebaly 1998; Cunningham-Williams et al. 1998; Petry e Oncken 2002; Potenza et al., in press), l'esposizione al tabacco dovrebbe essere presa in seria considerazione nella stesura di linee guida per un gioco d'azzardo sano.

Alcuni progetti di prevenzione primaria rivolti a bambini e adolescenti potrebbero influenzare il comportamento adulto nel gioco d'azzardo e vale quindi la pena di citarli. Per esempio, un programma di prevenzione che ha coinvolto 289 studenti delle scuole superiori, ha utilizzato sessioni educative e informative su questioni riguardanti il gioco d'azzardo (Gaboury e Ladouceur 1993). Lo studio ha mostrato come l'intervento migliorasse il livello di conoscenza tra gli studenti, generasse un atteggiamento più realistico nei confronti del gioco d'azzardo e risultasse in livelli meno gravi di gioco d'azzardo. Uno studio collegato ha dimostrato che tra 115 soggetti scelti in maniera casuale in un centro commerciale, la consegna di una brochure sul gioco d'azzardo forniva nuove informazioni sul gioco d'azzardo problematico, i comportamenti a rischio e la disponibilità di aiuto professionale (Ladouceur et al. 2000b). Un terzo studio progettato per correggere false credenze e aumentare la conoscenza sul gioco d'azzardo ha coinvolto 424 adolescenti: è stato utilizzato un messaggio in formato in video ed è stato rilevato che l'intervento aveva un effetto positivo in termini di aumento della conoscenza e modificazione dei concetti errati relativi al gioco d'azzardo (Ferland et al. 2002). Nonostante questi risultati iniziali siano promettenti, non è chiaro se gli effetti positivi si prolungheranno nell'età adulta o se lo stesso tipo di interventi utilizzato con gli adolescenti potrebbe essere efficace per gli adulti. La ricerca sui programmi di prevenzione al di là dell'area del gioco d'azzardo suggerisce come, a prescindere dal canale di distribuzione (lezione didattica, filmati, poster, opuscoli, *testimonial*), la sola informazione non abbia un effetto significativo sul cambiamento del comportamento (Evans e Getz 2003).

Un'altra questione che va considerata quando si parla di prevenzione primaria è l'impatto della disponibilità di gioco sullo sviluppo del gioco d'azzardo problematico e patologico. Il gioco d'azzardo ha resistito nel tempo attraverso tutte le culture e nonostante i cambiamenti nell'atteggiamento sociale e nelle leggi che lo permettono o lo vietano (Potenza e Charney 2001). Nelle ultime decine d'anni, la disponibilità di gioco d'azzardo legale è cresciuta rapidamente negli Stati Uniti e in altre parti del mondo (Potenza et al. 2001a). I dati suggeriscono che questo fenomeno è stato concomitante con l'aumento dei tassi di gioco d'azzardo ricreativo, problematico e patologico (National Opinion Research Center 1999; Shaffer e Hall 2001). Per esempio, una meta-analisi degli studi di prevalenza condotti nel territorio nordamericano ha evidenziato stime più alte di gioco d'azzardo problematico e patologico nelle ricerche condotte tra il 1994 e il 1997, rispetto agli studi condotti tra il 1977 e il 1993 (Shaffer e Hall 2001). Se il gioco d'azzardo debba essere permesso o proibito è, tuttora, argomento di discussione aperta, il cui esito andrà a determinare un importante effetto sulle scelte di Sanità Pubblica e prevenzione.

Riassumendo, nonostante esistano tentativi rivolti alla prevenzione primaria del gioco d'azzardo nella popolazione adulta, il numero è ancora esiguo, in particolar modo alla luce dell'impatto del gioco d'azzardo sulla salute pubblica. Inoltre, i programmi attuali e futuri potranno beneficiare della validazione empirica e delle informazioni aggiuntive sulla natura dei fattori di mediazione tra gioco d'azzardo e indici di salute (causalità potenziale). Questo tipo di informazioni potrebbe portare a linee guida per un uso corretto del gioco d'azzardo e a campagne di sensibilizzazione pubblica più informative ed efficaci.

10.2
Prevenzione secondaria

I programmi di prevenzione secondaria includono provvedimenti destinati agli individui che presentano fattori di rischio per lo sviluppo o forme pre-cliniche di una patologia. Qui la definizione verrà estesa per includere i tentativi di prevenzione rivolti a gruppi vulnerabili anche se non necessariamente ad alto rischio, quali gli anziani. Le misure di prevenzione secondaria, in generale rappresentano una parte importante nei contesti di medicina generale. Per esempio, strumenti di *screening* brevi quali il CAGE si sono dimostrati efficaci nell'ambito della medicina generale nel facilitare l'identificazione e il trattamento di persone con problemi legati all'uso di alcol (Fiellin et al. 2000).

Nonostante sia probabile che i medici generici incontrino individui con problematiche legate al gioco d'azzardo, è necessario prendere in considerazione il loro livello di formazione per la valutazione dei disturbi legati al gioco d'azzardo e il grado di confidenza nel trattarli. Per esempio, in un'indagine in cui sono stati intervistati 180 medici curanti, è risultato che il 96% riportava una conoscenza del gioco d'azzardo problematico e patologico ma solo il 30% riferiva di raccogliere informazioni su problemi associati al gioco d'azzardo quando un paziente si presenta con sintomi legati allo stress (Christensen et al. 2001).

In un altro studio, centrato su direttori dei Ministeri della salute, Dirigenti delle Scuole di Specializzazione in medicina ed esperti nel campo dell'alcolismo e del gioco d'azzardo patologico, è stata condotta un'analisi dei bisogni da cui è emersa la mancanza di consapevolezza, conoscenza, educazione e formazione nell'area del GAP come una delle barriere o degli ostacoli più importanti che i medici devono affrontare (Rowan e Galasso 2000). Gli autori hanno descritto un bisogno di formazione, per i medici, sui disturbi legati al gioco d'azzardo nell'arco di tutta la formazione medica e anche attraverso la formazione continua.

Un gruppo significativo di giocatori riporta problemi di salute come diretta conseguenza dell'attività d'azzardo. Le conseguenze negative che si possono presentare – sia nel giocatore che nel partner – includono depressione, insonnia, disturbi intestinali, emicrania e altri disturbi associati allo stress (Griffiths 2001; Griffiths et al. 1999; Lorenz e Yaffee 1986, 1988). Rientra nella routine dei medici di medicina generale fare domande riguardo a fumo e alcol ma, in generale, non viene discusso il gioco d'azzardo (Setness 1997). Una sempre maggiore evidenza suggerisce che, in modo da poter offrire un livello ottimale di cura, tutte le categorie di medici – particolarmente nell'ambito della medicina generale e della psichiatria – dovrebbero possedere una consapevolezza del potenziale impatto del gioco d'azzardo sulla salute e sul benessere, così come le informazioni e le competenze necessarie per identificare e inviare o prendere in carico gli individui affetti da gioco d'azzardo problematico o patologico. Nell'insieme, questi dati suggeriscono che il gioco d'azzardo nelle sue forme esasperate dovrebbe essere concettualizzato in termini di dipendenza da sostanze e, in quanto tale, come una vera e propria patologia (McLellan et al. 2000; Potenza et al. 2001a, 2002).

Metodi di *screening* efficaci per l'individuazione di comportamenti patologici associati al gioco d'azzardo potrebbero costituire un supporto di valore nei contesti di medicina generale. Sono stati sviluppati diversi strumenti brevi di valutazione e dati preliminari suggeriscono che il questionario *Early Intervention Gambling Health Test* (vedi Appendice B), uno strumento di auto-valutazione composto da 8 domande, ha un'alta sensibilità e specificità nell'ambito della medicina di base

(Potenza et al. 2002; Sullivan 2000). Nonostante sia ancora troppo presto per sviluppare linee guida per la prevenzione del gioco d'azzardo problematico e patologico nella medicina generale, i medici di base possono valutare regolarmente le esperienze di gioco dei pazienti, toccando in modo appropriato il tema della possibile esistenza di disturbi legati al gioco d'azzardo con persone che sembrano poter essere coinvolte in maniera problematica in attività di gioco d'azzardo, motivando gli individui a cercare trattamento, laddove necessario, e inviandoli in maniera appropriata a gruppi di auto-aiuto, programmi di intervento offerti sul territorio o linee telefoniche di supporto in modo da facilitare il coinvolgimento in trattamenti per il gioco d'azzardo disponibili a livello locale (Potenza et al. 2002).

Gli strumenti brevi di *screening* potrebbero anche fornire un aiuto significativo in altri contesti, inclusi i centri di salute mentale e quelli per il trattamento dell'abuso da sostanze, le carceri e altre strutture legali e luoghi dove si pratica il gioco d'azzardo. Gli operatori, in questi contesti, dovrebbero essere consapevoli degli alti tassi di gioco d'azzardo problematico e patologico in alcuni gruppi specifici – per esempio, uomini, adolescenti, ex-detenuti o ex pazienti psichiatrici (inclusi quelli con storie di abuso da sostanze). Data l'alta co-esistenza del gioco d'azzardo con altri disturbi psichiatrici, la valutazione degli individui che presentano problematiche associate al gioco d'azzardo su altre condizioni psichiatriche (e viceversa) potrebbe rafforzare i tentativi di prevenzione terziaria permettendo di offrire trattamenti che riducono in maniera più efficace il danno relativo a ciascuna patologia.

Le persone che frequentano i luoghi dove si gioca d'azzardo, in particolare dove le scommesse dei singoli vengono accorpate, presentano alti tassi di gioco d'azzardo problematico e patologico (National Opinion Research Center 1999) e costituiscono un *target* importante per i tentativi di prevenzione secondaria. In questa direzione, alcuni casinò e agenzie di scommesse formano i dipendenti in modo da riconoscere i potenziali giocatori problematici o patologici e pubblicizzano al loro interno metodi per i clienti che potrebbero avere bisogno di aiuto (per esempio, attraverso le linee telefoniche di supporto o i programmi di auto-esclusione, descritti nel paragrafo 10.3, "Prevenzione terziaria").

Alcune fasce specifiche della popolazione, nonostante siano probabilmente a più basso rischio, potrebbero richiedere interventi di prevenzione *ad hoc*. Per esempio, i problemi legati al gioco d'azzardo sono più frequenti negli uomini piuttosto che nelle donne ed esistono alcune differenze di genere nel comportamento d'azzardo. Le donne, generalmente, iniziano a giocare d'azzardo, e a sviluppare problemi connessi, più avanti con l'età e più spesso si dedicano a forme non strategiche di gioco d'azzardo quali le *slot machine* (Potenza et al. 2001b; Tavares et al. 2001). Di conseguenza, gli interventi di prevenzione rivolti a uomini e donne potrebbero avere come obiettivi preferenziali specifici contesti di gruppo e particolari fasce di età. In maniera simile, è meno probabile che gli anziani intraprendano il gioco d'azzardo, sviluppino problemi associati al gioco d'azzardo e riportino problematiche associate quand'anche riconoscano un problema di gioco d'azzardo, ma sono più propensi a giocare e a sviluppare problematiche in relazione a specifici tipi di gioco quali le *slot machine* e le lotterie (Desai et al., in press; Mendez et al. 2000; National Opinion Research Center 1999; Potenza et al., in press). Di conseguenza, sono necessari interventi di prevenzione secondaria sviluppati in maniera specifica per la popolazione anziana. Questi potrebbero includere lo *screening* nelle case di cura o la pubblicizzazione dei programmi di supporto – in lettere grandi – sulle *slot machine* (Potenza et al, in press). Nei contesti di cura, alcuni gruppi specifici di anziani potrebbero avere un rischio maggiore per il GAP. Per esempio, in diversi casi clinici è stata descritta l'insorgenza o il peggioramento delle problematiche legate al gioco d'azzardo nei pazienti trattati con farmaci attivatori della dopamina per la cura del morbo di Parkinson (Gschwandtner et al. 2001; Molina et al. 2000; Seedat et al. 2000). Ulteriori ricerche sono necessarie per indagare l'efficacia della prevenzione secondaria nel centrare i bisogni di queste e altre fasce di adulti ad alto rischio o vulnerabili.

10.3
Prevenzione terziaria

Gli interventi di prevenzione terziaria implicano la riduzione dei danni legati alla patologia in individui che ne sono affetti. Questi tentativi, che includono le terapie comportamentali e farmacologiche per il GAP, sono descritti nei capitoli 12 e 13, rispettivamente "Terapie cognitive e comportamentali" e "Terapie farmacologiche". Interventi precoci di prevenzione terziaria includono l'inserimento degli individui recentemente valutati come giocatori problematici in programmi di trattamento (per esempio attraverso linee telefoniche di supporto) e l'utilizzo di metodi non legati alla terapia per aiutare i giocatori con problemi ad astenersi dal gioco.

Le linee telefoniche di aiuto sono ampiamente utilizzate negli Stati Uniti e in altre aree del mondo (Griffiths et al. 1999; Potenza et al. 2000; Sullivan et al. 1994, 1997). Per esempio, la linea di aiuto del *Connecticut Council on Problem Gambling* (CCPG) (che serve principalmente il Connecticut e due stati confinanti) riceve regolarmente più di 1000 richieste di aiuto all'anno (Potenza et al. 2000, 2001b); questo volume di chiamate è considerevolmente minore di quello di altri stati e della linea del *National Council on Problem Gambling*. Nel Connecticut, la maggior parte (circa l'85%) dei chiamanti che riportano un problema legato al gioco d'azzardo dichiarano di non avere mai partecipato a un gruppo di auto-aiuto, né di aver ricevuto assistenza professionale (Potenza et al. 2000, 2001b). Gli individui che chiamano le linee di assistenza telefonica del CCPG sono generalmente inviati a gruppi di auto-aiuto o a programmi di trattamento professionale, facilitando così l'ingresso in trattamento di chi ha recentemente individuato un problema legato al gioco d'azzardo. Dato che i numeri verdi delle linee di assistenza sono pubblicizzati ampiamente (su cartelloni e autobus) e, in modo rilevante, nei luoghi di accesso al gioco d'azzardo (casinò, agenzie di scommesse, punti di vendita della lotteria e sul retro dei biglietti della lotteria), questo tipo di iniziativa può servire da ponte tra gli interventi di prevenzione primaria, secondaria e terziaria.

Le informazioni fornite da chi chiama le linee di assistenza possono aiutare a migliorare gli interventi di prevenzione. Per esempio, pochi adolescenti chiamano la linea del CCPG, fatto che suggerisce l'esigenza di altri interventi di prevenzione per poter identificare gli adolescenti con problemi legati al gioco d'azzardo e fornire loro l'adeguato trattamento. I dati suggeriscono che anche altri gruppi (per esempio, uomini di etnia ispanica o afro-americana) sono scarsamente rappresentati nel campione del CCPG (Potenza et al. 2001b). Sono state osservate alcune differenze con linee di assistenza che servono altre regioni geografiche. Per esempio, uno studio su dati provenienti da linee di assistenza del Regno Unito indicano un maggior numero di adolescenti che si rivolgono alla *helpline* rispetto a quanto riscontrato per il CCPG (Griffiths et al. 1999; Potenza et al. 2001b). La ragione precisa di questa apparente differenza tra Stati Uniti e Regno Unito non è chiara, ma potrebbe implicare alcune differenze nella popolazione, nel tipo di pubblicità o nel comportamento di gioco d'azzardo. Per esempio, gli adolescenti del Regno Unito utilizzano più frequentemente le *slot machine* rispetto a quelli degli Stati Uniti, e i problemi legati a questa attività sono spesso riconosciuti negli Stati Uniti e nel campione del CCPG (Griffiths et al. 1999; Potenza et al. 2001b). È necessaria una valutazione diretta di quanto le fasce di popolazione sotto-rappresentate potrebbero essere efficacemente interessate (per esempio, attraverso alcuni cambiamenti nella pubblicità quali la lista dei contatti delle linee di assistenza in lingua spagnola oltre che inglese, in modo da poter raggiungere più uomini di etnia ispanica). Inoltre, sono necessarie ulteriori indagini per esaminare direttamente l'efficacia delle *helpline* in relazione ai dati di follow-up seguenti l'invio. Vale a dire che sarebbero molto utili le informazioni ottenute da utenti disponibili a essere richiamati diversi mesi dopo il primo contatto, così da poter valutare quanto i giocatori abbiano beneficiato dell'intervento della linea di assistenza.

Le politiche di auto-esclusione esistono in diversi casinò a livello mondiale, incluso il Nord America. Nonostante regole e norme precise varino a seconda della zona geografica e dello specifico casinò, in generale è implicata un'auto-esclusione volontaria per un certo periodo di tempo (per esempio, dai 6 mesi ai 5 anni) con il rischio di essere arrestati (per esempio, per introduzione abusiva) se la persona viene trovata nelle vicinanze (Ladouceur et al. 2000a). Poca ricerca è stata condotta sull'efficacia della pratica di auto-esclusione dai casinò. L'unica ricerca ad oggi esistente è stata condotta su 220 soggetti volontari (Ladouceur et al. 2000a), principalmente maschi, di mezza età e coniugati, di cui la maggior parte (95%) erano diagnosticati come giocatori patologici sulla base del *South Oaks Gambling Screen* (Ladouceur et al. 2000a). Nonostante la maggior parte dei soggetti (97%) riportasse di ritenere che sarebbe stata in grado di astenersi dalla frequentazione dei casinò durante il periodo di auto-esclusione, i resoconti dei soggetti precedentemente esclusi (24% del campione) suggerivano altrimenti (Ladouceur et al. 2000a). In maniera specifica, il 36% dei soggetti esclusi riportava di aver frequentato i casinò durante il precedente periodo di esclusione (Ladouceur et al. 2000a). Tuttavia, il 30% riportava di aver mantenuto una completa astinenza durante il periodo di esclusione (Ladouceur et al. 2000a). Sono necessarie ulteriori indagini per definire i fattori predittivi di successo nei programmi di auto-esclusione dai casinò e per migliorare l'effettiva applicazione degli accordi.

10.4
Conclusione

Gli interventi di prevenzione mirati all'eliminazione o alla riduzione del gioco d'azzardo problematico e patologico negli adulti sono a uno stadio relativamente precoce di sviluppo. Sarebbe estremamente utile una maggiore conoscenza rispetto all'impatto dei diversi tipi e livelli di comportamenti associati al gioco d'azzardo sulla salute e sul benessere, in modo da poter produrre linee guida per un approccio sano al gioco d'azzardo e per gli interventi di prevenzione primaria. Una maggiore comprensione delle caratteristiche delle popolazioni ad alto rischio e vulnerabili – facilitata attraverso indagini biologiche, psicologiche e psichiatriche e sociali – e del decorso naturale del comportamento d'azzardo in questi gruppi aiuterà a migliorare gli interventi di prevenzione secondaria e terziaria. Come in altri campi della medicina, l'efficacia delle strategie individuali di prevenzione avrà bisogno di essere validata in maniera empirica. Tentativi mirati in queste aree dovrebbero portare a una diminuzione nella sofferenza attribuibile al gioco d'azzardo problematico e patologico.

Bibliografia

Center for Nutrition Policy and Promotion: Dietary Guidelines for Americans, 5th Edition. Washington, DC, U.S. Department of Agriculture, 2000. Available at: http://www.usda.gov/cnpp/dietary_guidelines.html. Accessed December 20, 2003.

Christensen MH, Patsdaughter CA, Babington LM: Health care providers' experiences with problem gamblers. J Gambl Stud 17:71–79, 2001

Clayton RR, Cattarello AM, Johnstone BM: The effectiveness of Drug Abuse Resistance Education (Project DARE): 5-year follow-up results. Prev Med 25:307–318, 1996

Crockford DN, el-Guebaly N: Psychiatric comorbidity in pathological gambling: a critical review. Can J Psychiatry 43:43–50, 1998

Cunningham-Williams RM, Cottler LB, Compton WM III, et al: Taking chances: problem gamblers and mental health disorders—results from the St. Louis Epidemiologic Catchment Area Study. Am J Public Health 88:1093–1096, 1998

Desai RA, Maciejewski PK, Dausey DJ, et al: Health correlates of recreational gambling in older adults. Am J Psychiatry (in press) Prevention Efforts and the Role of the Clinician 155

Dietary Guidelines Advisory Committee: Discussion of proposed changes, in Report of the Dietary Guidelines Advisory Committee on Dietary Guidelines for Americans, 2000. Washington, DC, U.S. Department of Agriculture, Agricultural Research Service, 2000, pp 20–61. Available at: http://www. ars.usda.gov/dgac. Accessed December 20, 2003.

Evans RI, Getz J: Social inoculation, in Encyclopedia of Primary Prevention and Health Promotion. Edited by Gullotta TP, Bloom M. New York, Kluwer Academic, 2003, pp 1028–1033

Ferland F, Ladouceur R, Vitaro F: Prevention of problem gambling: modifying misconceptions and increasing knowledge. J Gambl Stud 18:19–29, 2002

Fiellin DA, Reid MC, O'Connor PG: Screening for alcohol problems in primary care: a systematic review. Arch Intern Med 160:1977–1989, 2000

Gaboury A, Ladouceur R: Evaluation of a prevention program for pathological gambling among adolescents. J Prim Prev 14:21–28, 1993

Griffiths MD: Gambling—an emerging area of concern for health psychologists. J Health Psychol 6:477–479, 2001

Griffiths MD: Raising gambling awareness through advertising. GamCare News 16:14–15, 2003

Griffiths MD, Scarfe A, Bellringer P: The UK national telephone gambling help-line—results on the first year of operation. J Gambl Stud 15:83–90, 1999

Gschwandtner U, Aston J, Renaud S, et al: Pathologic gambling in patients with Parkinson's disease. Clin Neuropharmacol 24:170–172, 2001

Harvard Medical School Division on Addictions: Gambling mortality. The WAGER 5(41):1–3, 2000. Available at: http://www.thewager.org/backissues.htm. Accessed December 19, 2003

Jason DR, Taff ML, Boglioli LR: Casino-related deaths in Atlantic City, New Jersey 1982–1986. Am J Forensic Med Pathol 11:112–123, 1990

Kado NY, McCurdy SA, Tesluk SJ, et al: Measuring personal exposure to airborne mutagens and nicotine in environmental tobacco smoke. Mutat Res 261:75–82, 1991

Keith MM, Cann B, Brophy JT, et al: Identifying and prioritizing gaming workers' health and safety concerns using mapping for data collection. Am J Ind Med 39:42–51, 2001

Korn DA: Expansion of gambling in Canada: implications for health and social policy. CMAJ 163:61–64, 2000

Korn DA, Shaffer HJ: Gambling and the health of the public: adopting a public health perspective. J Gambl Stud 15:289–365, 1999

Ladouceur R, Jacques C, Giroux I, et al: Analysis of a casino's self-exclusion policy. J Gambl Stud 16:453–460, 2000a

Ladouceur R, Vezina L, Jacques C, et al: Does a brochure about pathological gambling provide new information? J Gambl Stud 16:103–108, 2000b

Lorenz VC, Yaffee RA: Pathological gambling: psychosomatic, emotional and marital difficulties reported by the gambler. Journal of Gambling Behavior 2:40–45, 1986

Lorenz VC, Yaffee RA: Pathological gambling: psychosomatic, emotional and marital difficulties as reported by the spouse. Journal of Gambling Behavior 4:13–26, 1988

McLellan AT, Lewis DC, O'Brien CP, et al: Drug dependence, a chronic medical illness. JAMA 284:1689–1695, 2000

Mendez MF, Bronstein YL, Christine DL: Excessive sweepstakes participation by persons with dementia. J Am Geriatr Soc 48:855–856, 2000

Meyer G, Hauffa BP, Schedlowski M, et al: Casino gambling increases heart rate and salivary cortisol in regular gamblers. Biol Psychiatry 48:948–953, 2000

Molina JA, Sainz-Artiga MJ, Fraile A, et al: Pathologic gambling in Parkinson's disease: a behavioral manifestation of pharmacologic treatment? Mov Disord 15:869–872, 2000

National Opinion Research Center: Gambling Impact and Behavior Study: Report to the National Gambling Impact Study Commission. Chicago, IL, National Opinion Research Center at the University of Chicago, 1999. Available at: http://www.norc.uchicago.edu/new/gamb-fin.htm. Accessed December 13, 2003.

National Research Council: Pathological Gambling: A Critical Review. Washington, DC, National Academy Press, 1999

Petry NM, Oncken C: Cigarette smoking is associated with increased severity of gambling problems in treatment-seeking gamblers. Addiction 97:745–753, 2002

Potenza MN, Charney DS: Pathological gambling: a current perspective. Semin Clin Neuropsychiatry 6:153–154, 2001

Potenza MN, Steinberg MA, McLaughlin SD, et al: Illegal behaviors in problem gambling: analysis of data from a gambling helpline. J Am Acad Psychiatry Law 28:389–403, 2000

Potenza MN, Kosten TR, Rounsaville BJ: Pathological gambling. JAMA 286:141–144, 2001a

Potenza MN, Steinberg MA, McLaughlin SD, et al: Gender-related differences in the characteristics of problem gamblers using a gambling helpline. Am J Psychiatry 158:1500–1505, 2001b

Potenza MN, Fiellin DA, Heninger GR, et al: Gambling: an addictive behavior with health and primary care implications. J Gen Intern Med 17:721–732, 2002

Potenza MN, Steinberg MA, McLaughlin SD, et al: Characteristics of tobaccousing problem gamblers calling a gambling helpline. Am J Addict, in press

Rowan MS, Galasso CS: Identifying office resource needs to help prevent, assess and treat patients with substance use and pathological gambling disorders. J Addict Dis 19:43–58, 2000

Seedat S, Kesler S, Niehaus DJH, et al: Pathological gambling behaviour: emergence secondary to treatment of Parkinson's disease with dopaminergic agents. Depress Anxiety 11:185–186, 2000

Setness PA: Pathological gambling: when do social issues become medical issues? (editorial). Postgrad Med 102:13–18, 1997

Shaffer HJ, Hall MN: Updating and refining prevalence estimates of disordered gambling behaviour in the United States and Canada. Can J Public Health 92:168–172, 2001

Shaffer HJ, Korn DA: Gambling and related mental disorders: a public health analysis. Annu Rev Public Health 23:171–212, 2002

Shaffer HJ, Vander Bilt J, Hall MN: Gambling, drinking, smoking and other health risk activities among casino employees. Am J Ind Med 36:365–378, 1999

Slovic P: Smoking: Risk, Perception and Policy. Thousand Oaks, CA, Sage, 2001

Substance Abuse and Mental Health Services Administration: 2002 National Survey on Drug Use and Health. Rockville, MD, Substance Abuse and Mental Health Services Administration, Office of Applied Studies, 2003. Available at: http://www.samhsa.gov/oas/nhsda.htm. Accessed January 1, 2003.

Sullivan SG: Pathological gambling in New Zealand: the role of the GP. New Ethicals Journal 3:11–18, 2000

Sullivan SG, Abbott M, McAvoy B, et al: Pathological gamblers—will they use a new telephone hotline? N Z Med J 107:313–315, 1994

Sullivan SG, McCormick R, Sellman JD: Increased requests for help by problem gamblers: data from a gambling crisis telephone hotline. N Z Med J 110:380–383, 1997

Tavares H, Zilberman ML, Beites FJ, et al: Gender differences in gambling progression. J Gambl Stud 17:151–159, 2001

Trout D, Decker J, Mueller C, et al: Exposure of casino employees to environmental tobacco smoke. J Occup Environ Med 40:270–276, 1998

U.S. Preventive Services Task Force: Guide to Clinical Preventive Services, 2nd Edition. Baltimore, MD, Williams & Wilkins, 1996

Valenzuela TD, Roe DJ, Nichol G, et al: Outcomes of rapid defibrillation by security officers after cardiac arrest in casinos. N Engl J Med 343:1206–1209, 2000

Welte J, Barnes G, Wieczorek W, et al: Alcohol and gambling pathology among U.S. adults: prevalence, demographic patterns and comorbidity. J Stud Alcohol 62:706–712, 2001

Prevenzione e trattamento del gioco d'azzardo problematico e patologico negli adolescenti

J.L. Derevensky, R. Gupta, L. Dickson

Gli ultimi 10 anni hanno testimoniato un rinnovato interesse per gli aspetti negativi del gioco d'azzardo. Commissioni nazionali in Australia, Nuova Zelanda, Regno Unito e Stati Uniti hanno iniziato a esaminare i benefici economici e i costi sociali dell'espansione del gioco d'azzardo. Contemporaneamente, i ricercatori hanno intrapreso un processo di valutazione delle conseguenze negative del gioco d'azzardo problematico e patologico per le popolazioni ad alto rischio. Nonostante queste problematiche siano state viste come di pertinenza dell'età adulta, prove recenti indicano che il gioco d'azzardo è un'attività popolare tra i giovani. È stato stimato che tra il 4 e l'8% degli adolescenti ha, attualmente, un problema grave legato al gioco d'azzardo e che un altro 10-14% rimane a rischio di sviluppo di un disturbo grave legato al gioco d'azzardo (Jacobs 2000; National Research Council 1999; Shaffer e Hall 1996) (Capitolo 5, "Adolescenti e giovani adulti").

Dato il numero crescente di opportunità di gioco d'azzardo, l'attrattiva di tali opportunità per i giovani e la proliferazione di luoghi per giocare d'azzardo facilmente accessibili, risulta evidente l'esigenza di un maggior bisogno di programmi di prevenzione e di intervento su base scientifica. I tentativi di comprendere i costi economici, sociali e psicologici del gioco d'azzardo patologico sono aumentati negli ultimi anni. Il riconoscimento del fatto che gli adolescenti siano particolarmente suscettibili allo sviluppo di problemi comportamentali in generale (Baer et al. 1998; Jessor 1998; Luthar et al. 2000) – e di problemi associati al gioco d'azzardo in particolare (Gupta e Derevensky 1998a; National Research Council 1999; Wynne et al. 1996) – amplifica la necessità di iniziative di prevenzione efficaci e centrate in maniera specifica sugli adolescenti.

11.1
Iniziative di prevenzione

Gli studi strutturati volti ad indagare le possibilità di prevenzione del gioco d'azzardo problematico e patologico negli adolescenti, così come la traduzione dei risultati degli studi in interventi di prevenzione su base scientifica, sono particolarmente scarsi (Dickson et al. 2002). Un nuovo approccio concettuale, la scienza preventiva, ha più recentemente posto le fondamenta per interventi di formazione centrati sulla scuola (Coie et al. 1993). Se gli interventi di prevenzione devono essere efficaci, è necessario che siano concettualizzati a partire dalla ricerca sulla resilienza in adolescenza, dato che il gioco d'azzardo rimane un'attività adulta socialmente accettabile (Azmier 2000), così come un'attività spesso intrapresa dagli adolescenti (Jacobs 2000).

La letteratura sulla resilienza è derivata dai risultati che mostrano come alcuni individui sembrino più immuni ad avversità, deprivazione e stress rispetto ad altri. Nonostante sia inevitabile che tutti gli individui siano sottoposti ad eventi stressanti nella loro vita, i bambini e gli adolescenti hanno comportamenti adattivi differenti e spesso unici. Si ritiene che la resilienza sia collegata a disposizioni biologiche di auto-correzione nello sviluppo umano (Waddington 1957) e ai meccanismi protettivi che operano in presenza di fattori stressanti (Rutter 1987; Werner e Smith 1982). Quindi, i giovani resilienti sono in grado di affrontare in maniera più efficace le situazioni stressanti e il disagio emotivo in modi che permettono loro di sviluppare adeguati comportamenti adattivi.

Se i programmi di prevenzione per il gioco d'azzardo devono incorporare la promozione della resilienza tra i giovani come uno tra gli obiettivi centrali, un profilo positivo include lo sviluppo di: 1) competenze di *problem-solving* efficaci, inclusa la capacità di pensare in maniera astratta e di generare e implementare soluzioni a problemi cognitivi e sociali; 2) competenza sociale, che comprende flessibilità, comunicazione efficace, empatia e comportamento prosociale; 3) autonomia, auto-efficacia e auto-controllo; 4) un senso di finalità, orientamento al successo, motivazione e ottimismo (Brown et al. 2001).

Nonostante i programmi di prevenzione finalizzati a minimizzare i problemi legati al gioco d'azzardo siano relativamente recenti, i tentativi in direzione della prevenzione dell'uso di tabacco, alcol e droga tra i giovani esistono da molti anni. Le correnti attuali nella prevenzione dell'abuso di droga e alcol si sono focalizzate sui fattori di rischio e protettivi e sulla loro interazione (Brounstein et al. 1999). Questi interventi mirano a prevenire o limitare gli effetti dei fattori di rischio (variabili associate con alta probabilità di insorgenza, maggiore gravità e più lunga durata dei disturbi mentali principali) e ad aumentare i fattori protettivi (condizioni che migliorano la resistenza di un individuo ai fattori di rischio e alle patologie). Quindi, gli interventi di prevenzione sono progettati per aumentare la resilienza. I programmi di prevenzione focalizzati sulla riduzione dei rischi devono focalizzarsi sull'eliminazione, riduzione o minimizzazione dei fattori di rischio associati a esiti negativi. La prova della resilienza nei bambini (Garmezy 1985; Rutter 1987; Werner 1986) ha allargato il campo della prevenzione da una cornice di prevenzione del rischio ad una che include sia la prevenzione che la promozione di fattori protettivi. È emerso come i fattori protettivi moderino o respingano gli effetti della vulnerabilità individuale o le avversità ambientali così che la traiettoria di adattamento assume una direzione più positiva di quando i fattori di protezione non sono all'opera (Masten et al. 1990).

I fattori di rischio e protettivi che operano a livello individuale includono fattori fisiologici (per esempio, biochimici e genetici), variabili di personalità, valori e attitudini, problemi comportamentali precoci e persistenti e uso di sostanze. Questi fattori di rischio e protettivi operano nel dominio familiare attraverso le pratiche di gestione familiare, i modelli genitoriali, la struttura familiare (per esempio, nuclei familiari con due genitori rispetto a quelli monogenitoriali) e il clima familiare (inclusa la risoluzione dei conflitti e il legame socio-emotivo genitore-bambino). Anche l'ambiente dei pari è particolarmente rilevante nella prevenzione dei comportamenti a rischio degli adolescenti in quanto è stato trovato che i fattori di rischio e protettivi agiscono attraverso le associazioni di coetanei, le aspettative sociali rispetto all'uso di sostanze e la prestazione scolastica. Anche il contesto scolastico influenza l'atteggiamento e il comportamento di un adolescente. La prestazione accademica, il legame con la scuola (la percezione della connessione con la scuola) e le politiche scolastiche hanno mostrato di agire o come cuscinetto per il rischio di abuso di sostanze o come precursori di modalità fallimentari di *coping* e di sviluppo di abuso di sostanze. A livello della comunità locale di appartenenza, i fattori di rischio e protettivi influenzano il comportamento degli adolescenti attraverso l'accessibilità alle sostanze. Al livello più ampio di ambiente sociale, le leggi e l'atteggiamento condiviso – includendo quello che viene mostrato attraverso i media – influenzano il comportamento a rischio dell'adolescente.

In un tentativo di concettualizzare lo stato attuale delle conoscenze riguardo ai fattori di rischio associati con il gioco d'azzardo problematico, Dickson et al. (2002) hanno utilizzato un paradigma simile basato sulla conoscenza attuale dei giovani con gravi problemi legati al gioco d'azzardo. Sono stati inclusi i seguenti elementi: 1) fattori individuali – tra cui uno scarso controllo degli impulsi, alto livello di ricerca di sensazioni, anticonformismo, scarsa funzionalità psicologica, bassa autostima, precoci e persistenti problemi comportamentali e insorgenza precoce; 2) fattori familiari – storia familiare di abuso di sostanze, atteggiamento genitoriale e modellamento di comportamenti devianti; 3) fattori legati al gruppo dei pari – tra cui aspettative sociali e rinforzo da parte dei pari; 4) fattori sociali – difficoltà scolastiche, accesso alle sostanze o all'attività problematica e norme sociali.

Nonostante parte della ricerca sia stata intrapresa per identificare i fattori di rischio per il gioco d'azzardo problematico negli adolescenti (Derevensky e Gupta 2000; Dickson et al. 2002; Griffiths e Wood 2000; Gupta e Derevesky 2000), nessuno studio sinora pubblicato ha indagato direttamente i meccanismi protettivi – o, più in generale, la resilienza. I fattori protettivi esaminati per le varie forme di dipendenza giovanile possono essere raggruppati in tre categorie generali: cura e supporto, caratteristiche attitudinali (quali aspettative alte e positive) e opportunità di partecipazione (Werner 1989). Queste caratteristiche comprendono ogni dominio che promuove la resilienza nei giovani.

La ricerca sull'abuso di alcol e sostanze in età adolescenziale suggerisce come nessun approccio alla prevenzione sia uniformemente favorevole (Baer et al. 1998); sembra invece essere più efficace una combinazione di strategie che coltivi la resilienza nei giovani. Un approccio multidimensionale può essere il più efficace nella prevenzione dei problemi legati al gioco d'azzardo in adolescenza e di altri comportamenti ad alto rischio. Questo tipo di approccio richiede una validazione scientifica prima che possa essere implementato in maniera allargata. Il processo di validazione dovrebbe includere: dati sulla disseminazione di informazioni; educazione preventiva (lo sviluppo di competenze di vita cruciali, competenze sociali e abilità efficaci di far fronte agli eventi); attività slegate dal gioco d'azzardo; identificazione e invio nel caso di problemi legati al gioco d'azzardo; procedimenti a livello della comunità (formazione dei cittadini e di enti nella prevenzione) e pressioni attive per l'ottenimento di politiche sociali che mirano a ridurre i fattori di rischio e sviluppare i fattori protettivi.

I programmi di prevenzione di successo adattano il materiale informativo e le strategie al livello di sviluppo della popolazione *target*. Le strategie di *coping* e le pressioni sociali, accademiche ed economiche cambiano con l'età (Eisenberg et al. 1997). Le misure di valutazione dovrebbero essere coerenti con le differenze di sviluppo associate alle strategie di *coping* specifiche di ogni età e ai comportamenti adattivi. L'incorporare le informazioni attuali relative ai profili dei giocatori problematici e le conoscenze acquisite dalla ricerca sui modelli di prevenzione del rischio dovrebbe aiutare a dare forma, in maniera più efficace, a programmi di studio.

11.2
Trattamenti per adolescenti

Nonostante vi sia una serie di modalità di trattamento apparentemente promettente per gli adulti (Capitolo 12, "Terapie cognitive e comportamentali", e Capitolo 13, "Trattamenti farmacologici"), non è stata ancora valutata l'efficacia dei programmi terapeutici rivolti ai giovani con disturbi legati al gioco d'azzardo. Uno studio su caso clinico, ha riportato come le tecniche psicodinamiche si siano dimostrate efficaci nella presa in carico di un giovane uomo con un grave problema di gioco d'azzardo (Harris 1964). Più recentemente, Ladouceur e colleghi hanno sostenuto un approccio cognitivo-comportamentale per il trattamento sia di pazienti adulti che giovani (Bujold et al. 1994; Ladouceur e Walker 1996, 1998; Ladouceur et al. 1994, 1998).

In uno dei pochi studi su base empirica, quattro adolescenti maschi con GAP si sono sottoposti ad una terapia individuale cognitivo-comportamentale (Ladouceur et al. 1994) costituita da cinque moduli (informazioni sul gioco d'azzardo, interventi cognitivi, addestramento alla risoluzione di problemi, prevenzione delle ricadute e addestramento alle competenze sociali). La terapia ha avuto una durata di tre mesi (con una media di 17 sedute). I risultati hanno suggerito un miglioramento clinicamente significativo in termini di percezione del controllo durante il gioco d'azzardo e di una importante riduzione nella gravità dei problemi. Un mese dopo il termine della terapia, uno degli adolescenti ha avuto una ricaduta. Alla valutazione condotta 3 e 6 mesi dopo il trattamento, gli altri tre soggetti avevano mantenuto gli esiti terapeutici positivi, erano astinenti e non soddisfavano i criteri per la diagnosi di GAP secondo il DSM, almeno all'ultima valutazione. La durata della terapia necessaria per gli adolescenti con GAP è stata relativamente breve a confronto con quanto necessario per soggetti adulti. Tuttavia, questi risultati devono essere interpretati con cautela vista la scarsa numerosità del campione.

A confronto con gli altri adolescenti, quelli con problemi legati al gioco d'azzardo mostrano un anormale stato fisiologico a riposo e presentano un maggiore disagio emotivo, più sintomi depressivi, comportamenti adattivi e di *coping* scarsi, bassa autostima, alta eccitabilità e alti tassi di comorbidità con altri comportamenti di dipendenza.

I giocatori problematici adolescenti, inoltre, spesso presentano una moltitudine di problemi interpersonali, emotivi, accademici, comportamentali e familiari e il gioco d'azzardo viene utilizzato come soluzione inefficace a queste difficoltà sottostanti. Molti pazienti mostrano una depressione clinica e sintomi relativi alla sfera della sindrome da deficit di attenzione e iperattività.

Il denaro non è sempre la ragione sottostante predominante per il gioco d'azzardo tra gli adolescenti (Gupta e Derevensky 1998a, 1998b). Piuttosto, questo è utilizzato esclusivamente come mezzo per permettere ai giovani di continuare a scommettere.

Attraverso il gioco d'azzardo, i giovani spesso si dissociano e fuggono in un'altra dimensione, sovente manifestando un alter ego e una repressione degli eventi quotidiani sgradevoli o dei problemi di lunga durata (Gupta e Derevensky 2000). Gli adolescenti con gravi problemi di gioco d'azzardo riportano che tutti i loro problemi scompaiono quando giocano e che scommettere sul risultato di un evento sportivo, guardare i rulli di un video-poker che girano o grattare un biglietto del gratta-e-vinci procura un'eccitazione, con aumento della frequenza cardiaca ed *arousal* che si intensifica. Le stesse risposte fisiologiche sono spesso richiamate sia che si stia vincendo o perdendo (fenomeno dell'evento sfiorato).

Per la maggior parte dei giovani con problemi di gioco d'azzardo, una buona giornata è quando il denaro dura tutta la giornata. Viceversa, una brutta giornata è quando il denaro viene perso velocemente. Una volta che il denaro è terminato, i problemi (economici, familiari, accademici, legali, vocazionali, tra pari, interpersonali e sociali) ricompaiono, con l'aggiunta di quelli specificamente legati al gioco. Un giovane di 19 anni ha utilizzato questa metafora: "La mia vita è come un albero, dove un ramo rappresenta l'essere ladro, un altro rappresenta l'essere bugiardo e un altro rappresenta l'abbandono della scuola e del lavoro. Se tagli un ramo, non sei arrivato alla radice del problema ... il gioco d'azzardo." Alla base dei problemi di gioco di questo individuo, si collocavano una serie di problemi psicologici. Il gioco d'azzardo è diventato la sua valvola di sfogo, un modo di innalzare la propria autostima (quando scommetteva forti somme di denaro) e per passare il tempo.

Le ragioni sottostanti al gioco sono parallele a quelle degli adulti. Gli adolescenti riportano di giocare d'azzardo come intrattenimento ed eccitamento e come modo per vincere denaro facilmente (in genere per poter continuare a giocare d'azzardo o pagare i debiti di gioco) e per aumentare l'autostima. Essi riportano che non esiste nulla di paragonabile all'eccitazione che proviene dal giocare d'azzardo "sia quando si vince che quando si perde."

11.3
Un esempio di programma terapeutico per adolescenti

Gupta e Derevensky (2000) hanno riportato, complessivamente, un successo dal loro programma terapeutico per adolescenti con problemi di gioco d'azzardo. Il loro approccio terapeutico non solo affronta la gravità del problema individuale e gli effetti concomitanti (perdita di fiducia, relazioni familiari sconvolte, perdita di amici e indebitamento economico) ma cerca anche di identificare e trattare i problemi psicologici sottostanti.

Nello studio condotto dagli stessi autori, una terapia individuale veniva effettuata con cadenza settimanale e, in alcuni casi, anche con incontri quotidiani (il numero totale delle sedute quindi andava da 20 a 50). La terapia includeva una dettagliata intervista e una valutazione all'ingresso, l'accettazione – da parte dell'individuo – del problema legato al gioco d'azzardo, l'identificazione e il trattamento di problemi personali cruciali, lo sviluppo di competenze di *coping* efficaci e di un comportamento adattivo, la ristrutturazione cognitiva di false credenze, la costituzione di un programma per ripagare i debiti e la prevenzione delle ricadute (una spiegazione più dettagliata si può trovare nello studio). Farmaci antidepressivi sono, inoltre, comunemente utilizzati in associazione alla tradizionale psicoterapia.

Essenziali, per il successo dei programmi di trattamento, sono lo sviluppo e il miglioramento di strategie di *coping* efficaci. I dati empirici e le osservazioni cliniche di adolescenti con gravi problemi di gioco d'azzardo rivelano che costoro sono più propensi a giocare quando sono annoiati o sotto stress; questi adolescenti usano il gioco d'azzardo anche come mezzo per socializzare con i coetanei. Il trovare strategie alternative è un elemento individuale molto importante nel processo di guarigione.

Ulteriori indagini sono necessarie per esaminare il potenziale di specifiche terapie farmacologiche nel trattamento del GAP di adolescenti. Alcuni studi controllati per l'effetto placebo hanno mostrato che molti antidepressivi (per esempio, la fluvoxamina e la paroxetina) sono efficaci nel trattamento a breve termine del GAP negli adulti indipendentemente dai sintomi depressivi presentati (Capitolo 13, "Trattamenti farmacologici").

11.4
Valutazione degli esiti del trattamento

Misure di esito utilizzate per valutare il successo includono un periodo di astinenza di 6 mesi, uno stile di vita salutare (per esempio, miglioramento della socializzazione con amici che non scommettono, un ritorno o un miglioramento a scuola o al lavoro), un miglioramento nelle relazioni tra coetanei e in famiglia e l'assenza di sintomi marcati di depressione, di comportamento delinquenziale o di uso eccessivo di alcol o droga. Gli adolescenti sono generalmente controllati per 2 anni dopo il trattamento. Nonostante non siano stati utilizzati campioni di controllo appaiati, in questi studi iniziali, e le valutazioni dei controlli a lungo termine (più anni) non siano state ancora condotte, i risultati sembrano promettenti.

Si conosce poco sugli effetti a breve termine e a lungo termine negli adolescenti con gravi problemi di gioco d'azzardo. Pochi clinici si specializzano in questo ambito e quelli che sono formati riportano come ben pochi adolescenti si presentino con una richiesta di trattamento (Derevensky et al. 2003). Tuttavia, i notevoli dati empirici sui tassi di prevalenza delle problematiche legate al gioco d'azzardo nei giovani dimostrano la necessità di interventi di prevenzione e di programmi ad ampia portata.

11.5
Conclusione

Lo sviluppo di interventi di prevenzione e la loro accettazione nei curricula scolastici dovrebbero essere concettualizzati all'interno di una più ampia rappresentazione del problema (Dickson et al. 2002). Per chi fornisce il trattamento, gli approcci devono essere ampi e diretti a questioni che vanno al di là del gioco d'azzardo. I problemi di gioco d'azzardo nei giovani riflettono, generalmente, più profonde difficoltà sociali, emotive e comportamentali.

Il gioco d'azzardo problematico durante l'adolescenza rimane un problema in crescita con gravi implicazioni psicologiche, sociologiche ed economiche. Nonostante l'incidenza di gravi problemi di gioco d'azzardo tra i giovani sia rimasta relativamente bassa, la pervasività del problema e le devastanti conseguenze a lungo termine per gli individui affetti, le loro famiglie e i loro amici sono enormi. Una generale mancanza di consapevolezza da parte dei genitori e della società sull'esistenza di gravi problemi legati al gioco d'azzardo tra i giovani – insieme al fatto che gli adolescenti si percepiscono come invulnerabili – fa emergere importanti quesiti nel campo della salute mentale, della Sanità Pubblica e delle politiche sociali.

Queste ultime sono state, negli anni, relativamente scarse. Nonostante la maggior parte delle amministrazioni statali e locali abbiano introdotto statuti che delineano l'età minima legale per l'ingresso nei casinò, la maggior parte devono ancora stabilire norme legislative a riguardo del gioco d'azzardo degli adolescenti. Le leggi che proibiscono il gioco d'azzardo minorile devono essere fatte rispettare in maniera seria e i successivi programmi di prevenzione e trattamento devono essere inclusivi, prendendo in considerazione fattori di sviluppo, sociali e psicologici.

Bibliografia

Azmier JJ: Canadian Gambling Behavior and Attitudes: Summary Report (CWF Publ No 200001). Calgary, AB, Canada West Foundation, 2000

Baer JS, MacLean MG, Marlatt GA: Linking etiology and treatment for adolescent substance abuse: toward a better match, in New Perspectives on Adolescent Risk Behavior. Edited by Jessor R. New York, Cambridge University Press, 1998, pp 182–220

Brounstein PJ, Zweig JM, Gardner SE: Understanding Substance Abuse Prevention: Toward the 21st Century: A Primer on Effective Programs. Rockville, MD, Substance Abuse and Mental Health Services Administration, Center for Substance Abuse Prevention, Division of Knowledge Development and Evaluation, 1999

Brown JH, D'Emidio-Caston M, Benard B: Resilience Education. Thousand Oaks, CA, Corwin Press, 2001

Bujold A, Ladouceur R, Sylvain C, et al: Treatment of pathological gamblers: an experimental study. J Behav Ther Exp Psychiatry 25:275–282, 1994

Coie J, Watt N, West S, et al: The science of prevention. Am Psychol 48:1013–1022, 1993

Derevensky JL, Gupta R: Youth gambling: a clinical and research perspective. eGambling (2):1–10, 2000. Available at: http://www.camh.net/egambling/issue2/feature. Accessed December 22, 2003.

Derevensky JL, Gupta RA, Winters K: Prevalence rates of youth gambling problems: are the current rates inflated? J Gambl Stud 19:405–425, 2003

Dickson LM, Derevensky JL, Gupta R: The prevention of gambling problems in youth: a conceptual framework. J Gambl Stud 18:97–159, 2002

Eisenberg N, Fabes R, Guthrie I: Coping with stress in roles of regulation and development, in Handbook of Children's Coping: Linking Theory and Intervention (Issues in Clinical Child Psychology Series). Edited by Wolchik SA, Sandler IN. New York, Plenum, 1997, pp 41–70

Garmezy N: The NIMH-Israeli high-risk study: commendations, comments, and cautions. Schizophr Bull 11:349–353, 1985

Griffiths M, Wood RT: Risk factors in adolescence: the case of gambling, videogame playing, and the internet. J Gambl Stud 16:199–225, 2000

Gupta R, Derevensky JL: Adolescent gambling behavior: a prevalence study and examination of the correlates associated with problem gambling. J Gambl Stud 14:319–345, 1998a

Gupta R, Derevensky JL: An empirical examination of Jacob's General Theory of Addictions: do adolescent gamblers fit the theory? J Gambl Stud 14:17–49, 1998b

Gupta R, Derevensky JL: Adolescents with gambling problems: from research to treatment. J Gambl Stud 16:315–342, 2000

Harris HI: Gambling addiction in an adolescent male. Psychoanal Q 33:513–525, 1964

Jacobs DF: Juvenile gambling in North America: an analysis of long term trends and future prospects. J Gambl Stud 16:119–152, 2000

Jessor R: New perspectives on adolescent risk behavior, in New Perspectives on Adolescent Risk Behavior. Edited by Jessor R. New York, Cambridge University Press, 1998, pp 1–12

Ladouceur R, Walker M: A cognitive perspective on gambling, in Trends in Cognitive and Behavioural Therapies. Edited by Salkovskis PM. New York, Wiley, 1996, pp 89–120

Ladouceur R, Walker M: The cognitive approach to understanding and treating pathological gambling, in Comprehensive Clinical Psychology. Edited by Bellack AS, Hersen M. New York, Pergamon, 1998, pp 588–601

Ladouceur R, Boisvert JM, Dumont J: Cognitive-behavioral treatment for adolescent pathological gamblers. Behav Modif 18:230–242, 1994

Ladouceur R, Sylvain C, Letarte H, et al: Cognitive treatment of pathological gamblers. Behav Res Ther 36:1111–1119, 1998

Luthar SS, Cicchetti D, Becker B: The construct of resilience: a critical evaluation and guidelines for future work. Child Dev 71:543–562, 2000

Masten A, Best K, Garmezy N: Resilience and development: contributions from the study of children who overcome adversity. Dev Psychopathol 2:425–444, 1990

National Research Council: Pathological Gambling: A Critical Review. Washington, DC, National Academy Press, 1999

Rutter M: Psychosocial resilience and protective mechanisms. Am J Orthopsychiatry 57:316–331, 1987

Shaffer HJ, Hall MN: Estimating the prevalence of adolescent gambling disorders: a quantitative synthesis and guide toward standard gambling nomenclature. J Gambl Stud 12:193–214, 1996

Waddington CH: The Strategy of Genes. London, Allen & Unwin, 1957

Werner EE: Resilient offspring of alcoholics: a longitudinal study from birth to age 18. J Stud Alcohol 47:34–40, 1986

Werner EE: High risk children in young adulthood: a longitudinal study from birth to 32 years. Am J Orthopsychiatry 59:72–81, 1989

Werner EE, Smith RS: Vulnerable but Invincible: A Study of Resilient Children. New York, McGraw-Hill, 1982

Wynne HJ, Smith GJ, Jacobs DF: Adolescent Gambling and Problem Gambling in Alberta. Report prepared for the Alberta Alcohol and Drug Abuse Commission. Edmonton, AB, Canada, Wynne Resources, 1996

Terapie cognitive e comportamentali

12

D.C. Hodgins, N.M. Petry

I sondaggi rivelano, ripetutamente, come almeno il 40% degli individui che hanno avuto un quadro di gioco d'azzardo patologico (GAP) nella loro vita, non soddisfino i criteri per una diagnosi di patologia nell'anno precedente all'intervista (Hodgins et al. 1999). Questi risultati suggeriscono che una parte significativa dei giocatori patologici sono riabilitati o in fase di riabilitazione. Le strade per la riabilitazione possono essere molteplici e includono trattamenti formali centrati in maniera specifica sulla cessazione del gioco, quali programmi residenziali, trattamenti ambulatoriali di gruppo, e *counseling* individuale. In aggiunta, o alternativamente, gli individui possono fruire di trattamenti per questioni che riguardano altre malattie psichiatriche in cui i comportamenti associati al gioco d'azzardo sono affrontati in maniera indiretta. Le associazioni dei Giocatori Anonimi, che traggono vantaggio dal supporto tra pari, sono diventate ampiamente disponibili sul territorio. Il percorso più frequente può essere quello di non ricevere trattamento, ovvero l'auto-riabilitazione (Hodgins et al. 1999).

A prescindere dal tipo di percorso riabilitativo che il singolo individuo può scegliere, possono essere utilizzate strategie di cambiamento simili (Hodgins e el-Guebaly 2000). Dalle interviste aperte somministrate ai giocatori riabilitati, sottoposti o meno a trattamento, è stato derivato uno schema di classificazione. La maggior parte delle strategie cade sotto la rubrica di meccanismi cognitivo-comportamentali e molti sono gli interventi centrati su questo tipo di approccio.

12.1
Tipi di terapie cognitivo-comportamentali

Gli approcci cambiano in funzione del relativo *focus* sulle tecniche di cambiamento di tipo cognitivo versus cognitivo-comportamentale. Nell'approccio cognitivo, il gioco d'azzardo viene considerato come il risultato delle credenze e delle attitudini soggettive riguardo a controllo, fortuna, previsione e caso (Ladouceur e Walker

1996; Toneatto 2002). Lo scopo della terapia è identificare e cambiare le distorsioni cognitive che sostengono il gioco d'azzardo. Nelle prospettive cognitivo-comportamentali di ampio respiro, si ritiene che il gioco d'azzardo sia sostenuto da fattori sia cognitivi che comportamentali e il trattamento debba prevedere tecniche che vanno ad agire sui due fronti.

Quest'ultimo tipo di approccio è tipicamente strutturato in più sedute terapeutiche individuali o di gruppo. Un'altra tendenza, nell'area del trattamento del gioco d'azzardo, è quella di offrire interventi brevi, applicati con l'utilizzo di un libro di esercizi auto-gestiti (Blaszczynski 1998; Hodgins e Makarchuk 2002) o con interventi di una sola seduta (Robson et al. 2002).

I trattamenti precoci includono tecniche avversive e di desensitizzazione (Barker e Miller 1966; Koller 1972). Le associazioni dei Giocatori Anonimi sollecitano l'emergere di una serie di strategie cognitive e comportamentali che possono essere utilizzate da sole o con altri approcci, tra cui anche le pratiche di auto-esclusione (Nowatzki e Williams 2002) e di gestione economica (National Council on Problem Gambling 2000).

12.1.1
La terapia cognitiva

12.1.1.1
Razionale per gli approcci di terapia cognitiva

Gli studi osservazionali in cui i giocatori verbalizzano le loro credenze cognitive rivelano che più del 70% dei pensieri associati al gioco d'azzardo sono irrazionali (Gaboury e Ladouceur 1989; Griffiths 1994; Ladouceur e Dubé 1997). Uno degli errori cognitivi fondamentali dei giocatori è l'illusione del controllo, la percezione di poter influenzare il risultato di un evento del tutto casuale. Per esempio, i giocatori dei casinò si impegnano nell'individuare strategie per predire o determinare il risultato dei numeri della roulette o del gioco dei dadi. Nelle situazioni sperimentali, i soggetti assegnano un valore monetario più alto ai biglietti della lotteria che hanno scelto rispetto a quelli che sono stati assegnati loro (Langer 1983). Inoltre, scommettono più soldi quando "controllano" il gioco alla roulette per il fatto di essere loro a lanciare la pallina (Ladouceur e Mayrand 1987).

Nonostante molta della ricerca sia stata condotta con soggetti che giocano in maniera ricreativa, Toneatto (2002) ha descritto il tipo di distorsioni che si trovano nei giocatori patologici, che includono: l'illusione del controllo quale erronea interpretazione dei segnali (una sensazione corporea che una vincita sia imminente); l'ingrandimento delle abilità nel gioco d'azzardo (sensazione di essere un migliore giocatore alle *slot machine* grazie all'esperienza); comportamento superstizioso (indossare abiti speciali); controllo sulla fortuna; associazioni illusorie (segnali ambientali che una vincita sia probabile); errori di attribuzione (una serie di perdite segnala una vincita); memoria selettiva (delle vincite *versus* le perdite) ed errori di probabilità (credenze erronee sulla casualità).

12.1.1.2
Tecniche della terapia cognitiva

La terapia cognitiva include quattro principali componenti: educazione, aumento della consapevolezza sugli errori cognitivi, dubbio sulla validità dei pensieri irrazionali e ristrutturazione cognitiva. In termini di educazione, a molti giocatori manca la consapevolezza della natura casuale del gioco d'azzardo. I terapeuti possono insegnare o ricordare che ogni risultato è indipendente a prescindere da ogni possibile apparente associazione. Per esempio, i dadi non si "ricordano" di non aver fatto un risultato di doppio sei per alcuni lanci – ogni lancio è indipendente. Le *slot machine* operano sulla base di generatori di numeri casuali; quindi, il tempo trascorso dall'ultima vincita non è significativo nel predire le vincite future. Continuare a giocare perché si "deve" vincere non rappresenta una strategia produttiva.

Informazioni di base sul gioco d'azzardo possono aumentare la consapevolezza del paziente di come specifici errori cognitivi influenzino la loro soggettiva propensione al gioco d'azzardo. Viene utilizzato un approccio di tipo socratico con domande quali: Quale tipo di forma di gioco d'azzardo i pazienti preferiscono? Come decidono quando giocare (per esempio, serie fortunate o segni)? Come spiegano le loro vincite o perdite? Quando hanno una serie di perdite, credono di avere maggiori probabilità di vincita nel futuro immediato? (Toneatto 2002).

In aggiunta alle domande socratiche, per portare alla luce gli errori cognitivi, il paziente può auto-monitorare i pensieri associati al gioco d'azzardo. Gli esercizi possono anche elicitare questi pensieri dal vivo. Il paziente può verbalizzare i propri pensieri durante le attività, che sono videoregistrate ed esaminate in maniera dettagliata (Griffiths 1994; Ladouceur e Walker 1996).

La componente successiva della terapia cognitiva è quella di portare il paziente a mettere in discussione la validità delle sue credenze. Che cosa è accurato e che cosa non lo è, rispetto ad ogni pensiero e convinzione? Quale affermazione razionale può andare a sostituire quella irrazionale? Per esempio, il paziente può veramente predire quando vincerà? Alcuni pazienti si convincono facilmente che le loro credenze sono scorrette. Altri avranno bisogno di raccogliere le prove esperienziali per confutare le loro convinzioni. Lo scopo del terapeuta è quello di mantenere una posizione interessata e collaborativa e di adottare una modalità socratica di colloquio per aiutare i pazienti a mettere in dubbio le loro credenze.

La componente finale della terapia consiste nell'insegnare ai pazienti a sfidare le loro convinzioni quando affrontano l'impulso a giocare d'azzardo. Al paziente viene chiesto di auto-monitorare, tra due sessioni, il gioco d'azzardo, le spinte forti verso il gioco e il *craving*. Il tipico diario della terapia cognitiva viene utilizzato e include la descrizione dei fattori scatenanti, la sequenza di eventi che portano al gioco d'azzardo e le sfide alle convinzioni irrazionali. Questa parte della terapia è, generalmente, la più ampia delle quattro e continua fino a che il paziente inizia ad interiorizzare alcune delle idee e tecniche.

12.1.1.3
Dati sugli esiti della terapia cognitiva

I primissimi studi su casi non controllati suggeriscono che il trattamento focalizzato sul cambiamento delle convinzioni potrebbe portare alla cessazione o riduzione del gioco d'azzardo (Bujold et al. 1994; Ladouceur et al. 1998; Sylvain e Ladouceur 1992; Toneatto e Sobell 1990; Walker 1992). Più recentemente, Ladouceur e colleghi hanno completato due studi randomizzati. Nel primo (Sylvain et al. 1997), la terapia individuale era messa a confronto con una condizione di controllo in cui i partecipanti aspettavano diversi mesi prima di ricevere il trattamento. I pazienti sottoposti a trattamento hanno riportato di giocare meno e di aver aumentato la percezione di auto-controllo sul gioco d'azzardo in un periodo di 12 mesi, rispetto ai soggetti del gruppo di controllo. Tuttavia, l'intervento non era configurato come una terapia cognitiva pura e includeva, in aggiunta alla terapia cognitiva, addestramento alla risoluzione di problemi e alle competenze sociali e prevenzione delle recidive. In uno studio successivo (Ladouceur et al. 2001), una forma più pura di terapia cognitiva è stata valutata in un disegno di ricerca simile. L'intervento includeva la terapia cognitiva e la prevenzione delle recidive, quest'ultima focalizzata sull'affrontare le distorsioni cognitive associate con situazioni ad alto rischio di ricaduta. Dopo tre mesi il gruppo di trattamento presentava esiti migliori rispetto al gruppo della lista di attesa e i risultati erano mantenuti fino a 12 mesi.

Nonostante questi due studi randomizzati rappresentino un miglioramento metodologico rispetto a precedenti *report*, non è stata condotta un'analisi *intention-to-treat*. Solo i partecipanti che hanno completato il trattamento, 63% nel primo studio e 53% nel secondo, sono stati inclusi nella valutazione degli esiti. La generalizzabilità dei risultati è limitata dalla mancanza di conoscenza dei soggetti che hanno abbandonato lo studio.

12.1.2
Gli approcci cognitivo-comportamentali

12.1.2.1
Razionale per gli approcci cognitivo-comportamentali

Mentre il modello cognitivo si focalizza sui pensieri, altri hanno basi più ampie. Sharpe e Tarrier (1993; Sharpe 2002) hanno proposto un modello integrato che descrive il mantenimento del gioco problematico a causa di fattori sia cognitivi che comportamentali. Secondo questo modello, gli stimoli che nel tempo vengono associati con il gioco d'azzardo possono trasformarsi in stimoli scatenanti il gioco. Questi possono essere esterni (situazioni, tempi, luoghi) o interni (emozioni, pensieri). Una volta che lo stimolo scatenante si manifesta, porta a una risposta involontaria di maggiore attivazione del sistema nervoso autonomo che viene accompagnata da pensieri associati al gioco d'azzardo (per esempio, "Oggi mi sento fortunato") e al bisogno smodato di giocare d'azzardo. Che una persona arrivi a giocare o meno è determinato dalle abilità di *coping*. Il trattamento include interventi mirati a carenze nelle modalità di *coping* quali l'incapacità di controllare l'attivazione del sistema nervoso simpatico, scarse capacità di *problem solving,* incapacità di rimandare la gratificazione e scarsa capacità di mettere in discussione le convinzioni.

12.1.2.2
Tecniche cognitivo-comportamentali

Una tecnica di base delle terapie cognitivo-comportamentali è l'analisi funzionale che consiste nell'identificare gli stimoli – o fattori scatenanti – che elicitano il gioco d'azzardo. Alcuni eventi, giorni, momenti, persone ed emozioni sono state accoppiate con il gioco d'azzardo nel passato e possono provocare episodi di gioco o bisogno impellente di giocare. Fattori scatenanti comuni includono la disponibilità di denaro contante, tempo libero o non strutturato (fine settimana, giorni liberi), conflitti o problemi interpersonali, noia, rabbia o depressione. Gli episodi di gioco d'azzardo sono suddivisi a seconda dei fattori scatenanti e successivamente valutati sulla base delle conseguenze positive e negative. Per esempio, dopo aver litigato con il coniuge su questioni economiche, una persona potrebbe dirigersi direttamente al casinò. I possibili effetti positivi potrebbero includere la possibilità di vincere ed evitare il coniuge. Gli effetti negativi includerebbero il perdere ulteriore denaro, il che porterebbe ad ancora più litigi o, di nuovo, al fattore scatenante stesso, creando quindi un circolo vizioso – gioco d'azzardo per evitare la discussione che a sua volta porta a ulteriori discussioni.

Altri aspetti della terapia cognitivo-comportamentale includono l'aumento del rinforzo che arriva da fonti non associate al gioco d'azzardo per contrastare i rinforzi associati al gioco. Ai pazienti può essere fornita una lista di attività per il tempo libero sulla quale possono segnare quelle a cui un tempo si dedicavano con piacere o quelle che potrebbero considerare di fare. Vengono presentate attività che non implicano forti spese o che sono del tutto gratis, così come attività da svolgere da soli e attività sociali. Il giocatore viene incoraggiato a provare le attività nell'arco della settimana successiva, sulla base dell'idea che lo sviluppo di altre attività che presentano un rinforzo possano competere con il rinforzo che deriva dal comportamento problematico e, quindi, ridurre la probabilità di gioco d'azzardo. In maniera specifica, le attività gratificanti (andare al cinema, fare giardinaggio o giocare a golf, ecc.) dovrebbero essere pianificate per i tempi ad alto rischio (fine settimana o giorni di paga). Strategie preventive di impegno vengono utilizzate e includono il telefonare ad un vecchio amico durante la seduta di terapia per fissare data e orario per prendere un caffè, in modo da aumentare la probabilità che venga intrapresa una condotta più sana.

In altre sedute, ai giocatori viene insegnato come fare un *brainstorming* su nuove modalità di gestione di fattori scatenanti prevedibili e imprevisti e dei momenti di spinta irrefrenabile al gioco. I pazienti possono anche apprendere altre tecniche comportamentali tra cui il *training* all'assertività o al rilassamento. Queste strategie cognitivo-comportamentali possono essere implementate da sole o in associazione alla terapia cognitiva, come quella descritta più sopra, che affronta in maniera più specifica le credenze errate associate al gioco d'azzardo.

12.1.2.3
Dati sugli esiti della terapia cognitivo-comportamentale

Diversi studi su casi hanno riportato notevoli riduzioni nel gioco d'azzardo a seguito della terapia cognitivo-comportamentale (Arribas e Martinez 1991; Bannister 1977; Sharpe e Tarrier 1992). In uno studio condotto in Spagna (Echeburua et al. 1996) i giocatori sono stati assegnati in maniera casuale a una delle quattro condizioni: 1) controllo individuale dello stimolo ed esposizione in vivo con prevenzione della risposta; 2) ristrutturazione cognitiva di gruppo; 3) una combinazione dei primi due trattamenti; e 4) lista d'attesa come condizione di controllo. A sei mesi, i soggetti nella prima e nella seconda delle condizioni sperimentali avevano migliori prestazioni rispetto alla condizione combinata e al gruppo di controllo. A 12 mesi, i tassi di astinenza o di riduzione al minimo del gioco d'azzardo erano più alti nella condizione di trattamento individuale (69%) rispetto al gruppo di ristrutturazione cognitiva (38%) e al gruppo di trattamento combinato (38%). Quindi, la combinazione di terapia cognitiva di gruppo e controllo individuale dello stimolo ed esposizione in vivo con prevenzione della risposta sembrava diminuire l'efficacia di ciascuno dei due interventi implementati da soli.

Gli stessi ricercatori hanno riportato risultati sull'efficacia degli interventi per la prevenzione delle recidive come follow-up del loro programma terapeutico individuale di sei settimane (Echeburua et al. 2000, 2001). I partecipanti che hanno completato il trattamento sono stati assegnati in maniera casuale a due condizioni sperimentali: nessun ulteriore trattamento o terapia di prevenzione delle recidive, individuale o di gruppo. Quest'ultima includeva l'addestramento all'identificazione e alla capacità di affrontare i fattori scatenanti, tra cui pressione sociale, emozioni negative e conflitto interpersonale. In un periodo di follow-up di 12 mesi, l'86% dei partecipanti alla terapia individuale e il 78% di quelli della terapia di gruppo non hanno avuto episodi di ricaduta, rispetto al 52% dei soggetti del gruppo che non aveva ricevuto ulteriore trattamento.

Riassumendo, dati da studi controllati supportano l'efficacia di un intervento cognitivo-comportamentale che include il controllo dello stimolo e la prevenzione delle recidive, così come la terapia cognitiva combinata con tecniche di *problem solving*, competenza sociale e prevenzione delle recidive (Sylvain et al. 1997). N.M. Petry (dati non pubblicati, 1998) ha sviluppato un programma strutturato di terapia cognitivo-comportamentale in 8 sessioni che include le strategie cognitivo-comportamentali descritte più sopra e che dedica anche una sessione alla modificazione delle false credenze. Un gruppo di 220 giocatori patologici sono stati reclutati in uno studio che valutava l'efficacia di questo approccio. La terapia cognitivo-comportamentale era condotta da un *counselor* o completata in maniera autonoma dal paziente con il supporto di un libro di auto-aiuto. Entrambe le condizioni sono state messe a confronto con l'approccio dei Giocatori Anonimi. Dati preliminari suggeriscono come la terapia somministrata da un professionista abbia una maggiore efficacia rispetto al libro di auto-aiuto e alla Giocatori Anonimi.

12.1.3
Interventi brevi

12.1.3.1
Razionale

Una delle sfide per gli operatori è quella di attrarre le persone ai programmi di trattamento; gli studi mostrano che meno dell'8% dei giocatori patologici riceve trattamento (National Gambling Impact Study Commission 1999; Productivity Commission 1999). Gli individui a stadi precoci o con problemi meno gravi, quelli preoccupati della privacy e della convenienza o quelli che vogliono gestire il problema da soli sono meno propensi a frequentare i programmi terapeutici (Hodgins e el-Guebaly 2000). Per questi individui i testi degli esercizi possono essere alternative allettanti, accessibili e convenienti rispetto agli interventi formali o ai gruppi di auto-aiuto. I manuali di auto-aiuto sono stati utilizzati in una serie di ambiti riguardanti la modificazione del comportamento, tra cui fobie, depressione, mal di testa, tabagismo e attività fisica. Diversamente dallo studio di Petry presentato sopra, le meta-analisi che mettono a confronto i programmi di auto-aiuto con le condizioni di assenza di trattamento o gli interventi condotti da un terapeuta professionista indicano che gli approcci di auto-aiuto sono più efficaci rispetto alle condizioni di controllo e tanto efficaci quanto gli stessi programmi condotti da terapeuti (Gould e Clum 1993). In maniera simile, trattamenti brevi condotti da personale ad hoc sono stati sviluppati per i disturbi da uso di alcol (Burke et al. 2003) e presentano i dati empirici più ampi e ripetutamente positivi nella vasta gamma di terapie per l'alcolismo (Miller et al. 2003).

12.1.3.2
Esiti dei trattamenti brevi

Dickerson et al. (1990) hanno assegnato in maniera casuale 29 giocatori al completamento di un libro di esercizi con due possibilità: il solo libro o un'intervista approfondita. Il libro di esercizi includeva tecniche di miglioramento cognitivo-comportamentali e motivazionali per ridurre l'ambivalenza rispetto al cambiamento. Entrambi i gruppi hanno riportato significative riduzioni nel gioco d'azzardo a 6 mesi di follow-up. Hodgins e colleghi (2001) hanno utilizzato una campagna pubblicitaria mediatica per reclutare 102 giocatori problematici in uno studio più ampio. I soggetti sono stati assegnati in maniera casuale a: 1) ricevere il trattamento solo attraverso il libro di esercizi; 2) ricevere il libro più un intervento motivazionale telefonico; 3) essere collocati in una lista d'attesa. A un mese di distanza, un miglioramento significativo è stato trovato nelle prime due condizioni. I soggetti che, oltre al libro, ricevevano la telefonata motivazionale riducevano il gioco d'azzardo in tutto il periodo dei due anni di follow-up (Hodgins et al. 2001; Hodgins et al., in press a). Questi risultati sostengono l'uso dei media per reclutare soggetti che sono riluttanti a cercare un intervento formale. Ulteriori ricerche sono necessarie per comprendere meglio le tipologie di giocatori che traggono maggiormente vantaggio dagli interventi brevi.

Altri tre studi sulle terapie brevi sono in progress. Hodgins sta conducendo uno studio focalizzato sulla prevenzione della recidiva attraverso opuscoli informativi dati ai giocatori patologici che hanno smesso di giocare ma che non frequentano gruppi di supporto (n=168). In un altro studio in corso, condotto dallo stesso autore, familiari e amici di giocatori (n=185) ricevono materiale per addestramento autodidatta finalizzato ad affrontare meglio la situazione e portare il giocatore a richiedere una terapia. Infine, Petry ha valutato tre interventi brevi per i giocatori problematici (n=150): 5 minuti di consigli sulla riduzione del gioco d'azzardo, una seduta di intervento motivazionale e quattro sedute che combinano l'intervista motivazionale e la terapia cognitivo-comportamentale. Tutti e tre gli studi includono una valutazione a lungo termine.

12.1.4
Tecniche di avversione comportamentale e desensibilizzazione

12.1.4.1
Razionale

Nei primi modelli, il GAP era considerato il risultato di una combinazione tra il condizionamento classico e operante, attraverso il quale il gioco d'azzardo è rinforzato per mezzo di schemi di rinforzo intermittente (Petry 2002). I rinforzi possono essere economici ma possono anche includere stato di attivazione fisiologica, eccitazione e rinforzi negativi quali fuga dalla condizione avversiva (Diskin e Hodgins 1999).

12.1.4.2
Esiti delle tecniche di avversione e desensibilizzazione

Le prime terapie comportamentali si focalizzavano sulle tecniche avversive per diminuire il rinforzo positivo e aumentare il rinforzo negativo associato con il gioco d'azzardo. Tipicamente, questo tipo di approccio includeva l'utilizzo di scariche elettriche sui giocatori mentre giocavano, vincevano o pensavano agli effetti positivi del gioco d'azzardo. L'uso della terapia avversiva nel trattamento dei giocatori patologici è stata descritta in alcuni casi clinici (Barker e Miller 1966; Koller 1972). Nonostante alcuni di tali resoconti indicassero dei benefici, i trattamenti di questo tipo sono stati utilizzati con pochi pazienti e gli studi avevano valutazioni di follow-up molto limitate.

Nel corso degli anni '70, è emerso l'utilizzo di terapie comportamentali di più ampio respiro. Il monitoraggio del comportamento, la sensibilizzazione nascosta (*covert sensitization*), le tecniche di rilassamento e la contrattazione coniugale venivano somministrate singolarmente o in associazione alla terapia avversiva (National Research Council 1999). Gli effetti benefici sono stati registrati nella maggior parte dei casi clinici pubblicati (Greenberg e Marks 1982; Kraft 1970), ma i campioni erano spesso troppo piccoli, la durata del follow-up limitata e i tassi di mortalità del campione alti (Greenberg e Rankin 1982). Più recentemente, altre tecniche sono state utilizzate in associazione alla terapia cognitivo-comportamentale. Nella desensibilizzazione immaginativa, ai pazienti vengono insegnate le tecniche di rilassamento per ridurre la tensione fisica e, successivamente, viene loro chiesto di immaginare di resistere ad una serie di segnali che portano al gioco d'azzardo. Con l'esposizione in vivo, il giocatore si avvicina al vero ambiente di gioco, spesso secondo una serie di passi graduali, e mette in pratica le abilità di *coping* acquisite. Blaszczynski (1998) ha fornito una descrizione dettagliata di queste tecniche.

McConaghy et al. (1983) hanno messo a confronto la terapia avversiva e la desensibilizzazione immaginativa in uno studio a disegno randomizzato e hanno trovato che entrambi i gruppi assegnati alle due condizioni presentavano un miglioramento. Tuttavia, ogni gruppo era formato da soli 10 giocatori, il che limitava la possibilità di scoprire differenze tra i due interventi. In un altro studio, condotto su un campione più numeroso, 120 giocatori patologici sono stati assegnati in maniera casuale ad una delle seguenti condizioni di terapia: trattamento avversivo, desensibilizzione in vivo e rilassamento immaginativo. I pazienti assegnati a quest'ultima condizione hanno riportato esiti migliori a 1 mese e a 9 anni di follow-up, anche se solo circa metà del campione è stato valutato a distanza di tempo (McConaghy et al. 1991). Ulteriori ricerche saranno necessarie per isolare i contributi indipendenti e unici di queste tecniche comportamentali, usate singolarmente o in combinazione con altre terapie cognitive e cognitivo-comportamentali per il gioco d'azzardo.

12.1.5
Giocatori Anonimi

L'associazione Giocatori Anonimi è una delle modalità di intervento più popolari per i giocatori patologici. Nonostante il loro modello non abbia una base teorica, vengono utilizzate una serie di tecniche comportamentali. In primo luogo, i membri si scambiano rinforzi positivi per l'astensione dal gioco d'azzardo. I membri dichiarano la durata dell'astinenza ad ogni incontro, e premi speciali sono assegnati per gli anniversari di astinenza, quali spille, certificati o incontri speciali. In secondo luogo, la Giocatori Anonimi fornisce un'attività sociale alternativa allo stesso gioco d'azzardo. Sponsor e liste telefoniche sono utilizzate di modo che un giocatore possa chiamare un altro membro e ricevere supporto sociale e incoraggiamento 24 ore al giorno, 7 giorni alla settimana. Infine, l'idea di affrontare un giorno alla volta incoraggia i giocatori a prendere decisioni sul proprio comportamento relative a schemi temporali definiti e limitati, all'interno dei quali è più probabile riuscire a mantenere un auto-controllo sulle decisioni (Petry 2001).

Nonostante esistano 1000 capitoli della Giocatori Anonimi solo nel Nord America, non è stata pubblicata molta letteratura sull'efficacia di questo approccio. I ricercatori che hanno condotto studi osservazionali concordano che la maggior parte dei frequentatori non si impegnano attivamente nell'associazione (Preston e Smith 1985; Rosecrance 1988; Taber e Chaplin 1988; Turner e Saunders 1990). In una rassegna su una serie di incontri frequentati da nuovi partecipanti, Stewart e Brown (1988) hanno rilevato che dei 232 presenti solo il 7,5% è riuscito a ricevere la spilla come premio per l'astinenza di un anno. Quasi un quarto dei nuovi partecipanti non è mai ritornato per un secondo incontro e quasi tre quarti ha partecipato a 10, o meno, incontri.

Alcuni dati suggeriscono che l'efficacia della Giocatori Anonimi può essere aumentata dalla partecipazione a programmi di trattamento professionali. Russo e colleghi (1984) hanno valutato 124 pazienti che avevano completato un programma della Veteran Administration che combinava la psicoterapia individuale e di gruppo con la frequenza alla Giocatori Anonimi. Dei 60 pazienti che hanno completato la valutazione di follow-up, 33 (35%) hanno riportato di essere stati astinenti. Sia la frequentazione della Giocatori Anonimi che il coinvolgimento nella terapia professionale erano, ciascuno, associato con l'astinenza a lungo termine. Taber e colleghi (1987) hanno riportato i dati sugli esiti a 6 mesi dall'ammissione alla stessa struttura. L'astinenza è stata riscontrata nel 56% dei pazienti e, ancora una volta, la frequentazione della Giocatori Anonimi era associata con gli esiti. Lesieur e Blume (1991) hanno contattato 72 dei 119 giocatori che avevano frequentato un programma di ricovero che combinava l'intervento professionale con il programma in 12 passi per il gioco d'azzardo e il disturbo da uso di sostanze. Nonostante l'adesione alla Giocatori Anonimi non sia stata valutata, 46 pazienti (64%) hanno riportato un'astinenza dal gioco per un periodo da 6 a 14 mesi dopo aver completato il trattamento. Sebbene una proporzione piuttosto grossa di giocatori, che hanno ricevuto un trattamento professionale e hanno partecipato agli incontri della GA, abbia mantenuto l'astinenza, l'intervento professionale è stato condotto in regime di ricovero e la maggior parte dei giocatori coinvolti erano uomini.

Stinchfield e Winters (1996) hanno riportato gli esiti di 1342 pazienti che hanno ricevuto un trattamento ambulatoriale nello stato del Minnesota. Circa la metà dell'intero campione si è impegnata attivamente in un trattamento di tipo professionale e circa un terzo negli incontri con la GA. I soggetti coinvolti nella terapia professionale hanno mostrato una riduzione del gioco d'azzardo e dei problemi psicologici, ma la partecipazione alla GA non si è rivelata, in questo studio, un fattore predittivo significativo dell'esito terapeutico.

Più recentemente, Petry (2003) ha valutato i tassi di partecipazione alla GA – nel Connecticut – a partire da 342 ingressi consecutivi in programmi professionali di trattamento. Più della metà dei pazienti avevano frequentato la GA precedentemente e, tra questi, il 41% aveva partecipato a 5 o più sedute di terapie in un arco di due mesi – rispetto al 24% dei partecipanti che non aveva precedentemente frequentato la GA. Inoltre, i pazienti con una storia di frequentazione della GA presentavano livelli più alti di astinenza dal gioco d'azzardo (48% contro 36%). Il numero di riunioni frequentate alla GA era associato in maniera significativa e indipendente con l'astinenza. Nonostante questi risultati suggeriscano la potenziale efficacia della GA in combinazione con la terapia professionale, i dati non dimostrano l'efficacia della GA nel ridurre il gioco d'azzardo, in quanto non sono state utilizzate procedure di assegnazione randomizzata ai gruppi. Questi dati suggeriscono, semplicemente, come i giocatori che decidono di frequentare la GA (e si sottopongono a un trattamento professionale) ottengano migliori risultati di quelli che chiedono di sottoporsi a una terapia senza essere precedentemente stati attivamente ingaggiati in nessun altra forma di trattamento.

12.1.6
Altri approcci focalizzati

12.1.6.1
Auto-esclusione

In alcune giurisdizioni, gli organi di governo locali o le politiche dei casinò permettono agli individui di mettersi al bando in maniera volontaria da luoghi dove si gioca d'azzardo, quali casinò o piste da corsa. Generalmente, l'esclusione è per un periodo di tempo definito che può durare dai 3-12 mesi ma anche fino all'intera vita. La persona può escludersi da una o più strutture della zona. Quando un individuo si iscrive al programma la sua fotografia viene diffusa alle agenzie di sicurezza che operano nelle strutture. Generalmente, la persona viene anche informata sulle possibilità di ricevere trattamento nella sua zona. Le sanzioni per essere presi nelle vicinanze possono oscillare da una richiesta di andare via fino a multe o incriminazioni per violazione di proprietà. Le vincite vengono in alcuni casi confiscate.

Una rassegna sui programmi di auto-esclusione ha concluso come i partecipanti siano, tipicamente, di sesso maschile con problemi di gioco d'azzardo e una significativa mole di debiti (Nowatzki e Williams 2002). Tuttavia, le prove sull'efficacia di questi interventi sono limitate. L'unica valutazione disponibile (Ladouceur et al. 2000) si è focalizzata su un piccolo gruppo di giocatori che erano alla ricerca di una seconda esclusione da un casinò nel Québec. In questo gruppo, il 64% dei soggetti non era entrato nel casinò durante il primo periodo di esclusione (6 o 12 mesi) e il 30% aveva smesso di giocare d'azzardo. La media di violazione del divieto, tra coloro che l'avevano fatto, era di 6 volte. Solo il 10% aveva cercato di sottoporsi ad un trattamento. In conclusione, sono necessarie ulteriori ricerche per comprendere il ruolo che le politiche di auto-esclusione possono avere nell'aiutare i giocatori patologici a superare le loro difficoltà.

12.1.6.2
Consulenza finanziaria

La consulenza finanziaria è spesso inclusa nei programmi di tipo cognitivo-comportamentale come servizio aggiuntivo, con l'idea che le difficoltà economiche siano un fattore scatenante per il gioco d'azzardo. Il servizio è spesso offerto su base individuale, ma materiale per addestramento da auto-didatta è comunemente disponibile (National Council on Problem Gambling 2000). La GA offre sedute di "soccorso dalla pressione" che coadiuvano nel fornire consulenza per la gestione di grossi debiti. Altre opzioni includono l'invio ad organizzazioni di consumatori per il credito o ad avvocati che si occupano di bancarotta. Generalmente, la GA e i terapeuti che si occupano di problemi legati al gioco d'azzardo raccomandano che i giocatori deleghino tutta la gestione finanziaria al coniuge o a un'altra persona. L'uso di queste strategie in aggiunta alla psicoterapia è un'importante area di ricerca.

12.2
Questioni irrisolte nella terapia cognitivo-comportamentale

La capacità di fornire trattamento ai giocatori patologici continua ad aumentare, nonostante vi siano limitati dati empirici in relazione alla sua efficacia (Oakley-Browne et al. 2000). Nella Tabella 12.1 sono riassunti i pochi studi clinici randomizzati pubblicati. C'è un ampio numero di studi in corso che porterà ad intuizioni importanti, ma altre questioni rimangono aperte tra cui l'astinenza *versus* il controllo come obiettivo del trattamento, l'impatto delle comorbidità psichiatriche e la relativa efficacia dei trattamenti di gruppo rispetto a quelli individuali.

12.2.1
Astinenza versus controllo come obiettivo del trattamento

L'obiettivo ottimale del trattamento continua ad essere argomento di dibattito. Il modello della GA richiede l'astinenza da tutte le forme di gioco d'azzardo; per esempio, un giocatore di *slot machine* deve smettere anche di comprare biglietti della lotteria. Il razionale alla base della totale astinenza è che un'altra forma di gioco d'azzardo può diventare a sua volta problematica o fungere da fattore scatenante per la ricaduta in un'altra modalità. Anche la maggior parte degli operatori e i protocolli degli studi sugli esiti raccomandano l'astinenza (Sylvain et al. 1997). Tuttavia, altri modelli consentono alla persona di individuare obiettivi personalizzati che possono includere la riduzione o il controllo del gioco d'azzardo. Obiettivi di astinenza molto rigidi possono scoraggiare i giocatori dal richiedere trattamento e la flessibilità potrebbe aprire le porte a più persone motivate a ricevere supporto. Nell'ambito dell'alcolismo, gli alcolisti che iniziano il percorso di trattamento con l'obiettivo di bere in maniera controllata spesso si orientano successivamente verso l'obiettivo dell'astinenza (Hodgins et al. 1997).

L'opzione del gioco controllato è supportata da dati di follow-up ottenuti su un piccolo gruppo di giocatori in terapia (63 su 120; Blaszczynski et al. 1991). Intervistati a 2-9 anni dopo il trattamento, 18 pazienti (29%) erano astinenti, 20 (32%) continuavano a giocare d'azzardo in maniera incontrollata e 25 (40%) erano "giocatori controllati". Questi ultimi erano simili ai giocatori astinenti in termini di altri indicatori di stabilità psicosociale. Questi dati sono basati su un piccolo gruppo di giocatori valutati a distanza di tempo con successo (52%); di conseguenza, devono essere interpretati con cautela. Sono necessari studi clinici che mettano a confronto interventi con diversi obiettivi terapeutici.

Tabella 12.1 Studi randomizzati pubblicati sui trattamenti cognitivi e comportamentali

Studio	Campione	Disegno	Risultati
Dickerson et al. 1990	Giocatori reclutati attraverso i media - Australia	Libro di auto-aiuto vs. libro di auto-aiuto e intervista di valutazione	Entrambi i gruppi sono migliorati a 6 mesi
Echeburua et al. 1996	Giocatori patologici ambulatoriali - Spagna	Intervento individuale di controllo dello stimolo ed esposizione in vivo vs. ristutturazione cognitiva in gruppo vs. combinazione vs. lista di attesa	La condizione individuale aveva esiti migliori di quella combinata o di gruppo a sei mesi
Echeburua et al. 2000, 2001	Giocatori patologici ambulatoriali dopo il trattamento - Spagna	Gruppo di prevenzione delle recidive vs. intervento individuale di prevenzione recidive vs. nessun trattamento	Entrambe le condizioni di trattamento superiori all'assenza di trattamento a 12 mesi
Hodgins et al. 2001	Giocatori patologici reclutati attraverso i media - Canada	Miglioramento motivazionale telefonico vs. gruppo di controllo a lista di attesa	Miglioramento motivazionale superiore a 12 mesi
Ladouceur et al. 2001	Giocatori patologici ambulatoriali - Canada	Terapia cognitiva vs. lista di attesa	Trattamento superiore alla lista di attesa a 3 mesi, miglioramenti mantenuti a 12 mesi
McConaghy et al. 1983	Giocatori patologici ricoverati - Australia	Terapia avversiva vs. desensibilizzazione immaginativa	Miglioramenti in entrambi i gruppi a 12 mesi
McConaghy et al. 1991	Giocatori patologici ricoverati - Australia	Terapia avversiva vs. desensibilizzazione immaginativa vs. rilassamento immaginativo	Il gruppo di desensibilizzazione immaginativa ha mostrato più miglioramenti a un mese e a 9 anni
Sylvain et al. 1997	Giocatori patologici ambulatoriali - Canada	Terapia individuale cognitivo-comportamentale vs. lista di attesa	Trattamento superiore alla lista di attesa a 12 mesi

12.2.2
Trattamento delle comorbidità

Il GAP è spesso concomitante ad una serie di patologie psichiatriche. L'associazione più forte è quella con i disturbi da uso di sostanze, con 25-63% di giocatori che riportano problemi associati (Crockford e el-Guebaly 1998; Petry e Pietrzak, in press). Anche i disturbi dell'umore – inclusi depressione e disturbo bipolare – e i disturbi d'ansia sono diffusi. Altre patologie la cui associazione è stata riscontrata negli studi sono: disturbo da deficit di attenzione e iperattività, disturbi alimentari, schizofrenia e altri disturbi psicotici (Crockford e el-Guebaly 1998).

Non è chiaro come le diverse patologie siano legate al GAP. Una varietà di modelli esplicativi è possibile e ognuno di questi potrebbe essere più applicabile a diversi tipi di giocatori patologici. In alcuni casi, per esempio, la depressione può essere determinata dalle conseguenze psicosociali dei problemi legati al gioco d'azzardo. Alternativamente, il gioco d'azzardo può riflettere un tentativo disfunzionale di auto-medicazione dei sintomi depressivi. L'alcol viene generalmente servito nei luoghi dove si gioca d'azzardo, cosa che potrebbe aumentare la probabilità che un forte bevitore sia esposto al gioco d'azzardo. Gli alcolisti in fase di riabilitazione potrebbero anche orientarsi verso il gioco d'azzardo come modalità alternativa per distogliersi dallo stato emotivo negativo.

L'impatto che altre patologie concomitanti hanno sugli esiti necessita di ulteriori indagini. In uno studio prospettico, i giocatori patologici con una storia di depressione clinica presentavano esiti più scarsi, mentre quelli con una concomitante condizione di alcolismo in fase di riabilitazione avevano più successi (Hodgins et al., in press b). Rimane ancora non chiaro quali siano i migliori approcci per la gestione delle patologie concomitanti. Una possibilità, per quanto riguarda la terapia cognitivo-comportamentale, è quella di allargare l'intervento fino a includere il disturbo concomitante. Le terapie cognitivo-comportamentali sono state validate in particolare per l'abuso di sostanze e la depressione. In alternativa, le terapie farmacologiche possono essere associate alla psicoterapia.

12.2.3
Efficacia relativa del trattamento di gruppo verso quello individuale

Un interessante disconnessione tra la letteratura sugli esiti degli interventi e la pratica clinica è che i tentativi di validazione empirica si focalizzano in maniera quasi esclusiva su modelli di terapia individuale, mentre i servizi clinici sono più frequentemente offerti in forma di terapia di gruppo. Nell'unico studio che ha messo a confronto la terapia individuale con una combinazione di intervento individuale e di gruppo, è stato evidenziato il vantaggio della terapia individuale implementata singolarmente (Echeburua et al. 1996). Tuttavia, la terapia individuale e quella di gruppo erano differenti (terapia cognitiva di gruppo e terapia individuale di prevenzione alla risposta in vivo), cosa che rende i risultati difficili da interpretare.

I trattamenti di gruppo presentano alcuni vantaggi rispetto a quelli individuali

(Coman et al. 2002), tra cui il miglioramento delle competenze sociali, l'opportunità di apprendere e mettere in pratica nuovi comportamenti anticipatamente provandoli all'interno del gruppo e la possibilità di ricevere *feedback* e supporto dagli altri membri. In breve, i pazienti possono imparare dalle battaglie e dai successi degli altri partecipanti così come da loro stessi. Dall'altra parte, i giocatori possono essere più riluttanti a frequentare la terapia di gruppo che quella individuale. Preoccupazioni sulla confidenzialità, vere o immaginarie, possono inoltre rappresentare una barriera. I gruppi terapeutici lavorano in maniera molto diversa dalla GA, che alcuni pazienti potrebbero trovare fastidiosa. Infine, l'abbandono di alcuni ha un impatto non solo sui pazienti stessi ma anche sugli altri partecipanti al gruppo.

12.3
Conclusione

È necessaria molta più ricerca sulle terapie cognitive e cognitivo-comportamentali. I nuovi studi dovrebbero isolare le singole strategie che potrebbero essere associate in maniera indipendente con risposte terapeutiche positive e con i processi di cambiamento che i pazienti sperimentano. Questi studi dovrebbero anche considerare l'impatto di specifici aspetti del trattamento – quali consulenza finanziaria, programmi di auto-esclusione, gioco d'azzardo controllato, comorbidità e formato della terapia – che possano migliorare gli esiti. Nonostante non vi possa essere un unico trattamento di cui possono beneficiare tutti i pazienti, la disponibilità di una serie di interventi empiricamente validati potrebbe attrarre più giocatori a ricercare supporto e contribuire ad aiutarne in maniera più determinante a iniziare il processo di riabilitazione in maniera autonoma.

Bibliografia

Arribas MP, Martinez JJ: Individual treatment of pathologic gamblers: case descriptions (in Spanish). Analisis y Modificacion de Conducta 17:255–269, 1991

Bannister G: Cognitive and behavior therapy in a case of compulsive gambling. Cognit Ther Res 1:223–227, 1977

Barker JC, Miller M: Aversion therapy for compulsive gambling. Lancet 1:491–492, 1966

Blaszczynski A: Overcoming Compulsive Gambling: A Self-Help Guide Using Cognitive Behavioral Techniques. London, Robinson, 1998

Blaszczynski A, McConaghy N, Frankova A: Control versus abstinence in the treatment of pathological gambling: a two to nine year follow-up. Br J Addict 86:299–306, 1991

Bujold A, Ladouceur R, Sylvain C, et al: Treatment of pathological gamblers: an experimental study. J Behav Ther Exp Psychiatry 25:275–282, 1994

Burke BL, Arkowitz H, Menchola M: The efficacy of motivational interviewing: a meta-analysis of controlled clinical trials. J Cons Clin Psychol 71:843–861, 2003

Coman GJ, Evans BJ, Burrows GD: Group counselling for problem gambling. Br J Guid Counc 30:145–158, 2002

Crockford DN, el-Guebaly N: Psychiatric comorbidity in pathological gambling: a critical review. Can J Psychiatry 43:43–50, 1998

Dickerson M, Hinchy J, Legg England S: Minimal treatments and problem gamblers: a preliminary investigation. J Gambl Stud 6:87–102, 1990

Diskin KM, Hodgins DC: Narrowing of attention and dissociation in pathological video lottery gamblers. J Gambl Stud 15:17–28, 1999

Echeburua E, Baez C, Fernandez-Montalvo J: Comparative effectiveness of three therapeutic modalities in psychological treatment of pathological gambling: long term outcome. Behavioural and Cognitive Psychotherapy 24:51–72, 1996

Echeburua E, Fernandez-Montalvo J, Baez C: Relapse prevention in the treatment of slot-machine pathological gambling: long-term outcome. Behav Ther 31:351–364, 2000

Echeburua E, Fernandez-Montalvo J, Baez C: Predictors of therapeutic failure in slot-machine pathological gamblers following behavioural treatment. Behavioural and Cognitive Psychotherapy 29:379–383, 2001

Gaboury A, Ladouceur R: Erroneous perceptions and gambling. J Soc Behav Pers 4:411–420, 1989

Gould RA, Clum GA: A meta-analysis of self-help treatment approaches. Clin Psychol Rev 13:169–186, 1993

Greenberg D, Marks I: Behavioural psychotherapy of uncommon referrals. Br J Psychiatry 141:148–153, 1982

Greenberg D, Rankin H: Compulsive gamblers in treatment. Br J Psychiatry 140:364–366, 1982
Cognitive and Behavioral Treatments 185

Griffiths MD: The role of cognitive bias and skill in fruit machine gambling. Br J Psychol 85:351–369, 1994

Hodgins DC, el-Guebaly N: Natural and treatment-assisted recovery from gambling problems: comparison of resolved and active gamblers. Addiction 95:777–789, 2000

Hodgins DC, Makarchuk K: Becoming a Winner: Defeating Problem Gambling: A Self-Help Manual for Problem Gamblers. Calgary Addiction Centre, Calgary Regional Health Authority, 2002

Hodgins DC, Leigh G, Milne R, et al: Drinking goal selection in behavioral selfmanagement treatment of chronic alcoholics. Addict Behav 22:247–255, 1997

Hodgins DC, Wynne H, Makarchuk K: Pathways to recovery from gambling problems: a general population survey. J Gambl Stud 15:93–104, 1999

Hodgins DC, Currie SR, el-Guebaly N: Motivational enhancement and self-help treatments for problem gambling. J Consult Clin Psychol 69:50–57, 2001

Hodgins DC, Currie SR, el-Guebaly N, et al: Brief motivational treatment for pathological gambling: a 24-month follow-up. Psychol Addict Behav (in press a)

Hodgins DC, Peden N, Cassidy E: The association between comorbidity and outcome in pathological gambling: a prospective follow-up of recent quitters. J Gambl Stud (in press b)

Koller KM: Treatment of poker-machine addicts by aversion therapy. Med J Aust 1:742–745, 1972

Kraft T: A short note on forty patients treated by systematic desensitization. Behav Res Ther 8:219–220, 1970

Ladouceur R, Dubé D: Erroneous perceptions in generating random sequences: identification and strength of a basic misconception in gambling behavior. Swiss Journal of Psychology 56:256–259, 1997

Ladouceur R, Mayrand M: The level of involvement and the timing of betting in roulette. J Psychol 121:169–176, 1987

Ladouceur R, Walker M: A cognitive perspective on gambling, in Trends in Cognitive and Behavioural Therapies. Edited by Salkovskis PM. New York, Wiley, 1996, pp 89–120

Ladouceur R, Sylvain C, Letarte H, et al: Cognitive treatment of pathological gamblers. Behav Res Ther 36:1111–1119, 1998

Ladouceur R, Jacques C, Giroux I, et al: Analysis of a casino's self-exclusion program. J Gambl Stud 16:453–460, 2000

Ladouceur R, Sylvain C, Boutin C, et al: Cognitive treatment of pathological gambling. J Nerv Ment Dis 189:774–780, 2001

Langer EJ: The Psychology of Control. Beverly Hills, CA, Sage, 1983

Lesieur HR, Blume SB: Evaluation of patients treated for pathological gambling in a combined alcohol, substance abuse and pathological gambling treatment unit using the Addiction Severity Index. Br J Addict 86:1017–1028, 1991

McConaghy N, Armstrong MS, Blaszczynski A, et al: Controlled comparison of aversive therapy and imaginal desensitization in compulsive gambling. Br J Psychiatry 142:366–372, 1983

McConaghy N, Blaszczynski A, Frankova A: Comparison of imaginal desensitisation with other behavioural treatments of pathological gambling: a two- to nine-year follow-up. Br J Psychiatry 159:390–393, 1991

Miller WR, Wilbourne PL, Hettema JE: What works? a summary of alcohol treatment outcome research, in Handbook of Alcoholism Treatment Approaches: Effective Alternatives, 3rd Edition. Edited by Hester R, Miller WR. Boston, MA, Allyn & Bacon, 2003, pp 13–63

National Council on Problem Gambling and National Endowment for Financial Education: Personal Financial Strategies for the Loved Ones of Problem Gamblers. Greenwood Village, CO, National Endowment for Financial Education, 2000

National Gambling Impact Study Commission: National Gambling Impact Study Commission Final Report. Washington, DC, National Gambling Impact Study Commission, 1999

National Research Council: Pathological Gambling: A Critical Review. Washington, DC, National Academy Press, 1999

Nowatzki NR, Williams RJ: Casino self-exclusion programmes: a review of the issues. International Gambling Studies 2:3–25, 2002

Oakley-Browne MA, Adams P, Mobberley PM: Interventions for pathological gambling. Cochrane Database Syst Rev (2):CD001521, 2000

Petry NM: Pathological gamblers, with and without substance use disorders, discount delayed rewards at high rates. J Abnorm Psychol 110:482–487, 2001

Petry NM: Psychosocial treatments for pathological gambling: current status and future directions. Psychiatr Ann 32:192–196, 2002

Petry NM: Patterns and correlates of Gamblers Anonymous attendance in pathological gamblers seeking professional treatment. Addict Behav 28:1049–1062, 2003

Petry NM, Pietrzak RH: Comorbidity of substance use and gambling disorders, in Dual Diagnosis and Treatment: Substance Abuse and Comorbid Disorders, 2nd Edition. Edited by Kranzler HR, Tinsley J. New York, Marcel Dekker, in press

Preston FW, Smith RW: Delabeling and relabeling in Gamblers Anonymous: problems with transferring the Alcoholics Anonymous paradigm. Journal of Gambling Behavior 1:97–105, 1985

Productivity Commission: Australia's Gambling Industries (Report No 10). Canberra, AusInfo, 1999

Robson E, Edwards J, Smith G, et al: Gambling decisions: an early intervention program for problem gamblers. J Gambl Stud 18:235–255, 2002

Rosecrance J: Active gamblers as peer counselors. Int J Addict 23:751–766, 1988

Russo AM, Taber JI, McCormick RA, et al: An outcome study of an inpatient treatment program for pathological gamblers. Hosp Community Psychiatry 35:823–827, 1984

Sharpe L: A reformulated cognitive-behavioral model of problem gambling: a biopsychosocial perspective. Clin Psychol Rev 22:1–25, 2002

Sharpe L, Tarrier N: A cognitive-behavioural treatment approach for problem gambling. Journal of Cognitive Psychotherapy 6:193–203, 1992

Sharpe L, Tarrier N: Towards a cognitive-behavioural theory of problem gambling. Br J Psychiatry 162:407–412, 1993

Stewart RM, Brown RIF: An outcome study of Gamblers Anonymous. Br J Psychiatry 152:284–288, 1988

Stinchfield R, Winters K: Effectiveness of Six State-Supported Compulsive Gambling Treatment Programs in Minnesota. Minneapolis, Compulsive Gambling Program, Mental Health Division, Minnesota Department of Human Services, 1996

Sylvain C, Ladouceur R: Correction cognitive et habitudes de jeu chez les joueurs de poker video. Can J Behav Sci 24:479–489, 1992

Sylvain C, Ladouceur R, Boisvert JM: Cognitive and behavioral treatment of pathological gambling: a controlled study. J Consult Clin Psychol 65:727–732, 1997

Taber JI, Chaplin MP: Group psychotherapy with pathological gamblers. Journal of Gambling Behavior 4:183–196, 1988

Taber JI, McCormick RA, Ramirez LR: The prevalence and impact of major stressors among pathological gamblers. Am J Psychiatry 146:1618–1619, 1987

Toneatto T: Cognitive therapy for problem gambling. Cognitive and Behavioral Practice 9:191–199, 2002

Toneatto T, Sobell LC: Pathological gambling treated with cognitive behavior therapy: a case report. Addict Behav 15:497–501, 1990

Turner DN, Saunders D: Medical relabeling in Gamblers Anonymous: the construction of an ideal member. Small Group Research 21:59–78, 1990

Walker M: The Psychology of Gambling (International Series in Experimental Social Psychology). New York, Pergamon, 1992

Trattamenti farmacologici 13

E. Hollander, A. Kaplan, S. Pallanti

Nonostante l'esistenza dell'associazione tra gioco d'azzardo patologico (GAP) e funzionamento di tipo avversivo, vi è una scarsa conoscenza rispetto a trattamenti efficaci, in particolare farmacologici, per questo tipo di patologia.

Diversi aspetti psicopatologici che costituiscono il nucleo del gioco d'azzardo compulsivo possono essere selezionati come *target* per il trattamento: 1) sintomi di tipo impulsivo (*arousal*); sintomi da spinta compulsiva (riduzione dell'ansia); sintomi da dipendenza (sintomi da astinenza). Sebbene il gioco d'azzardo venga classificato come disturbo del controllo degli impulsi, è stato anche descritto come facente parte dello spettro dei disordini ossessivo-compulsivi, all'interno del gruppo di tipo impulsivo (Hollander 1993). Le spinte, la ricerca del piacere e la riduzione delle capacità di giudizio (valutazione non realistica della propria abilità), riscontrate nei giocatori d'azzardo patologici, presentano caratteristiche simili a quelle riscontrate nei soggetti affetti da disturbo bipolare. Questi tratti specifici – insieme a stime elevate di concomitanti patologie psichiatriche a spettro bipolare, così come alla presenza di altri disturbi dell'umore, da uso di sostanze (abuso e dipendenza), nonché del disturbo da deficit dell'attenzione/iperattività (ADHD) – forniscono il quadro neuropsicofarmacologico nel quale inscrivere il trattamento (Capitolo 4, "Classificazione").

Indagini neurobiologiche hanno dimostrato il coinvolgimento dei sistemi di produzione, alterazione e rilascio di serotonina (Blanco et al. 1996; DeCaria et al. 1996, 1998; Moreno et al. 1991), noradrenalina (DeCaria et al. 1998; Roy et al. 1988) e dopamina (Bergh et al. 1997; Comings 1998; Perez de Castro et al. 1997) nell'eziologia del gioco d'azzardo patologico (Capitolo 9, "Basi biologiche del gioco d'azzardo patologico"). I trattamenti farmacologici – che agiscono su tali sistemi neurotrasmettitori, così come sul sistema di produzione dell'acido gamma-aminobutirrico (GABA) (Johannessen 2000) – hanno dato risultati potenzialmente promettenti nei primi stadi di comprensione e trattamento del gioco d'azzardo patologico.

Attualmente, nessun farmaco esistente ha avuto l'approvazione della *U.S Food and Drug Administration* per il trattamento del gioco d'azzardo patologico. Questo capitolo è focalizzato sui risultati di studi in doppio-cieco, controllati con placebo (Tabella 13.1),

Tabella 13.1 Esperimenti in doppio-cieco controllati con placebo nel gioco d'azzardo patologico

Farmaco (nome commerciale)	Studio di riferimento	Protocollo/Durata	Dimensioni del campione	Range di dosaggio giornaliero	Dose media giornaliera (+ DS)	Risultato
SSRI						
Fluvoxamina (Luvox)	Hollander et al. 2000b	Cross over 16 settimane (8 settimane ogni attivo/placebo), 1 settimana introduzione placebo	15 arruolati, 10 completanti	100-250 mg	195 mg (±50)	Di 10 completanti, 7 hanno risposto conformemente a PG-CGI e PG-YBOCS. La fluvoxamina si è rivelata superiore al placebo, in particolare alla fine delle 16 settimane
Fluvoxamina (Luvox)	Blanco et al. 2002	Protocollo in parallelo, 6 mesi	32 arruolati, 13 completanti (3 fluvoxamina e 10 placebo)	200 mg	200 mg	La fluvoxamina non è risultata significativamente diversa dal placebo sul totale del campione, eccetto in pazienti maschi e giovani
Paroxetina (Paxil)	Kim et al. 2002	Protocollo in parallelo, 8 settimane, 1 settimana con introduzione placebo	53 arruolati, 41 completanti (20 paroxetina, e 21 placebo)	20-60 mg	51,7 mg (+13,1)	Il gruppo con la paroxetina è migliorato notevolmente rispetto al gruppo con placebo, conformemente a CGI
Paroxetina (Paxil)	Grant et al. 2003	Protocollo in parallelo, esperimento di 16 settimane	76 arruolati, 45 completanti (21 paroxetina e 24 placebo)	10-60 mg	50 mg (+8,3)	I gruppi con paroxetina e con placebo hanno mostrato miglioramenti comparabili, la percentuale di risposta al placebo è stata alta
Oppioidi antagonisti (Naltrexone - ReVia)	Kim et al. 2001a	Protocollo in parallelo, 12 settimane, 1 settimana con introduzione placebo	89 arruolati, 45 completanti (20 naltrexone e 25 placebo)	50-250 mg	188 mg (+96)	Il gruppo con naltrexone ha registrato miglioramenti significativi rispetto al gruppo con placebo per quanto riguarda CGI e G-SAS

(cont. ↓)

Tabella 13.1 (*continua*)

Stabilizzatori dell'umore					
Carbonato di litio SR (Lithobid SR)	Hollander et al. 2002	Protocollo in parallelo, 10 settimane	Arruolati 40 pazienti con diagnosi di spettro bipolare, 29 completanti (12 con litio e 17 con placebo)	300-900 mg	Non registrato	Il gruppo con litio è migliorato significativamente, rispetto al gruppo con placebo per quanto riguarda CGI, PG-YBOCS e CARS-M; hanno risposto 11 dei 12 completanti con litio
Antipsicotici					
Olanzapina (Zyprexa)	Rugle 2000	Protocollo in parallelo, 7 settimane	Arruolati 23 giocatori di video poker, 21 completanti (9 con olanzapina e 12 con placebo)	10 mg	10 mg (+0)	Non sono state rilevate differenze significative tra gruppo con olanzapina e gruppo con placebo

Nota. *CARS-M, Clinician-Administered Rating Scale for Mania; CGI, Clinical Global Impression Scale; G-SAS, Gambling Symptoms Assessment Scale; PG-CGI, Pathological Gambling version of the Clinical Global Impression Scale; PG-YBOCS, Yale-Brown Obsessive-Compulsive Scale modificata per Pathological Gambling; SSRI, Selective Serotonin Reuptake Inhibitor* (inibitore selettivo della ricaptazione della serotonina).

che hanno provato l'elevata risposta al placebo in esperimenti con farmaci per il trattamento del gioco d'azzardo patologico. La compresenza di quei disturbi che si trovano comunemente associati al gioco d'azzardo compulsivo – quali disturbi da uso di sostanze (abuso e dipendenza), disturbo bipolare, depressione maggiore e ADHD – influisce sulla scelta degli agenti farmacoterapeutici, poiché il trattamento deve avere come obiettivo ultimo l'intero ambito dei sintomi presenti nel singolo paziente.

13.1
Inibitori della ricaptazione della serotonina

Gli inibitori della ricaptazione della serotonina, che costituiscono il trattamento di prima scelta per i disturbi ossessivo-compulsivi (Hollander e Pallanti 2002), si sono dimostrati efficaci per quei disturbi che rientrano nello spettro ossessivo-compulsivo, quali il dismorfismo corporeo (Hollander et al. 1999; Phillips et al. 2002). Sembra che gli inibitori della ricaptazione della serotonina abbiano sia effetti anti-compulsivi sia effetti anti-impulsivi, anche se pare esserci un periodo di latenza terapeutica più lungo nei disordini indotti da compulsione (Hollander 1998). Un ulteriore supporto all'utilizzo degli inibitori della ricaptazione della serotonina, nel trattamento del gioco d'azzardo patologico, viene dalla prova dell'esistenza di una disfunzione nel sistema serotoninergico (Blanco et al. 1996; DeCaria et al. 1996, 1998; Moreno et al. 1991) e dagli studi sui trattamenti farmacologici descritti in seguito.

13.1.1
Fluvoxamina

Tre studi hanno sperimentato l'efficacia della fluvoxamina nel trattamento del gioco d'azzardo patologico. In uno studio pilota di Hollander e colleghi (1998), 10 pazienti affetti da gioco d'azzardo patologico completarono una fase di 8 settimane a singolo-cieco con introduzione di placebo, seguita da un'altra fase sperimentale con somministrazione di fluvoxamina della durata di 8 settimane a singolo-cieco.

È risultato che sette dei 10 soggetti che avevano completato lo studio, ai quali era stata somministrata fluvoxamina, hanno risposto al trattamento, riportando una diminuzione del 25% nella scala di classificazione del comportamento relativo al gioco d'azzardo compulsivo, secondo la *Yale-Brown Obsessive-Compulsive Scale* modificata per *Pathological Gambling* (PG-YBOCS) (vedi Appendice E). Inoltre, i soggetti rientravano nelle classificazioni "grande miglioramento" o "buon miglioramento", secondo la *Clinical Global Impression Scale* (CGI). Da notare che 2 dei 3 soggetti che non avevano risposto al trattamento con fluvoxamina, avevano una storia clinica di ciclotimia, dato che può aver aumentato le possibilità di inasprimento dei sintomi correlati all'uso di fluvoxamina e di recidiva del gioco d'azzardo.

I dati positivi emersi dallo studio pilota sopra descritto hanno portato alla successiva realizzazione di un esperimento *cross over* in doppio-cieco con fluvoxamina

(100-250 mg al dì nella fase finale) e con placebo, su pazienti affetti da gioco d'azzardo patologico (Hollander et al. 2000b). I criteri di ammissione comprendevano una diagnosi di gioco d'azzardo patologico basata sul DSM-IV (American Psychiatric Association 1994) e un punteggio maggiore o uguale a 5 nello South Oaks Gambling Screen (SOGS). Quindici pazienti iniziarono una fase con placebo della durata di 7 giorni, in seguito 6 di questi pazienti continuarono a ricevere il placebo per 8 settimane e, successivamente, la fluvoxamina per altre 8 settimane. Quattro ulteriori pazienti ricevettero il trattamento in ordine inverso. La risposta positiva, rilevata attraverso la *Improvement Scale* della scala CGI nella versione per il gioco d'azzardo patologico (PG-CGI), si è dimostrata significativamente maggiore dopo il trattamento con fluvoxamina (40,6%), rispetto a quanto registrato dopo lo stesso trattamento con placebo (16,6%). Misurando i cambiamenti nei punteggi sulla scala di classificazione PG-YBOCS, i risultati del trattamento con fluvoxamina non differivano da quelli con placebo quando le due fasi venivano combinate. È da notare che l'ordine delle fasi nell'interazione era tale che i due trattamenti, nella prima fase dell'esperimento, non si discostavano in maniera statisticamente rilevante, mentre ciò avveniva nella seconda fase. Questo dato fa pensare che la prima percentuale di risposta al placebo, nel gioco d'azzardo patologico, potesse essere stata una risposta di transizione, che l'effetto del farmaco attivo avrebbe potuto essere prolungato e che, in definitiva, esperimenti di più lunga durata potrebbero costituire il protocollo di studio ottimale.

Il dosaggio medio di fluvoxamina nella fase finale era di 195 mg al dì. Gli effetti collaterali insorgenti con l'uso di fluvoxamina, ma non con l'uso del placebo, comprendevano sofferenza gastrointestinale, sedazione, leggera ansia, disfunzioni sessuali, insonnia, senso di vertigini, mal di testa, secchezza delle fauci e aumentata frequenza della minzione. Questi effetti erano di scarsa entità, in conformità col trattamento con inibitori selettivi della ricaptazione della serotonina (SSRI) e non erano associati all'abbandono dello studio.

Un altro gruppo ha condotto uno studio indipendente sulla fluvoxamina (200 mg al dì) nel gioco d'azzardo patologico, in doppio-cieco, controllato con placebo, su 32 pazienti, per una durata di 6 mesi (Blanco et al. 2002). I criteri per la valutazione del risultato clinico erano la riduzione della quantità di tempo e denaro investiti nel gioco d'azzardo ogni settimana. Complessivamente, dal trattamento con fluvoxamina non sono derivati miglioramenti significativi, in confronto ai risultati avuti dal trattamento con placebo, salvo nel caso di pazienti maschi e soggetti molto giovani. In questo studio si è rilevata un'elevata percentuale di risposta al placebo, pari a 59%. L'interpretazione dei risultati è complicata dal tasso di drop-out dallo studio (Tabella 13.1).

Questi studi suggeriscono l'utilizzo di dosaggi di fluvoxamina compresi tra 100 e 250 mg al dì. I potenziali effetti collaterali comprendono sofferenza gastrointestinale, sedazione, leggera ansia, disfunzioni sessuali, insonnia, senso di vertigini e mal di testa, effetti che si riscontrano anche con altri inibitori selettivi della ricaptazione della serotonina (SSRI). La fluvoxamina agisce come inibitore degli enzimi CYP1A2, CYP2A3/4 e CYP2C19 del citocromo P450 e ha, per questo, possibili interazioni con altri farmaci. Una formulazione di fluvoxamina a lento rilascio è stata studiata in condizioni diverse.

13.1.2
Paroxetina

Kim e colleghi (2002) hanno condotto uno studio in doppio-cieco, controllato con placebo, somministrando paroxetina (20-60 mg al dì) a pazienti affetti da gioco d'azzardo patologico. I pazienti soddisfacevano i criteri di diagnosi DSM-IV per il gioco d'azzardo patologico, mentre le diagnosi di patologie concomitanti di Asse I venivano escluse, attraverso una valutazione condotta attraverso la Structured Clinical Interview for DSM-III-R (SCID). Altri criteri d'ammissione implicavano un punteggio SOGS maggiore o uguale a 5. Quarantacinque pazienti portarono a termine un periodo di 1 settimana con introduzione di placebo, seguito da un esperimento in doppio-cieco, controllato con placebo, con paroxetina, della durata di 8 settimane. Il farmaco oggetto dello studio è stato inizialmente somministrato con un dosaggio di 20 mg al dì, in seguito gradualmente aumentato fino ad un massimo di 60 mg al dì.

Nelle settimane 6 ($P=0,003$), 7 ($P=0,003$) e 8 ($P=0,042$) sono stati rilevati notevoli decrementi nei punteggi totali della *Gambling Symptoms Assessment Scale* (G-SAS) (vedi Appendice C). Tali dati si sono dimostrati statisticamente rilevanti nel gruppo con paroxetina, in confronto al gruppo con placebo. Nelle settimane 6 ($P=0,033$), 7 ($P=0,014$) e 8 ($P=0,025$) sono stati rilevati incrementi degni di nota nei punteggi della CGI Improvement Scale nel gruppo con paroxetina, in confronto al gruppo con placebo, che sono risultati altrettanto significativi dal punto di vista statistico. Una proporzione significativamente maggiore di pazienti del gruppo con paroxetina ha risposto al trattamento nelle settimane 7 ($P=0,011$) e 8 ($P=0,010$). Una relazione su uno studio multicentrico, condotto sull'utilizzo della paroxetina nel gioco d'azzardo patologico e durato 16 settimane, è stata pubblicata recentemente (Grant et al. 2003). Non sono state notate differenze statisticamente rilevanti tra il gruppo trattato con paroxetina e quello con placebo nella valutazione finale dei risultati, secondo la Scala CGI e le classificazioni PG-YBOCS e G-SAS. In particolare, la risposta al placebo è aumentata nel corso delle 16 settimane dell'esperimento e, alla fine dello studio, il 48% dei pazienti del gruppo con placebo e il 59% di quelli del gruppo con paroxetina hanno dimostrato di rispondere al trattamento.

In maniera simile agli studi in doppio-cieco descritti più sopra, i dosaggi di paroxetina si collocavano in un range di 20-60 mg al dì. Il dosaggio iniziale, solitamente, era di 10-20 mg al dì e veniva, poi, mensilmente, aumentato di 20 mg al dì, in presenza di risposta parziale, fino ad arrivare ad una somministrazione di 80 mg al dì. La paroxetina può avere proprietà sedative (a differenza degli altri SSRI), motivo per cui viene spesso somministrata la sera. Le sue blande proprietà anticolinergiche e antistaminiche possono concorrere all'effetto sedativo e causare, inoltre, stitichezza ed aumento di peso. Ad un dosaggio superiore a 40 mg al dì, alcuni pazienti possono richiedere una somministrazione di due volte al dì. Attualmente è disponibile una formulazione di paroxetina a lento rilascio.

13.1.3
Citalopram

È stato condotto uno studio aperto con Citalopram (dosaggio medio 34,7 mg al dì) su 15 pazienti affetti da gioco d'azzardo patologico rilevando un miglioramento, in conformità con tutti i criteri di valutazione del gioco d'azzardo: 13 pazienti sono stati classificati come rispondenti sulla base dei punteggi ottenuti alla *Improvement scale of the clinician-rated* PG-CGI (Zimmerman et al. 2002). Da notare che negli esperimenti aperti non viene controllata la risposta al placebo, per cui non si può calcolare l'efficacia effettiva del Citalopram. È disponibile una versione a stereoisomero del citalopram racemico, ovvero S-citalopram.

13.1.4
Clomipramina

In un caso clinico riportato dal nostro gruppo, viene descritta una donna di 31 anni affetta da gioco d'azzardo patologico che ha risposto alla clomipramina in un esperimento in doppio-cieco, controllato con placebo. La paziente ha dapprima ricevuto il placebo per 10 settimane, registrando un miglioramento minimo, mentre a seguito del trattamento con clomipramina a 125 mg al dì ha ottenuto "ottimo" come valutazione di miglioramento (punteggio 1 sulla CGI *Improvement scale*) con un'autovalutazione di miglioramento pari al 90% (Hollander et al. 1992).

13.2
Altri antidepressivi

13.2.1
Nefazodone

L'antidepressivo nefazodone è una fenilpiperazina che agisce principalmente come recettore antagonista di tipo 5-idrossitriptamina (5-HT$_{2A}$), ma possiede anche proprietà miste di inibitore della ricaptazione di serotonina/noradrenalina. L'utilizzo del nefazodone (dosaggio medio 200 mg al dì) ha fatto registrare la riduzione della frequenza di ossessioni-compulsioni di tipo sessuale in pazienti affetti da attività sessuale compulsiva nonparafiliaca (*Non-Paraphilic Sexual Addiction*, NPSA) (Coleman et al. 2000). In uno studio aperto con nefazodone – della durata di 8 settimane, condotto su 12 pazienti affetti da gioco d'azzardo patologico – si sono ottenuti miglioramenti significativi secondo tutti i criteri di valutazione del risultato relativi al gioco d'azzardo (Pallanti et al. 2002a). Inoltre, 9 (75%) dei 12 pazienti sono stati classificati come rispondenti al trattamento, a fronte di decrementi del 25%, o più, nei punteggi PG-YBOCS e di punteggi pari a 1 (ottimo miglioramento), o 2 (buon miglioramento) sulla PG-CGI *Improvement scale*.

Tuttavia, la mancanza di un placebo limita la validità dello studio nella valutazione dell'efficacia del nefazodone nel trattamento del gioco d'azzardo patologico.

13.3
Oppioidi antagonisti

L'antagonista degli oppiacei naltrexone blocca gli effetti delle endorfine endogene sui recettori centrali degli oppiacei e inibisce, inoltre, il rilascio di dopamina nel nucleus accumbens, coinvolgendo i meccanismi di ricompensa, piacere e spinta impulsiva. Il naltrexone si è dimostrato efficace nel trattamento di disturbi legati alla soddisfazione degli impulsi, quali la dipendenza da alcol, i disturbi ossessivo-compulsivi, la bulimia nervosa, la cleptomania e i comportamenti autolesionistici (Crockford e el-Guebaly 1998a; Grant e Kim 2002; Keuler et al. 1996; Roth et al. 1996; Volpicelli et al. 1992). Il naltrexone (100 mg al dì) ha fatto registrare una riduzione dell'impulso al gioco d'azzardo e allo shopping in uomo di 55 anni con una diagnosi di gioco d'azzardo patologico e shopping compulsivo (Kim 1998). Kim e colleghi hanno di recente condotto altri due studi sul gioco d'azzardo patologico. In uno studio aperto con naltrexone della durata di 6 settimane, condotto su 17 pazienti affetti da gioco d'azzardo patologico, l'utilizzo di questo farmaco (dosaggio medio 157 mg al dì) ha portato ad una riduzione dell'impulso verso il gioco d'azzardo e verso comportamenti ad esso correlati. La maggiore incidenza della risposta al trattamento si è avuta verso la fine della quarta settimana (Kim e Grant 2001).

È stato effettuato un esperimento della durata di 11 settimane, in doppio-cieco, controllato con placebo, con naltrexone, su giocatori d'azzardo patologici (Kim et al. 2001a). Allo studio hanno partecipato 83 pazienti con diagnosi DSM-IV di gioco d'azzardo patologico, nei quali non sussistevano condizioni patologiche concomitanti non correlate alla nicotina (valutate sulla base della SCID). Una fase di 1 settimana con introduzione di placebo è stata seguita da un trattamento di 11 settimane in doppio-cieco. Il farmaco è stato somministrato fino a 250 mg al dì secondo necessità e la dose media di naltrexone, nella fase finale dello studio, era di 188 mg al dì. Dei 45 partecipanti che hanno completato lo studio, il 75% di quelli che avevano assunto naltrexone ha mostrato miglioramenti significativi, secondo le scale CGI valutate sia dal paziente sia dal medico, a fronte di una percentuale di miglioramento del 24%, registrata tra i soggetti cui era stato somministrato il placebo (Kim et al. 2001a). Altri esperimenti con antagonisti degli oppiacei diversi sono tuttora in corso.

Un comune effetto indesiderato del naltrexone è la nausea, che può essere ridotta somministrando il farmaco insieme ai pasti, o iniziando la somministrazione con un dosaggio basso, pari a 25 mg al dì. Ulteriori potenziali effetti collaterali comprendono insonnia, capogiri e mal di testa. È necessario monitorare gli enzimi epatici nei pazienti che assumono naltrexone. Il farmaco risulta, inoltre, controindicato in soggetti con rilevanti disturbi epatici. Kim e altri (2001b) hanno registrato una correlazione tra livelli elevati di enzimi epatici e utilizzo di naltrexone, combinato con antinfiammatori non steroidei, quali aspirina, o ibuprofene, e viene sconsigliata, di conseguenza, la combinazione di tali farmaci.

13.4
Stabilizzatori dell'umore

Gli stabilizzatori dell'umore sono efficaci nel trattamento della mania. Studi recenti hanno dimostrato l'efficacia sia del carbonato di litio (Christenson et al. 1991) sia del valproato (Donovan et al. 1997; Hollander et al. 2001, 2003) nel trattamento di diversi disturbi di tipo impulsivo, quali disturbo borderline di personalità, disturbo oppositivo e tricotillomania. La caratteristica impulsiva del gioco d'azzardo patologico presenta somiglianze cliniche con quella dei disturbi bipolari: è stata suggerita l'esistenza di una relazione tra i disturbi relativi al controllo degli impulsi e lo spettro dei disturbi bipolari (McElroy et al. 1996). Inoltre, la compresenza di gioco d'azzardo patologico e disordini bipolari è stata stimata in una percentuale pari al 30% (Hollander et al. 2000a) e si è proposto di allargare lo spettro bipolare in modo da includere il disturbo bipolare di tipo I, il disturbo bipolare di tipo II, la ciclotimia e gli stati patologici misti e a ciclicità rapida (Akiskal e Pinto 1999). Sono stati elaborati, inoltre, strumenti per la determinazione diagnostica dello spettro bipolare e delle sue espressioni subcliniche e sottosoglia (Benazzi e Akiskal 2003; Cassano et al. 1999; Hirschfeld et al. 2000).

La carbamazepina, un composto antiepilettico che si è dimostrato efficace nella cura dei disturbi bipolari, è stata studiata, secondo il metodo controllato con placebo, in un caso singolo di gioco d'azzardo patologico cronico. Ne sono stati provati i benefici clinici a un dosaggio di 600 mg al dì (Haller e Hinterhuber, 1994). Moskowitz (1980) ha rilevato l'efficacia del litio su tre pazienti affetti da gioco d'azzardo patologico che presentavano caratteristiche di concomitanti disturbi bipolari.

Un recente studio condotto dal nostro gruppo ha valutato la sicurezza e l'efficacia dell'utilizzo del litio e del valproato su giocatori d'azzardo patologici non bipolari (Pallanti et al. 2002b). In questo esperimento con litio ($n=23$), o valproato ($n=19$), condotto in singolo-cieco per 14 settimane, i pazienti venivano assegnati in maniera casuale a uno dei due trattamenti standardizzati. Quindici soggetti cui era stato somministrato il litio e 16 che avevano seguito il trattamento con valproato hanno completato il protocollo di 14 settimane. Il gruppo 1 ha ricevuto un dosaggio di 600 mg al dì di carbonato di litio nei giorni 1-4 e 900 mg al dì nei giorni 5-9. Il dosaggio del litio è stato quindi regolato a 1200 mg al dì, conformemente alla sua tollerabilità (livello di litio nel plasma inferiore a 1,0 mEq/L). Il gruppo 2 ha ricevuto un dosaggio di 600 mg al dì di valproato nei giorni 1-5, dopodiché il dosaggio è stato regolato a 1500 mg al dì, conformemente alla sua tollerabilità e ai livelli nel plasma (50-100 mg/mL). Alla fine dell'esperimento entrambi i gruppi hanno mostrato miglioramenti significativi ($P<0,01$) dei punteggi medi, secondo PG-YBOCS: tali miglioramenti, inoltre, non differivano in maniera rilevante tra i due gruppi. Quattordici (60,9%) dei 23 pazienti trattati con litio e 13 (68,4%) dei 19 pazienti trattati con valproato sono stati classificati come rispondenti, sulla base della valutazione condotta con la CGI Improvement scale, con valutazioni di miglioramento da buono a ottimo.

Il nostro gruppo ha recentemente portato a termine un esperimento della durata di 10 settimane in doppio-cieco, controllato con placebo, somministrando carbonato di litio a lento rilascio *versus* placebo. I soggetti erano 29 giocatori d'azzardo patologico con quadri clinici inseriti nello spettro bipolare (Hollander et al. 2002). I disturbi dello spettro bipolare sono stati determinati includendo le diagnosi, sulla base del DSM-IV-TR (American Psychiatric Association, 2000), di disturbo bipolare di tipo II, disturbo bipolare non altrimenti specificato, ciclotimia e oscillazioni dell'umore, che si presentavano saltuariamente, senza relazione con le sollecitazioni al gioco o a comportamenti correlati. I pazienti con spettro bipolare, affetti da gioco d'azzardo compulsivo, hanno mostrato significativi miglioramenti durante l'assunzione di carbonato di litio a lento rilascio, in confronto all'assunzione del placebo, sempre secondo i criteri di misurazione PG-YBOCS ($P=0,002$), incluse le classificazioni delle subscale di Pensieri/Sollecitazioni – *Thoughts/Urges subscale* – ($P=0,002$) e Comportamento – *Behavior subscale* – ($P=0,034$), le valutazioni di Gravità PG-CGI ($P=0,045$) e il comportamento di controllo del gioco d'azzardo (scala di autovalutazione del gioco d'azzardo compulsivo). Secondo le valutazioni della PG-CGI *Improvement scale*, 11 (91,7%) dei 12 pazienti che avevano assunto il litio sono stati valutati come rispondenti al trattamento a fronte di 6 (35,3%) su 17, che avevano assunto il placebo ($P=0,002$). Sono stati anche rilevati miglioramenti significativi secondo le subscale Totali e di Mania della *Clinician-Administered Rating Scale for Mania* e i miglioramenti nel gioco d'azzardo impulsivo correlavano significativamente con i miglioramenti nelle valutazioni di mania ($r=0,478$, $P=0,009$). Questi risultati suggeriscono come, riducendo l'instabilità affettiva in questi pazienti, sia possibile contribuire a ridurne lo stimolo impulsivo al gioco d'azzardo.

Nell'esperimento in doppio-cieco, controllato con placebo, con litio a lento rilascio, il range di dosaggio era di 300-900 mg al dì. I potenziali effetti collaterali della sostanza comprendono disturbi gastrointestinali, tremori, aumento di peso, poliuria, alterazioni degli stati cognitivi ed ipotiroidismo. Le funzioni renali e tiroidee devono essere monitorate. I livelli di litio nel siero vengono controllati (dopo 5 giorni) durante il periodo di titolazione, così come si effettua un controllo periodico durante il monitoraggio. I livelli di litio per uso terapeutico si collocano in un range di 0,6-1,2 mEq/L.

13.5
Antipsicotici atipici

Data la prova neurobiologica dell'esistenza di un coinvolgimento dei sistemi di produzione, alterazione e rilascio di dopamina e serotonina nel gioco d'azzardo patologico e data la capacità degli antipsicotici atipici di individuare i recettori della dopamina D_2 e della serotonina 5-HT_2, si è investigato sul potenziale applicativo di questi farmaci nel trattamento del gioco d'azzardo compulsivo. Potenza e Chambers (2001) hanno riportato il caso di una donna di 31 anni affetta da schizofrenia, dipendenza da nicotina e gioco d'azzardo patologico, che ha registrato una remissione dei sintomi psicotici e di quelli legati al gioco d'azzardo in seguito alla somministrazione di olanzapina, dopo il ricovero in ospedale. Il miglioramento dei sintomi è avvenuto anche in correlazione a un intervento psicosociale mirato per il gioco d'azzardo patologico.

Nel corso di un esperimento indipendente con olanzapina, sempre nel trattamento del gioco d'azzardo patologico in assenza di sintomi psicotici concomitanti, della durata di 7 settimane, controllato con placebo, non sono state rilevate differenze tra i gruppi con olanzapina e con placebo (Rugle 2000), rispetto ai criteri di valutazione del cambiamento nelle sollecitazioni al gioco d'azzardo o, più in generale, nel comportamento. Tuttavia, condizioni dissimili di gravità tra i due gruppi, all'inizio dello studio, rendono complessa l'interpretazione dei risultati (Potenza et al. 2002). È necessario investigare ulteriormente sull'efficacia e la tollerabilità degli antipsicotici atipici nel trattamento di gruppi di giocatori d'azzardo patologici.

13.6
Condizioni di comorbidità

I pazienti affetti da gioco d'azzardo patologico spesso presentano condizioni psicopatologiche concomitanti (Crockford e el-Gueblay 1998b; Cunningham-Williams et al. 1998). Dati del *St. Louis Epidemiologic Catchment Area Study* hanno mostrato che, in confronto ai non giocatori, i soggetti con un problema di gioco d'azzardo hanno maggiori probabilità di essere affetti anche da patologie quali depressione maggiore, schizofrenia, fobie, disturbo sociopatico di personalità, alcolismo, dipendenza da nicotina e sindrome da somatizzazione (Cunningham-Williams et al. 1998). In un resoconto sulle patologie psichiatriche concomitanti nel gioco d'azzardo compulsivo (Crockford e el-Guebaly 1998b) si rilevava che i pazienti presentavano, frequentemente, una concomitanza di disturbi da uso di sostanze. Si registrava, invece, una minor compresenza di patologie, quali personalità sociopatica e disturbi maggiori dell'umore. Sono già stati citati i disturbi bipolari (Hollander et al. 2000a; McCormick et al. 1984; McElroy et al. 1996) e l'ADHD (Specker et al. 1995) come patologie compresenti in casi di gioco d'azzardo patologico.

I dati di validità empiricamente comprovata, relativi all'efficacia dei trattamenti su individui affetti da gioco d'azzardo patologico e disturbi concomitanti, sono limitati. Quindi, le raccomandazioni conseguenti si basano su tali dati e sulla nostra esperienza clinica. Il trattamento ottimale del gioco d'azzardo compulsivo richiede un'attenta valutazione diagnostica, nonché l'individuazione di condizioni psicopatologiche concomitanti che possono influire sul gioco d'azzardo. Tali condizioni possono sussistere nell'attualità o verificarsi nel corso della vita del soggetto. Gli antagonisti oppioidi, come il naltrexone, si sono rivelati efficaci nei casi di dipendenza da alcol e possono, perciò, costituire un trattamento terapeutico per le sollecitazioni presenti in entrambi i disturbi, quando questi coesistano nello stesso soggetto (Crockford e el-Guebaly 1998a). Gli SSRI possono essere efficaci in casi di pazienti con patologie concomitanti di area "depressione e ansia", mentre il nefazodone può essere di sostegno per i giocatori d'azzardo patologici che presentino anche ansia e depressione. Se è presente lo spettro dei sintomi bipolari e questi compaiono anche indipendentemente dalle sollecitazioni, o dai comportamenti tipici del gioco d'azzardo, il nostro consiglio è di provvedere, in prima istanza, alla stabilizzazione dell'umore, poiché i sintomi del gioco d'azzardo compulsivo possono rispondere unicamente a stabilizzatori dell'umore quali litio o valproato. Per pazienti che presentino la concomitanza di ADHD e gioco d'azzardo patologico, il bupropione, gli inibitori della ricaptazione di serotonina e noradrenalina, quali la venlafaxina in dosi elevate, o gli stimolanti, possono centrare il trattamento di entrambe le condizioni patologiche, anche se non esistono dati controllati a supporto, o discapito, di tale approccio medico. La Figura 13.1 fornisce l'algoritmo di una proposta di trattamento per il gioco d'azzardo patologico in presenza di disturbi concomitanti.

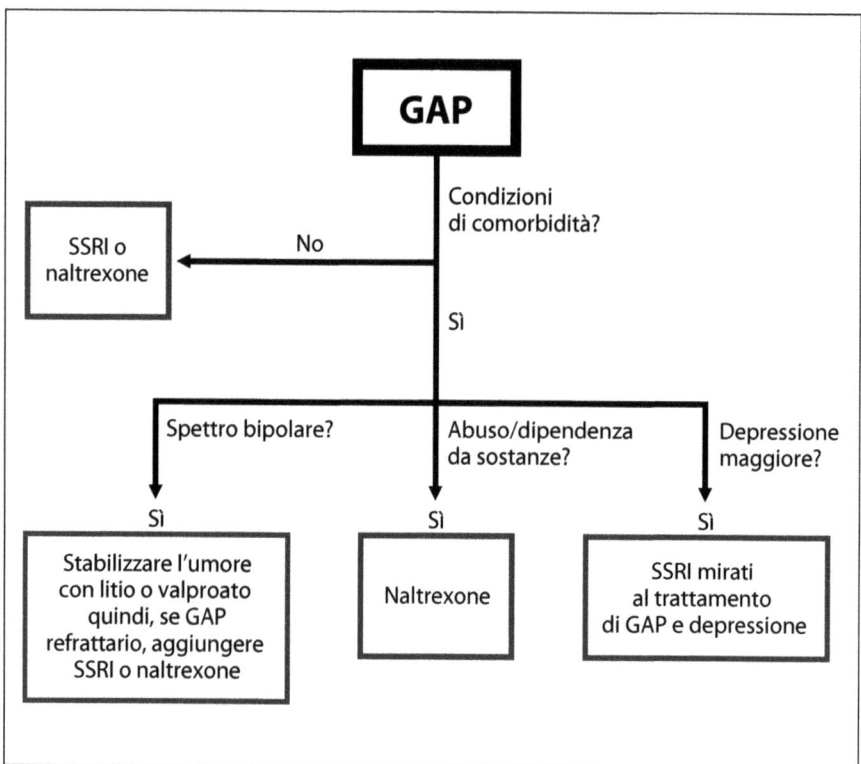

Fig. 13.1 Suggerimento di algoritmo nel trattamento del gioco d'azzardo patologico (GAP) e condizioni di comorbidità

13.7
Conclusione

Dagli studi sul trattamento farmacologico sono emersi alcuni risultati promettenti, in particolare dagli studi controllati con placebo, sugli inibitori della ricaptazione della serotonina, sugli oppioidi antagonisti e sugli stabilizzatori dell'umore. Alcune ricerche, in particolare una multicentrica, controllata con placebo, non sono state in grado di reiterare risultati positivi: la causa più probabile è da ricercare nelle elevate percentuali di risposta al placebo. Sono necessari esperimenti aggiuntivi in doppio-cieco, controllati con placebo. Inoltre, i protocolli di studio, i criteri di valutazione dei risultati e la selezione dei soggetti presentano delle criticità. In ultima analisi, i trattamenti devono essere mirati a tutti i quadri sintomatici presenti nel singolo paziente, comprese concomitanti condizioni psicopatologiche, quali l'esistenza di patologie dello spettro dei disturbi bipolari, di ADHD, dell'abuso di sostanze e dei disturbi da dipendenza.

Bibliografia

Akiskal HS, Pinto O: The evolving bipolar spectrum. Prototypes I, II, III, and IV. Psychiatr Clin North Am 22:517–534, 1999

American Psychiatric Association: Diagnostic and Statistical Manual of Mental Disorders, 4th Edition. Washington, DC, American Psychiatric Association, 1994

American Psychiatric Association: Diagnostic and Statistical Manual of Mental Disorders, 4th Edition, Text Revision. Washington, DC, American Psychiatric Association, 2000

Benazzi F, Akiskal HS: Refining the evaluation of bipolar II: beyond the strict SCID-CV guidelines for hypomania. J Affect Disord 73:33–38, 2003

Bergh C, Eklund T, Sodersten P, et al: Altered dopamine function in pathological gambling. Psychol Med 27:473–475, 1997

Blanco C, Orensanz-Munoz L, Blanco-Jerez C, et al: Pathological gambling and platelet MAO activity: a psychobiological study. Am J Psychiatry 153:119–121, 1996

Blanco C, Petkova E, Ibáñez A, et al: A pilot placebo-controlled study of fluvoxamine for pathological gambling. Ann Clin Psychiatry 14:9–15, 2002

Cassano GB, Dell'Osso L, Frank E, et al: The bipolar spectrum: a clinical reality in search of diagnostic criteria and an assessment methodology. J Affect Disord 54:319–328, 1999

Christenson GA, Popkin MK, Mackenzie TB, et al: Lithium treatment of chronic hair pulling. J Clin Psychiatry 52:116–120, 1991

Coleman E, Gratzer T, Nesvacil L, et al: Nefazodone and the treatment of nonparaphilic compulsive sexual behavior: a retrospective study. J Clin Psychiatry 61:282–284, 2000

Comings DE: The molecular genetics of pathological gambling. CNS Spectr 3:20–37, 1998

Crockford DN, el-Guebaly N: Naltrexone in the treatment of pathological gambling and alcohol dependence (letter). Can J Psychiatry 43:86, 1998a

Crockford DN, el-Guebaly N: Psychiatric comorbidity in pathological gambling: a critical review. Can J Psychiatry 43:43–50, 1998b

Cunningham-Williams RM, Cottler LB, Compton WM III, et al: Taking chances: problem gamblers and mental health disorders—results from the St. Louis Epidemiologic Catchment Area Study. Am J Public Health 88:1093–1096, 1998

DeCaria CM, Hollander E, Grossman R, et al: Diagnosis, neurobiology, and treatment of pathological gambling. J Clin Psychiatry 57 (suppl 8):80–83, 1996

DeCaria CM, Begaz T, Hollander E: Serotonergic and noradrenergic function in pathological gambling. CNS Spectr 3:38–47, 1998

Donovan SJ, Susser ES, Nunes EV, et al: Divalproex treatment of disruptive adolescents: a report of 10 cases. J Clin Psychiatry 58:12–15, 1997

Grant JE, Kim SW: An open-label study of naltrexone in the treatment of kleptomania. J Clin Psychiatry 63:349–356, 2002

Grant JE, Kim SW, Potenza MN, et al: Paroxetine treatment of pathological gambling: a multicentre randomized controlled trial. Int Clin Psychopharmacol 18:243–249, 2003

Haller R, Hinterhuber H: Treatment of pathological gambling with carbamazepine (letter). Pharmacopsychiatry 27:129, 1994

Hirschfeld RM, Williams JB, Spitzer RL, et al: Development and validation of a screening instrument for bipolar spectrum disorder: the Mood Disorder Questionnaire. Am J Psychiatry 157:1873–1875, 2000

Hollander E: Introduction, in Obsessive-Compulsive–Related Disorders. Edited by Hollander E. Washington, DC, American Psychiatric Press, 1993, p 2

Hollander E: Treatment of obsessive-compulsive spectrum disorders with SSRIs. Br J Psychiatry 173:7–12, 1998

Hollander E, Pallanti S: Current and experimental therapeutics of obsessivecompulsive disorder, in Neuropsychopharmacology: The Fifth Generation of Progress: An Official Publication of the American College of Neuropsychopharmacology. Edited by Davis KL, Charney D, Coyle JT, et al. Philadelphia, PA, Lippincott Williams & Wilkins, 2002, pp 1647–1664

Hollander E, Frenkel M, DeCaria C, et al: Treatment of pathological gambling with clomipramine (letter). Am J Psychiatry 149:710–711, 1992

Hollander E, DeCaria CM, Mari E, et al: Short-term single-blind fluvoxamine treatment of pathological gambling. Am J Psychiatry 155:1781–1783, 1998

Hollander E, Allen A, Kwon J: Clomipramine vs desipramine crossover trial in body dysmorphic disorder: selective efficacy of a serotonin reuptake inhibitor in imagined ugliness. Arch Gen Psychiatry 56:1033–1039, 1999

Hollander E, Buchalter AJ, DeCaria CM: Pathological gambling. Psychiatr Clin North Am 23:629–642, 2000a

Hollander E, DeCaria CM, Finkell JN, et al: A randomized double-blind fluvoxamine/placebo crossover trial in pathologic gambling. Biol Psychiatry 47:813–817, 2000b

Hollander E, Allen A, Lopez RP, et al: A preliminary double-blind placebo controlled trial of divalproex sodium in borderline personality disorder. J Clin Psychiatry 62:199–203, 2001

Hollander E, Pallanti S, Baldini-Rossi N, et al: Sustained release lithium/placebo treatment response in bipolar spectrum pathological gamblers. Poster presented at the 42nd Annual New Clinical Drug Evaluation Unit Meeting, Boca Raton, FL, June 10–13, 2002

Hollander E, Tracy KA, Swann A, et al: Divalproex in the treatment of impulsive aggression: efficacy in cluster B personality disorders. Neuropsychopharmacology 28:1186–1197, 2003

Johannessen CU: Mechanisms of action of valproate: a commentary. Neurochem Int 37:103–110, 2000

Keuler DJ, Altemus M, Michelson D, et al: Behavioral effects of naloxone infusion in obsessive-compulsive disorder. Biol Psychiatry 40:154–156, 1996

Kim SW: Opioid antagonists in the treatment of impulse-control disorders. J Clin Psychiatry 59:159–164, 1998

Kim SW, Grant JE: An open naltrexone treatment study in pathological gambling disorder. Int Clin Psychopharmacol 16:285–289, 2001

Kim SW, Grant JE, Adson DE, et al: Double-blind naltrexone and placebo comparison study in the treatment of pathological gambling. Biol Psychiatry 49:914–921, 2001a

Kim SW, Grant JE, Adson DE, et al: A preliminary report on possible naltrexone and nonsteroidal analgesic interactions (letter). J Clin Psychopharmacol 21:632–634, 2001b

Kim SW, Grant JE, Adson DE, et al: A double-blind placebo-controlled study of the efficacy and safety of paroxetine in the treatment of pathological gambling. J Clin Psychiatry 63:501–507, 2002

McCormick RA, Russo AM, Ramirez LF, et al: Affective disorders among pathological gamblers seeking treatment. Am J Psychiatry 141:215–218, 1984

McElroy SL, Pope HG Jr, Keck PE Jr, et al: Are impulse-control disorders related to bipolar disorder? Compr Psychiatry 37:229–240, 1996

Moreno I, Saiz-Ruiz J, Lopez-Ibor JJ: Serotonin and gambling dependence. Hum Psychopharmacol 6 (suppl):S9–S12, 1991

Moskowitz JA: Lithium and lady luck: use of lithium carbonate in compulsive gambling. N Y State J Med 80:785–788, 1980

Pallanti S, Baldini Rossi N, Sood E, et al: Nefazodone treatment of pathological gambling: a prospective open-label controlled trial. J Clin Psychiatry 63:1034–1039, 2002a

Pallanti S, Quercioli L, Sood E, et al: Lithium and valproate treatment of pathological gambling: a randomized single-blind study. J Clin Psychiatry 63:559–564, 2002b

Perez de Castro I, Ibáñez A, Torres P, et al: Genetic association study between pathological gambling and a functional DNA polymorphism at the D4 receptor gene. Pharmacogenetics 7:345–348, 1997

Phillips KA, Albertini RS, Rasmussen SA: A randomized placebo-controlled trial of fluoxetine in body dysmorphic disorder. Arch Gen Psychiatry 59:381–388, 2002

Potenza MN, Chambers RA: Schizophrenia and pathological gambling. Am J Psychiatry 158:497–498, 2001

Potenza MN, Fiellin DA, Heninger GR, et al: Gambling: an addictive behavior with health and primary care implications. J Gen Intern Med 17:721–731, 2002

Roth AS, Ostroff RB, Hoffman RE: Naltrexone as a treatment for repetitive selfinjurious behavior: an open-label trial. J Clin Psychiatry 57:233–237, 1996

Roy A, Custer R, Lorenz V, et al: Depressed pathological gamblers. Acta Psychiatr Scand 77:163–165, 1988

Rugle L: The use of olanzapine in the treatment of video poker pathological gamblers. Poster presented at the 1st annual conference of the National Center for Responsible Gaming, Las Vegas, NV, December 3–5, 2000

Specker SM, Carlson GA, Christenson GA, et al: Impulse control disorders and attention deficit disorder in pathological gamblers. Ann Clin Psychiatry 7:175–179, 1995

Volpicelli JR, Alterman AI, Hayashida M, et al: Naltrexone in the treatment of alcohol dependence. Arch Gen Psychiatry 49:876–880, 1992

Zimmerman M, Breen RB, Posternak MA: An open-label study of citalopram in the treatment of pathological gambling. J Clin Psychiatry 63:44–48, 2002

Strumenti di *screening* e valutazione

14

R. Stinchfield, R. Govoni, G.R. Frisch

In questo capitolo vengono descritti gli strumenti attualmente disponibili per la valutazione di soggetti adulti affetti da gioco d'azzardo compulsivo. Verranno fornite informazioni relative agli sviluppi, ai contenuti, agli intenti proposti, alle qualità psicometriche (attendibilità, validità e accuratezza della classificazione), alle norme, alle applicazioni, ai punteggi e alle interpretazioni proprie di ciascuno strumento. L'Appendice alla fine di questo capitolo riporta una sinossi degli strumenti.

14.1
Strumenti di *screening* e valutazione

14.1.1
South Oaks Gambling Screen

Il *South Oaks Gambling Screen* (SOGS; Lesieur e Blume 1987) è uno strumento di *screening* del gioco d'azzardo patologico che consiste in un'autovalutazione in 20 item (vedi Appendice D). Sono stati usati i criteri diagnostici del DSM-III (American Psychiatric Association 1980) e DSM-III-R (American Psychiatric Association 1987) nell'elaborazione e validazione del SOGS (Culleton 1989; Lesieur e Blume 1987). I punteggi al SOGS si ottengono sommando specifici *item*, laddove una classificazione maggiore o uguale a 5 sta a indicare la probabile presenza di una condizione di gioco d'azzardo patologico. Il SOGS ha dimostrato di avere un'eccellente coerenza interna (α di Cronbach=0,97) e un'attendibilità di verifica al *retest* di 1 mese (r=0,71). La validità è stata esaminata correlando lo strumento con le valutazioni indipendenti di *counselor* (r=0,86), membri della famiglia (r=0,60) e con le diagnosi di gioco d'azzardo compulsivo del DSM-III-R (r=0,94). Il SOGS è stato messo a confronto con la diagnosi del DSM-III-R di gioco d'azzardo patologico e si è dimostrato uno strumento diagnostico complessivamente soddisfacente dal punto di vista dell'accu-

Il gioco d'azzardo patologico. Jon E. Grant, Marc N. Potenza
© Springer-Verlag Italia 2010

ratezza tra membri dell'Associazione Giocatori Anonimi (98,1%), studenti universitari (95,3%) e operatori ospedalieri (99,3%). Questo strumento di *screening* si basa sull'intero arco di vita del paziente e non differenzia, quindi, i giocatori d'azzardo in fase di remissione, da quelli nei quali la patologia è attualmente presente.

Scarsa, invece, è stata la ricerca sistematica sulle qualità psicometriche di SOGS in condizioni di utilizzo variabili, ad esempio per quanto riguarda la valutazione della prevalenza di giocatori d'azzardo patologici nella popolazione generale. Inoltre, i dati psicometrici ottenuti nell'elaborazione del SOGS hanno ormai quasi 20 anni, mentre i criteri diagnostici relativi al gioco d'azzardo patologico hanno subito revisioni tali da sollevare il problema della qualità psicometrica di tale strumento di *screening* applicato al contesto attuale.

Recentemente, il SOGS ha dimostrato attendibilità e validità a livelli soddisfacenti, in uno schema temporale di 1 anno (Stinchfield 2002). L'attendibilità ha raggiunto un grado convincente su campioni generali (α di Cronbach=0,69) e su campioni in trattamento (α di Cronbach=0,86). Un livello soddisfacente di validità è stato osservato parallelamente tra il SOGS e i criteri DSM-IV (American Psychiatric Association. 1994) (r=0,77 nel campione generale e r=0,83 nel campione in trattamento). Le correlazioni con altre misure della gravità del gioco d'azzardo problematico sono risultate moderate/elevate (classificazione in un range da r=0,33 a r=0,65). Il SOGS si è dimostrato uno strumento diagnostico dotato di accuratezza globale (0,96), sensibilità elevata (0,99), livelli modesti di specificità (0,75), potere predittivo positivo elevato (0,96), potere predittivo negativo elevato (0,90) e bassi valori di falsi positivi (0,04) e falsi negativi (0,10). È stata dimostrata, invece, una precisione molto modesta dello strumento nella classificazione della popolazione generale, con uno scarso grado di sensibilità, pari a 0,67, e un elevato livello di falsi positivi, pari a 0,50 (Stinchfield 2002); conseguentemente, sono sorte questioni sull'uso diffuso del SOGS negli studi per la stima di prevalenza, in quanto lo strumento tende a sovrastimare il numero di giocatori d'azzardo patologici nella popolazione generale, in confronto ai criteri DSM-IV.

Ladouceur e colleghi (2000) hanno esaminato la precisione del SOGS considerando quanto bambini, adolescenti e adulti fossero in grado di comprenderne gli *item* e quale potesse essere l'effetto di un fraintendimento sul punteggio. La maggior parte dei partecipanti fraintendevano alcune domande e questo aveva portato a punteggi alti. Il chiarimento dell'equivoco ha dato come risultato punteggi più bassi e un numero inferiore di soggetti classificati come probabili giocatori d'azzardo patologici.

14.1.2
Le 20 domande dei Giocatori Anonimi

L'Associazione Giocatori Anonimi ha diffuso un questionario di 20 domande (GA-20) allo scopo di identificare i soggetti con un problema di gioco d'azzardo (si possono visionare le domande sul sito web dell'associazione http://www.gamblersanonymous.org/20questions.html). Un punteggio di 7 o più risposte affermative indica che il soggetto ha un problema di gioco d'azzardo. Sebbene le 20 domande si siano dimostrate correlate alla frequenza del gioco d'azzardo (Kuley e Jacobs 1988), solo due studi hanno riportato informazioni psicometriche relative allo strumento. In uno dei due le domande del GA-20 hanno dimostrato un'elevata coerenza interna (α di Cronbach=0,94) e una correlazione con il SOGS (r=0,94) (Ursua e Uribelarrea 1998). Le domande del GA-20 determinano una differenziazione tra i soggetti con un problema di gioco d'azzardo e i cosiddetti *social gamblers* (soggetti che giocano solo in situazioni di vita sociale), con una sensibilità diagnostica pari a 0,98, una specificità pari a 0,99 e un'accuratezza diagnostica pari a 0,99. Questi dati si basano su un campione con una probabilità di base pari al 50%, che gonfia gli indici di accuratezza della classificazione.

14.1.3
Massachusetts Gambling Screen

Il *Massachussets Gambling Screen* (MAGS) è stato ideato per indagare i problemi legati al gioco d'azzardo e valutarne la presenza in adolescenti e adulti (Shaffer et al. 1994). Il MAGS valuta il comportamento dell'anno precedente e comprende 14 domande, adattate dal *Short Michigan Alcoholism Screening Test* (Selzer et al. 1975). Il MAGS classifica i soggetti come non problematici, in fase di transizione o come giocatori d'azzardo patologici, utilizzando un punteggio ponderato, derivato da un'analisi di funzione discriminante. In termini di validità, il valore discriminante totale del MAGS è correlato con il punteggio totale del DSM-IV (r=0,83).

14.1.4
Strumento a risposte multiple del DSM-IV

Fisher (2000b) ha elaborato un questionario in 10 punti, definito DSM-IV a risposte multiple (DSM-IV-MR), per valutare i criteri diagnostici DSM-IV del gioco d'azzardo compulsivo negli adulti. Viene assegnato un punto per ogni criterio e tutti gli *item* rappresentano parafrasi dei criteri del DSM-IV. La maggior parte di questi *item* indica quattro possibili opzioni di risposta: 1) mai; 2) una volta o due; 3) qualche volta; e 4) spesso. Ad ogni domanda del questionario è attribuito un punto e la classificazione va da 0 a 10. Una persona con punteggio di 3 o 4, comprensivo di almeno un punto per i criteri 8, 9 o 10, viene classificata come soggetto con problemi di gioco e chi ottiene un punteggio di 5 o più viene classificato come con gravi problemi. Il DSM-IV-MR presenta soddisfacente attendibilità, dal punto di vista della coerenza interna (α di Cronbach=0,79). In termini di validità, sono stati rilevati punteggi medi significativamente differenti tra giocatori d'azzardo abituali e non abituali e tra giocatori con consapevolezza del problema e *social gamblers*.

14.1.5
Diagnostic Interview for Gambling Schedule

La *Diagnostic Interview for Gambling Schedule* (DIGS) è uno strumento strutturato a scopo clinico (Winters et al. 2002). Oltre a presentare 20 domande relative ad altrettanti sintomi/indicatori a livello diagnostico (misurati sull'intero arco della vita e sull'anno precedente), l'intervista valuta la storia dei trattamenti per il gioco d'azzardo, l'insorgenza del gioco d'azzardo e il funzionamento familiare e sociale. I punti relativi ai criteri diagnostici del DSM-IV hanno dimostrato di possedere una buona coerenza interna (α di Cronbach=0,92). Il punteggio diagnostico totale (range 0-10) ha mostrato moderate correlazioni con le seguenti misurazioni dei livelli di gravità del gioco d'azzardo: frequenza di gioco ($r=0,39$), ammontare di denaro più alto giocato in un giorno ($r=0,42$), attuali debiti di gioco ($r=0,47$), problemi finanziari ($r=0,40$), numero delle fonti di prestito di denaro ($r=0,31$) e problemi legali ($r=0,50$).

14.1.6
Screening DSM-IV dei problemi di gioco d'azzardo del *National Opinion Research Center*

Un'inchiesta a livello nazionale sul gioco d'azzardo è stata condotta nel 1998, negli Stati Uniti, dal National Opinion Research Center (1999), utilizzando lo strumento di *screening* del DSM-IV per i problemi di gioco d'azzardo (*National Opinion Research Center DSM-IV Screen for Gambling Problems, NODS*). Il NODS comprendeva 17 domande, che rispecchiavano i criteri di diagnosi del DSM-IV. L'interpretazione dei punteggi per i soggetti che avevano giocato e perso più di 100 dollari era la seguente: un punteggio di 0 designava un giocatore a basso rischio, 1 o 2 indicavano un giocatore a rischio, un punteggio di 3 o 4 definiva un giocatore con un problema e un punteggio maggiore o uguale a 5 identificava un giocatore d'azzardo compulsivo.

Su di un campione clinico di 40 pazienti sottoposti a trattamento ambulatoriale per problemi di gioco d'azzardo, sono stati riscontrati elevati coefficienti di verifica al *retest* in riferimento all'intero arco di vita ($r=0,99$) e all'anno precedente ($r=0,98$).

14.1.7
Lie/Bet Questionnaire

Il questionario Lie/Bet è un metodo di *screening* composto da due *item* (Johnson et al. 1997): 1) "Ha mai dovuto mentire a persone importanti per lei su quanto giocava?"; e 2) "Ha mai avvertito la sollecitazione a giocare sempre più ingenti somme di denaro?" Questo metodo di *screening* ha mostrato una sensibilità di 0,99, specificità di 0,91, potere predittivo positivo di 0,92 e potere predittivo negativo di 0,99 nella comparazione tra membri della Giocatori Anonimi e soggetti di controllo che non avevano problemi di gioco d'azzardo. In un secondo studio, il questionario ha rivelato valori di sensibilità di 1,00, specificità di 0,85, potere predittivo positivo di 0,78 e potere predittivo negativo di 1,00 (Johnson et al. 1998).

14.1.8
Gambling Assessment Module

Il *Gambling Assessment Module* (GAM-IV) si trova nelle prime fasi di verifica e ci sono poche informazioni psicometriche disponibili (Cunningham-Williams et al. 2003). Esistono versioni multiple di GAM-IV per metodologie di applicazione differenti, comprese l'intervista scritta, l'intervista mediante computer e l'autosomministrazione. Con il GAM-IV è possibile arrivare a formulare diagnosi basate sul DSM-IV per 7 differenti tipologie di giocatori d'azzardo. Esiste una buona concordanza tra GAM-IV e categorie cliniche per cinque criteri diagnostici (κ=0,5-0,7), ma con i restanti cinque criteri la concordanza è scarsa (κ=0,0-0,3) (Cunningham-Willams et al. 2003).

14.1.9
Gambling Behavior Interview

La *Gambling Behavior Interview* (GBI) è uno strumento, suddiviso in 76 *item*, che valuta il comportamento relativo al gioco d'azzardo patologico nell'anno precedente (Stinchfield 2002, 2003; Stinchfield et al. sottoposto per pubblicazione). Il GBI copre otto ambiti: 1) attitudini relative al gioco d'azzardo (4 punti); 2) frequenza delle differenti tipologie di gioco (15 punti); 3) quantità di tempo e denaro spesi nel gioco d'azzardo (4 punti); 4) frequenza del gioco in ambiti territoriali differenti (7 punti); 5) SOGS (25 punti); 6) criteri diagnostici DSM-IV (10 punti); 7) punti relativi all'indagine diagnostica (32 punti); e 8) demografia (9 punti).

Il GBI presenta un'eccellente coerenza interna (α di Cronbach=0,92) e tutti i 10 criteri diagnostici hanno un'alta correlazione *item*-scala (range da r=0,52 a r=0,82). I criteri del DSM-IV mostrano anche validità di costrutto, con una buona capacità di discriminazione tra i campioni relativi alla popolazione generale e quelli in trattamento per il gioco d'azzardo. La validità convergente dei criteri del DSM-IV è rivelata da correlazioni generalmente elevate, con contestuali misurazioni della gravità dei problemi di gioco (range da r=0,27 a r=0,90). La validità discriminante è provata dalle basse correlazioni con le variabili non legate al gioco d'azzardo problematico (range da r=0,02 a r=0,16).

Sebbene il punteggio standard di *cut-off* del DSM-IV (pari a 5) fornisca una precisione diagnostica adeguata (0,91), la sensibilità risulta bassa (0,83), mentre la percentuale di falsi negativi è elevata (0,13). Un punteggio *cut-off* di 4 produce una classificazione più accurata – inclusa anche maggiore accuratezza diagnostica (0,95), sensibilità (0,93) e specificità (0,96), accompagnate da una percentuale minore di falsi negativi (0,06). L'analisi di funzione discriminante fornisce una maggior precisione nella classificazione, rispetto ai punteggi *cut-off*, con un'accuratezza diagnostica di 0,97, una sensibilità di 0,94 e una specificità di 0,99.

14.1.10
Early Intervention Gambling Health Test

L'*Early Intervention Gambling Health Test* (EIGHT) è uno strumento di *screening* in 8 punti (vedi Appendice B), pensato per l'utilizzo da parte dei medici (Sullivan 1999; Sullivan et al., in press). Se ci sono risposte affermative a quattro o più domande, il soggetto può essere considerato in linea con i criteri che definiscono il giocatore d'azzardo compulsivo. I punteggi EIGHT si correlano con i punteggi SOGS ($r=0,75$) e presentano una concordanza tra buona ed eccellente con le stime di *counselor* e diagnosi di gioco d'azzardo compulsivo (S. Sullivan, comunicazione personale, 6 maggio 2003). Nel corso dell'applicazione a 100 detenuti, il questionario EIGHT, si correlava con il SOGS ($r=0,83$) e presentava sensibilità elevata (0,91) secondo i criteri diagnostici del DSM-IV e bassa specificità (0,50) e valore predittivo positivo (0,59) (Sullivan et al., in press).

14.1.11
Time-Line Follow Back

Il *Time-Line Follow Back* (TLFB) (Sobell et al. 1995) è stato adattato per l'accertamento del gioco d'azzardo (Hodgins e Makarchuk 2003; Stinchfield et al. 2010; Weinstock et al. 2004). Il questionario valuta il numero di giorni passati a giocare d'azzardo e l'ammontare di denaro speso in un periodo di 6 mesi; presenta un'attendibilità adeguata di verifica al *retest* di 3 settimane, con correlazioni interclasse di 0,61-0,98. La concordanza con i collaterali si è dimostrata da regolare a buona, con correlazioni interclasse di 0,46-0,65.

Stinchfield e colleghi (2001) hanno adattato il TLFB alla valutazione del gioco d'azzardo nell'arco di 4 settimane. Tale strumento si correla con misurazioni diverse della frequenza del gioco d'azzardo (da $r=0,24$ a $r=0,53$) (Stinchfield et al. 2001). Weinstock e colleghi (2004), in maniera simile, hanno ideato un tipo di TFLB (G-TFLB) in grado di classificare i soggetti con una certa frequenza di gioco d'azzardo tra i giovani adulti; questo strumento ha mostrato un livello di attendibilità adeguato/eccellente, su una verifica al *retest* di 2 settimane (da $r=0,73$ a $r=0,93$) e i punteggi hanno rivelato una correlazione con i rapporti di auto-monitoraggio quotidiani (da $r=0,59$ a $r=0,87$). Le dimensioni della frequenza e della durata hanno dimostrato di avere una validità contestuale ad altri metodi di valutazione del gioco d'azzardo. Il G-TLFB ha mostrato validità di discriminazione, in presenza di variabili demografiche, e si è dimostrato attendibile anche come misura di gestione dell'impressione positiva.

14.1.12
Addiction Severity Index for Pathological Gamblers e Gambling Severity Index

L'*Addiction Severity Index* (ASI) è stato modificato per adattarlo ai parametri del gioco d'azzardo compulsivo (*Addiction Severity Index for Pathological Gamblers* – ASI-PG) da Lesieur e Blume (1992), in modo tale da includervi sei punti relativi al gioco d'azzardo, che concorrono a creare un punteggio composito: l'indice di gravità del gioco d'azzardo (*Gambling Severity Index*, GSI). Il GSI ha mostrato livelli soddisfacenti di attendibilità (α di Cronbach=0,73) e validità (r=0,57 con il SOGS). Il GSI sembra particolarmente adatto come metodo di valutazione per i soggetti con problemi relativi al gioco d'azzardo e all'uso di sostanze.

14.1.13
Structured Clinical Interview for Pathological Gambling

La *Structured Clinical Interview for Pathological Gambling* (SCI-PG) è un'intervista a finalità diagnostiche, basata sui criteri del DSM-IV, che viene somministrata dai clinici; è compatibile con la *Structured Clinical Interview* (Grant et al., in press). La SCI-PG accerta sia i 10 criteri di inclusione sia i criteri di esclusione (non calcolato sulla base di un episodio maniacale) relativi alla tipologia del gioco d'azzardo compulsivo. La SCI-PG ha dimostrato un'attendibilità eccellente, ed altrettanto eccellenti livelli di validità e precisione di classificazione nelle verifiche preliminari di individui con problemi di gioco d'azzardo. Sono necessarie ulteriori verifiche per appurarne l'adeguatezza su aree di popolazione differenti.

14.2
Strumenti di valutazione dell'efficacia dei trattamenti

14.2.1
Gambling Treatment Outcome Monitoring System

Il Sistema di monitoraggio dei risultati del trattamento del gioco d'azzardo (*Gambling Treatment Outcome Monitoring System*, GAMTOMS) è un metodo di valutazione multidimensionale che comprende i seguenti strumenti: 1) Questionario per l'ammissione al trattamento del gioco d'azzardo; 2) Questionario per dimissione; 3) Questionario di follow-up del paziente; 4) Modulo di dimissione dello staff; 5) Questionario di reclutamento di familiari/amici; 6) Questionario di follow-up per familiari/amici (Stinchfield 1999; Stinchfield e Winters 1999, 2001). Attendibilità e validità del GAMTOMS sono state valutate, su un campione di trattamento di più di 1000 pazienti, da uno studio dei risultati del trattamento del gioco d'azzardo nel Minnesota (Stinchfield 1999; Stinchfield e Winters 1996, 2001). Lo strumento è stato anche valutato per attendibilità, validità, precisione della classificazione e valore dei *report* autogestiti su un campione di 74 pazienti sottoposti a trattamento per il gioco d'azzardo (Stinchfield et al. 2001). La sezione del GAMTOMS relativa alla frequenza del gioco d'azzardo ha mostrato una correlazione modesta con i criteri di TLFB ($r=0,53$), SOGS ($r=0,47$) e DFSM-IV ($r=0,36$).

14.2.2
Pathological Gambling Modification of the Yale-Brown Obsessive-Compulsive Scale

La *Yale-Brown Obsessive-Compulsive Scale* è stata modificata per poter misurare il livello di gravità del gioco d'azzardo compulsivo e il mutamento dei sintomi in risposta al trattamento (PG-YBOCS) (Hollander et al. 1998) (vedi Appendice E). La concordanza delle valutazioni, tra diversi ricercatori, dei punteggi di Sollecitazione e Comportamento (*Urge and Behavior*) si è rivelata alta, con correlazioni interclasse rispettivamente pari a 0,99 e 0,98. In termini di validità, il PG-YBOCS si correla con la scala del gioco d'azzardo patologico, secondo la Clinical Global Impression Scale (CGI) ($r=0,89$) e con il SOGS ($r=0,86$).

14.2.3
Gambling Symptoms Assessment Scale

La *Gambling Symptoms Assessment Scale* (G-SAS) è stata elaborata al fine di valutare i sintomi del gioco d'azzardo durante il trattamento (Kim et al. 2001) (vedi Appendice C). Lo strumento misura le sollecitazioni e i pensieri (*Urges/Thoughts*) relativi al gioco nella settimana precedente, includendo 12 *item* con opzioni di risposta multipla che si collocano in un range da 0 a 4. Le risposte vengono sommate e il range di punteggio totale è di 0-48, dove punteggi di 31, o superiori, stanno ad indicare sintomi gravi, punteggi tra 21 e 30 indicano sintomatologia moderata e punteggi minori o uguali a 20 si traducono in sintomi lievi. In 58 pazienti, la G-SAS ha dimostrato attendibilità soddisfacente con una verifica al *retest* di 1 settimana ($r=0,70$) e coerenza interna (α di Cronbach=0,89). In termini di validità i punteggi della G-SAS si correlano con quelli della CGI Improvement scale ($r=0,78$) e con la Severity scale ($r=0,81$).

14.2.4
Clinical Global Impression Scale – Pathological Gambling

La *Clinical Global Impression Scale* (CGI) è stata elaborata per gli studi sul trattamento della schizofrenia (Guy 1976). Comprende tre *item* che vengono calcolati dai clinici: gravità della malattia, miglioramento globale ed efficacia del trattamento. La scala CGI è stata adattata dai ricercatori che si sono occupati di gioco d'azzardo (Hollander et al. 1998; Kim et al. 2001), in modo da poter valutare la gravità del gioco d'azzardo compulsivo e misurare il miglioramento globale relativo al gioco d'azzardo negli studi sugli psicofarmaci. Gli *item* delle scale *Severity* e *Improvement* hanno 7 opzioni di risposta. Non è disponibile alcuna informazione di carattere psicometrico relativa a questa scala.

14.3
Strumenti di valutazione del gioco d'azzardo nei giovani

Winters e colleghi (1993, 1995) hanno fatto una revisione del SOGS, mirata ad adattare questo strumento alla valutazione degli adolescenti (SOGS-*Revised for Adolescents*, SOGS-RA). È stato utilizzato uno schema temporale relativo all'anno precedente e sono stati modificati sia il linguaggio degli *item*, sia le opzioni di risposta, in modo che si adattassero meglio ai livelli di lettura e di dedizione al gioco d'azzardo degli adolescenti. Viene assegnato solo 1 punto ad ogni fonte di finanziamento invece dei 9 possibili punti, relativi a fonti diverse, che compaiono nel SOGS. Un punteggio maggiore o uguale a 4 indica la presenza di un problema di gioco d'azzardo, un punteggio di 2-3 identifica un giocatore a rischio e valori uguali a 0 o 1 definiscono l'assenza del problema (Winters et al. 1995).

Fisher (2000a) ha elaborato un questionario in nove item per misurare i criteri diagnostici del DSM-IV relativi al gioco d'azzardo compulsivo nella popolazione giovanile, con un *item* per ogni criterio del DSM-IV. Gli *item* sono stati adattati in modo da corrispondere allo stadio di sviluppo dei giovani. Fisher ha semplificato il linguaggio e omesso dettagli di scarsa rilevanza per i giovani e ha escluso l'*item* 10 ("conti sugli altri per ottenere il denaro necessario a risolvere una situazione disperata causata dal gioco"). Otto dei nove *item* calcolati hanno quattro opzioni di risposta: 1) mai; 2) una volta o due; 3) qualche volta; e 4) spesso. Il punteggio ha un range da 0 a 9: valori maggiori o uguali a 4 definiscono l'esistenza di un problema di gioco d'azzardo.

14.4
Conclusione

Sono stati elaborati diversi strumenti per rispondere alla necessità di investigare e valutare il problema del gioco d'azzardo. Gli strumenti esistenti richiedono valutazioni psicometriche addizionali, in particolare riguardo a gruppi specifici della popolazione (per esempio, gli anziani), per i quali potrebbero risultare ottimali strumenti nuovi o modificati. Le informazioni prodotte da questi studi permettono il ricorso a decisioni maggiormente informate, da parte dei clinici e dei ricercatori, nei processi di identificazione, valutazione e monitoraggio degli individui con problemi di gioco (in un quadro specifico e con scopi altrettanto specifici).

Appendice: Strumenti per la valutazione del gioco d'azzardo compulsivo - Strumenti di *screening* e diagnosi degli adulti

Strumento	Contenuti	Numero di *item*	Tempi e metodi di somministr.	Punteggio	Psicometria Attendibilità⁺	Validità	Indici di precisione di classificazione
South Oaks Gambling Screen (SOGS) (Lesieur e Blume 1987)	Giochi d'azzardo praticati; segni e sintomi di problemi col gioco d'azzardo; conseguenze negative; fonti di finanziamento del gioco	20 punti calcolati	1QCM 10-20 min	1 punto per ogni criterio Range di punteggio: 0-20 Punteggi di 5+ indicano probabile GAP	α=0,97; attendibilità TRT di 1 mese; r=0,71	Correlazioni con valutazioni di counselor (r=0,86), dei membri della famiglia (r=0,60) e con diagnosi DSM-III-R di GAP (r=0,94)	Membri di Giocatori Anonimi (GA) (n=213), studenti universitari (n=384) e operatori sanitari (n=152); criterio di diagnosi DSM-III-R di GAP ODA tra membri di GA=0,98, studenti universitari=0,95, operatori sanitari=0,99
Gamblers Anonymous 20 questions (GA-20) (Ursua e Uribelarrea 1998)	Segni e sintomi di gioco d'azzardo compulsivo; conseguenze negative	20	QCM o intervista, 10 min	1 punto per ogni criterio Punteggi di 7+ indicano il giocatore d'azzardo compulsivo	α=0,94	Elevate correlazioni con la frequenza del gioco d'azzardo e con esperienze dissociative; elevata correlazione con SOGS (r=0,94)	Il criterio è l'appartenenza ad un gruppo 127 soggetti con problemi di gioco d'azzardo 142 social gamblers, che non presentano il problema BR=0,47; Sens=0,98 Spec=0,99; ODA=0,99 Gli indici di precisione nella classificazione si basano su un campione con BR di ca. 50%, che gonfia gli indici stessi

(continua)

Massachusetts Gambling Screen (MAGS) (Shaffer et al. 1994)	Segni e sintomi di GAP; problemi psicologici e sociali legati al gioco d'azzardo; lo studio comprende anche la misura in 12 punti dei criteri diagnostici DSM-IV	14 (7 calcolati)	QCM da 5 a 10 min	Ognuno dei 7 punti MAGS viene moltiplicato per un coefficiente di funzione discriminante; quindi i punti vengono sommati e si aggiunge una costante 0-2=giocatore d'azzardo compulsivo in fase di transizione, o potenziale 2+=GAP	MAGS 7 item, α=0,84; DSM-IV 12 item, α=0,89	Il punteggio discriminante totale MAGS è correlato con il punteggio totale DSM-IV, r=0,83	N/A
DSM-IV Multiple Response (DSM-IV-MR) (Fisher 2000b)	Criteri diagnostici DSM-IV	10, un *item* per ogni criterio, per la maggior parte degli *item* risposte con 4 opzioni	Questionario, 5 min	1 punto per ogni *item* Range di punteggio: 0-10. Un punteggio di 3-4 (incluso almeno 1 punto per i criteri 8, 9 o 10) identifica un problema di gioco d'azzardo. Punteggi di 5+ indicano problemi gravi	α=0,79	Discrimina tra giocatori d'azzardo regolari e non regolari e tra giocatori con problemi e social gamblers	N/A

(cont. ↓)

Strumenti di *screening* e diagnosi degli adulti

Strumento	Contenuti	Numero di *item*	Tempi e metodi di somministr.	Punteggio	Psicometria Attendibilità[+] Validità		Indici di precisione di classificazione
Diagnostic Interview for Gambling Schedule (DIGS) (Winters et al. 2002)	Dati demografici, coinvolgimento nel gioco d'azzardo, storia clinica dei trattamenti, insorgenza del gioco d'azzardo, frequenza, ammontare di denaro scommesso e perso, fonti di provenienza del denaro, problemi finanziari, problemi legali, screening di salute mentale, altri disturbi di controllo degli impulsi, funzionamento sociale e familiare sintomatologia rilevante per la diagnosi (nell'arco	20 *item* relativi a sintomi che misurano i 10 criteri di diagnosi DSM-IV 2 *item* per ogni criterio	Intervista di 30 min	Se il soggetto rispondente aderisce ad entrambi i punti presenti per ogni criterio, il criterio si considera avallato; 1 punto per ognuno dei 10 criteri. Range di punteggio: 0-10 Punteggi di 5+ indicano GAP	α=0,92	Il punteggio diagnostico totale (0-10) mostra correlazioni significative con le seguenti misure della gravità del problema del gioco d'azzardo: frequenza di gioco r=0,39; ammontare di denaro più elevato giocato in un giorno r=0,42; attuali debiti di gioco r=0,47; numero di problemi finanziari r=0,40; numero di fonti di prestito di denaro r=0,31; problemi legali r=0,50	N/A

(continua)

	della vita e nell'anno precedente)			
National Opinion Research Center DSM-IV Screen for Gambling Problems (NODS) (National Opinion Research Center 1999)	Criteri diagnostici 17 DSM-IV per GAP, inclusi schemi temporali dell'intero arco di vita e dell'anno precedente; una domanda-filtro, relativa alla perdita al gioco di 100 dollari, o più, veniva posta prima dell'applicazione di NODS	Intervista da 5 a 10 min	1 punto calcolato per ogni criterio DSM Range di punteggio 0-10 0=giocatore a basso rischio 1 o 2=a rischio 3 o 4=problemi di gioco 5+=giocatore d'azzardo patologico	Coefficiente di r=0,99 (intero arco di vita) e r=0,98 (anno precedente) su TRT da 2 a 4 settimane	Applicazione a 40 soggetti in un programma di trattamento ambulatoriale per problemi di gioco. Su 40 soggetti, 38 hanno ottenuto 5+ sull'intero arco di vita, 2 hanno avuto 4. Sull'anno precedente, 30 hanno avuto 5+, 5 hanno ottenuto 3 o 4 e altri 5, 2 o meno	N/A
Lie/Bet Questionnaire (Johnson et al. 1997)	Menzogne relative 2 al gioco d'azzardo; giocate in denaro sempre maggiori	Intervista, 1 min	La risposta "sì" a uno o ad entrambi i punti indica GAP	N/A	N/A	Calcolato su 191 membri di GA maschi e su 171 soggetti di controllo senza problemi di gioco d'azzardo; Sens=0,99, Spec=0,91, PPV=0,92 e NPV=0,99

(cont. ↓)

Strumenti di screening e diagnosi degli adulti

Strumento	Contenuti	Numero di *item*	Tempi e metodi di somministr.	Punteggio	Psicometria Attendibilità+	Psicometria Validità	Indici di precisione di classificazione
Gambling Assessment Module (GAM-IV) (Cunningham-Williams et al. 2003)	Frequenza di gioco e criteri diagnostici DSM-IV per 11 diverse attività di gioco d'azzardo	12 *item* applicati separatamente per 11 diverse attività di gioco d'azzardo	Intervista, o autovalutazione	Un punteggio di 5+ indica GAP	N/A	Buona concordanza con stime cliniche per cinque criteri diagnostici ($K=0,5$-$0,7$) e scarsa per altri cinque ($K=0,0$-$0,3$)	Un secondo studio che comprendeva anche soggetti femmine riportava: Sens=1,00, Spec=0,85, PPV=0,78 e NPV=1,00
Gambling Behavior Interview (GBI) (Stinchfield et al., in press)	Intervista clinica per la valutazione di segni e sintomi relativi a GAP, inclusi frequenza di gioco, ammontare di tempo e denaro spesi per il gioco, SOGS, DSM-IV e 32 *item* relativi	76, inclusi 20 SOGS, 10 criteri diagnostici DSM-IV e 32 *item* di ricerca	Intervista da 30 a 60 min	Un punteggio DSM di 5+ indica GAP. La scala di ricerca di 20 *item* utilizza la ponderata dei punti. Un punteggio pari a 2+ su 5 criteri di screening indica probabile GAP	DSM-IV $\alpha=0,95$ Scala di 20 criteri di ricerca, $\alpha=0,96$ screening a 5 criteri, $\alpha=0,95$	La scala di ricerca a 20 *item* e lo screening a 5 *item* si correlano con la scala dei criteri diagnostici DSM-IV ($r=0,90$; $r=0,92$) e con il punteggio SOGS ($r=0,82$; $r=0,85$)	L'appartenenza a due gruppi era il criterio; pazienti sottoposti a trattamento per gioco d'azzardo (n=121) e membri della popolazione generale, che avevano giocato d'azzardo nell'anno precedente (n=138). La precisione di

14 Strumenti di *screening* e valutazione

(continua)

	alla ricerca nello schema temporale dell'anno precedente			classificazione viene computata per creare una discriminante tra i due gruppi; BR=0,47 DSM-IV con utilizzo di un punteggio cut-off standard di 5+: ODA=0,91; Sens=0,83; Spec=0,98; FPR=0,03 e FNR=0,13. La scala di ricerca a 20 *item* con utilizzo della ponderata dei punti ha dato i seguenti indici di precisione: ODA=1,00; Sens=1,00; Spec=1,00; FPR=0,00 e FNR=0,00 La scala a 5 *item* con cut-off 2+: ODA=0,99; Sens=0,99; Spec=0,99; FPR=0,02 e FNR=0,01
Early Intervention Gambling Health Test (EIGHT) (Sullivan 1999)	Segni e sintomi relativi a problemi di gioco d'azzardo	8	5 min; questionario o intervista	Ogni *item*=1 punto. Un punteggio cut-off di 4+ indica che lo stato di salute del paziente risente del gioco d'azzardo	N/A	Correlazione con SOGS (r=0,75). Buona/eccellente correlazione con le stime e le diagnosi di counselor Campione di detenuti (n=100). Confrontato con diagnosi DSM-IV: Sens=0,91; Spec=0,50 e PPV=0,59

(cont. ↓)

Strumenti di *screening* e diagnosi degli adulti

Strumento	Contenuti	Numero di *item*	Tempi e metodi di somministr.	Punteggio	Psicometria Attendibilità[+]	Psicometria Validità	Indici di precisione di classificazione
Time-Line Follow-Back (TLFB) e TLFB adattato al gioco d'azzardo (G-TLFB) (Stinchfield et al. 2001; Hodgins e Makarchuk 2003)	Un calendario per contare le giornate passate giocando d'azzardo e la quantità di denaro spesa	Adattato per differenti periodi di tempo: 1 anno, 6 mesi o le 4 settimane precedenti	Il numero di *item* varia, secondo il periodo di tempo valutato	Si contano i giorni passati giocando d'azzardo e quelli di astinenza dal gioco. Si somma la quantità di tempo, si sommano le quantità di denaro perse al gioco	Attendibilità su TRT di 3 settimane: ICC=0,61-0,98, attendibilità su TRT di 2 settimane r=0,74-0,96	Concordanza con i collaterali: ICC=0,46-0,65 TFLB si correla con altre misure di frequenza del gioco (r=53) G-TFLB si correla con SOGS (r=0,30), MAGS (r=0,28)	N/A
Addiction Severity Index-Pathological Gamblers (ASI-PG) e Gambling Severity Index (GSI) (Lesieur e Blume 1992)	Modifica di ASI per i giocatori d'azzardo compulsivi: sono stati aggiunti *item* relativi alla frequenza del gioco e ai problemi collegati al gioco d'azzardo	6 punti in GSI	10 min in più per l'applicazione dei punti relativi al gioco d'azzardo	Range di punteggio composito: 0-1. Non ci sono interpretazioni specifiche dei punteggi; tuttavia il punteggio è compatibile con gli indici ASI	α=0,73	Correlazione con SOGS (r=0,57)	N/A

(continua)

Structured Clinical interview for Pathological Gambling (SCI-PG) (Grant et al., in press)	Criteri diagnostici DSM-IV per GAP	Intervista applicata dai clinici, 15 min	Gli 11 *item* coprono i 10 criteri di inclusione e 1 criterio di esclusione	La diagnosi di GAP si determina se ci sono risposte affermative a 5+ domande di inclusione e ad una domanda di esclusione	Attendibilità interrater K=1,00; attendibilità su TRT di 1 settimana: K=1,00 e r=0,97	Validità concorrente: correlazione con SOGS (r=0,78). Validità discriminante: correlazione con la misurazione dell'ansia (r=0,23) e della depressione (r=0,19)	Diagnosi SCI-PG comparata con la valutazione longitudinale: Sens=0,88; Spec=1,00; PPV=1,00; NPV=0,67
Gambling Treatment Outcome Monitoring System (GAMTOMS) (Stinchfielde Winters 1996)	GTAQ include la misurazione in 10 *item* dei criteri diagnostici DSM-IV per GAP e altre misure di gravità dei problemi di gioco, che comprendono SOGS, la frequenza di gioco, i problemi finanziari legati al gioco e i problemi legali	QCM da 30 a 45 min	GTAQ in 142 *item* con misurazione in 10 punti dei criteri diagnostici DSM-IV	Gli *item* relativi ai criteri diagnostici DSM-IV valgono 1 punto ciascuno e vengono sommati. Range di punteggio: 0-10 Punteggi di 5+ indicano GAP	Attendibilità della coerenza interna: criteri diagnostici DSM-IV (α=0,89), SOGS (α=0,85) e problemi finanziari (α=0,78) TRT di 1 settimana fornisce correlazioni r=0,74 (DSM-IV) e r=0,91 (SOGS)	La validità dei criteri diagnostici DSM-IV è stata misurata mediante correlazioni con le seguenti misurazioni della gravità dei problemi di gioco d'azzardo: SOGS (r=0,83); frequenza di gioco (r=0,43) e numero di problemi finanziari (r=0,40)	Le diagnosi DSM-IV di GAP sono state utilizzate per classificare i casi clinici, a fronte dei casi non considerati clinici: BR=0,20; ODA=0,96; Sens=0,96; Spec=0,95; FPR=0,01 e FNR=0,14. Le diagnosi DSM-IV di GAP sono state utilizzate per classificare secondo SOGS i casi di probabile GAP a fronte di quelli di non probabilità: BR=0,79; ODA=0,98; Sens=0,97; Spec=1,00; FPR=0,00 e FNR=0,10

(cont. ↓*)*

Strumenti di *screening* e diagnosi degli adulti

Strumento	Contenuti	Numero di *item*	Tempi e metodi di somministr.	Punteggio	Psicometria Attendibilità+ Validità		Indici di precisione di classificazione
Pathological Gambling modification della Yale-Brown Obsessive-Compulsive Scale (PG-YBOCS) (Hollander et al. 1998)	Valuta le modificazioni dei sintomi del gioco d'azzardo, includendo una subscala in 5 *item* Pensieri/Sollecitazioni e una subscala di 5 *item* relativa al comportamento	10	Intervista applicata dai clinici, da 15 a 30 min	Le opzioni di risposta vanno da 0 a 4; le risposte si sommano. Range di punteggio totale: 0-40	Attendibilità interrater su sollecitazioni, ICC=0,99; Comportamento, ICC=0,98	Si correla con CGI (r=0,89) e con SOGS (r=0,86)	N/A
Gambling Symptoms Assessment Scale (G-SAS) (Kim et al. 2001)	Valuta i cambiamenti nei sintomi del gioco d'azzardo, includendo le spinte al gioco e i pensieri relativi al gioco d'azzardo	12	Relazione autogestita, da 15 a 30 min	Le opzioni di risposta vanno da 0 a 4; le risposte si sommano. Range di punteggio totale: 0-48 Punteggi >30 sono valutati come gravi; 21-30 sono considerati moderati e <21 lievi	Congruenza interna: α=0,89, attendibilità su TRT di 1 settimana; r=0,70	Si correla con il punteggio CGI Improvement (r=0,78) e con il punteggio relativo a Severity (r=0,81)	N/A

14 Strumenti di *screening* e valutazione

(continua)

Pathological Gambling modification della Clinical Global Impression Scale (PG-CGI) (Guy 1976)	Adattato per il gioco d'azzardo; misura la gravità della malattia, il miglioramento e l'efficacia terapeutica dei farmaci	3	I clinici valutano il paziente su 3 punti in <5 min; il paziente può anche fare un'auto-valutazione	Opzioni di risposta da 7 punti. Gravità: da 1=nessuna malattia a 7=grave malattia Miglioramento: da 1=ottimo miglioramento a 7=estremo peggioramento	N/A	N/A	N/A

Strumenti di *screening* e diagnosi per i giovani

Strumento	Contenuti	Numero di *item*	Tempi e metodi di somministr.	Punteggio	Psicometria Attendibilità · Validità		Indici di precisione di classificazione
South Oaks Gambling Screen-Revised for Adolescents (SOGS-RA) (Winters et al. 1993, 1995)	Segni e sintomi di problemi di gioco d'azzardo; conseguenze negative	12	QCM, 10 min	Ogni *item*=1 punto. Range di punteggio: 0-12. 0-1=nessun problema. 2-3 =a rischio GAP. 4 o più indica un problema di gioco d'azzardo	α=0,80	Attività di gioco d'azzardo (r=0,39); frequenza del gioco (r=0,54)	N/A
DSM-IV Multiple Response-Juvenile (DSM-IV-MR-J) (Fisher 2000a)	Criteri diagnostici DSM-IV per GAP	9	QCM da 5 a 10 min	Ogni *item*=1 punto Range di punteggio: 0-9. Punteggi di 4 o più indicano un problema di gioco d'azzardo	α=0,75	Punteggi medi significativamente differenti tra giocatori regolari e non regolari e tra giocatori con un problema e social gamblers. I giocatori con un problema, valutati secondo DSM-IV-MR-J tendono a giocare regolarmente a più giochi d'azzardo, spendono più	N/A

(continua)

denaro, prendono denaro a prestito per sovvenzionare il gioco e vendono i loro beni per sovvenzionare il gioco

Nota: *BR, Base Rate* (calcolo di probabilità a priori); *FNR, False Negative Rate* (stima di falsi negativi); *FPR, False Positive Rate* (stima di falsi positivi); *GTAQ, Gambling Treatment Admission Questionnaire* (questionario di ammissione a trattamento per il gioco d'azzardo); *ICC, Internal Conversion Coefficient* (coefficiente di conversione interna); *N/A, Not Available* (non disponibile); *NPV, Negative Predictive Value* (valore predittivo negativo); *ODA, Overall Diagnostic Accuracy* (accuratezza diagnostica); *GAP,* Gioco d'azzardo patologico; *QCM,* Questionario carta-matita; *PPV, Positive Predictive Value* (valore predittivo positivo); *Sens, Sensitivity* (sensibilità); *Spec, Specificity* (specificità); *TRT, Test-Retest.*
+ Tutti i punti riportati fanno riferimento al coefficiente α di Cronbach.

Bibliografia

American Psychiatric Association: Diagnostic and Statistical Manual of Mental Disorders, 3rd Edition. Washington, DC, American Psychiatric Association, 1980

American Psychiatric Association: Diagnostic and Statistical Manual of Mental Disorders, 3rd Edition, Revised. Washington, DC, American Psychiatric Association, 1987

American Psychiatric Association: Diagnostic and Statistical Manual of Mental Disorders, 4th Edition. Washington, DC, American Psychiatric Association, 1994

Culleton RP: The prevalence rates of pathological gambling: a look at methods. Journal of Gambling Behavior 5:22–41, 1989

Cunningham-Williams R, Books SJ, Cottler LB, et al: Diagnostic concordance between the GAM-IV-12 and clinician ratings among pathological gamblers in St. Louis. Paper presented at the 3rd annual conference of the National Center for Responsible Gaming, Las Vegas, NV, December 2–5, 2003

Fisher S: Developing the DSM-IV-DSM-IV criteria to identify adolescent problem gambling in non-clinical populations. J Gambl Stud 16:253–273, 2000a

Fisher S: Measuring the prevalence of sector-specific problem gambling: a study of casino patrons. J Gambl Stud 16:25–51, 2000b

Grant JE, Steinberg M, Kim SW, et al: Preliminary validity and reliability testing of a Structured Clinical Interview for Pathological Gambling (SCI-PG). Psychiatr Res (in press)

Guy W: Clinical Global Impressions, in ECDEU Assessment Manual for Psychopharmacology, Revised (DHEW Publ No ADM 76-338). Edited by Guy W. Rockville, MD, National Institute of Mental Health, Psychopharmacology Research Branch, 1976, pp 218–222

Hodgins DC, Makarchuk K: Trusting problem gamblers: reliability and validity of self-reported gambling behavior. Psychol Addict Behav 17:244–248, 2003

Hollander E, DeCaria CM, Mari E, et al: Short-term single-blind fluvoxamine treatment of pathological gambling. Am J Psychiatry 155:1781–1783, 1998

Johnson EE, Hamer R, Nora RM, et al: The Lie/Bet Questionnaire for screening pathological gamblers. Psychol Rep 80:83–88, 1997

Johnson EE, Hamer RM, Nora RM, et al: The Lie/Bet Questionnaire for screening pathological gamblers: a follow-up study. Psychol Rep 83:1219–1224, 1998

Kim SW, Grant JE, Adson DE, et al: Double-blind naltrexone and placebo comparison study in the treatment of pathological gambling. Biol Psychiatry 49:914–921, 2001

Kuley NB, Jacobs DF: The relationship between dissociative-like experiences and sensation seeking among social and problem gamblers. Journal of Gambling Behavior 4:197–207, 1988

Ladouceur R, Bouchard C, Rheaume N, et al: Is the SOGS an accurate measure of pathological gambling among children, adolescents and adults? J Gambl Stud 16:1–24, 2000

Lesieur HR, Blume SB: The South Oaks Gambling Screen (SOGS): a new instrument for the identification of pathological gamblers. Am J Psychiatry 144:1184–1188, 1987

Lesieur HR, Blume SB: Modifying the Addiction Severity Index for use with pathological gamblers. Am J Addict 1:240–247, 1992

National Opinion Research Center: Gambling Impact and Behavior Study: Report to the National Gambling Impact Study Commission. Chicago, IL, National Opinion Research Center at the University of Chicago, 1999. Available at: http://www.norc.uchicago.edu/new/gamb-fin.htm. Accessed December 13, 2003.

Selzer ML, Vinokur A, van Rooijen L: A self-administered Short Michigan Alcoholism Screening Test (SMAST). J Stud Alcohol 36:117–126, 1975

Shaffer HJ, LaBrie R, Scanlan KM, et al: Pathological gambling among adolescents: Massachusetts Gambling Screen (MAGS). J Gambl Stud 10:339–362, 1994

Sobell LC, Sobell MB, Maisto SA, et al: Time-Line Follow-Back assessment method, in Alcoholism Treatment Assessment Research Instruments (NIAAA Treatment Handbook Series, Vol 2) (DHHS Publ No 85-1380). Edited by Lettieri DJ, Nelson JE, Sayers MA. Rockville, MD, National Institute on Alcoholism and Alcohol Abuse, 1985, pp 530–534

Stinchfield R: Gambling treatment outcome monitoring system, in Behavioral Outcomes and Guidelines Sourcebook. Edited by Coughlin KM. New York, Faulkner & Gray, 1999, pp 173–174, 464–466

Stinchfield R: Reliability, validity, and classification accuracy of the South Oaks Gambling Screen (SOGS). Addict Behav 27:1–19, 2002

Stinchfield R: Reliability, validity, and classification accuracy of a measure of DSM-IV diagnostic criteria for pathological gambling. Am J Psychiatry 160:180–182, 2003

Stinchfield R, Winters K: Effectiveness of Six State-Supported Compulsive Gambling Treatment Programs in Minnesota. Minneapolis, Compulsive Gambling Program, Mental Health Division, Minnesota Department of Human Services, 1996

Stinchfield R, Winters KC: Outcome of Minnesota's gambling treatment programs. J Gambl Stud 17:217–245, 2001

Stinchfield R, Winters KC, Botzet A, et al: Gambling Treatment Outcome Monitoring Systems (GAMTOMS): User Manual. St. Paul, MN, Minnesota Department of Human Services, 2001

Stinchfield R, Govoni R, Frisch GR: DSM-IV diagnostic criteria for pathological gambling: reliability, validity, and classification accuracy. Am J Addict (in press)

Sullivan S: Development of the "EIGHT" Problem Gambling Screen. Unpublished doctoral thesis, Auckland Medical School, Auckland, New Zealand, 1999

Sullivan S, Brown R, Skinner B: Development of a problem gambling screen for use in a prison inmate population. eGambling (in press)

Ursua MP, Uribelarrea LL: 20 questions of Gamblers Anonymous: a psychometric study with population of Spain. J Gambl Stud 14:3–15, 1998

Weinstock J, Whelan JP, Meyers AW: Behavioral assessment of gambling: an application of the timeline followback method. Psychol Assess 16:72–80, 2004

Winters KC, Stinchfield R, Fulkerson J: Toward the development of an adolescent gambling problem severity scale. J Gambl Stud 9:63–84, 1993

Winters KC, Stinchfield R, Kim L: Monitoring adolescent gambling in Minnesota. J Gambl Stud 11:165–183, 1995

Winters KC, Specker S, Stinchfield R: Measuring pathological gambling with the Diagnostic Interview for Gambling Severity (DIGS), in The Downside:

Problem and Pathological Gambling. Edited by Marotta JJ, Cornelius JA, Eadington WR. Reno, NV, University of Nevada, 2002, pp 143–148

Appendici

Criteri del DSM-IV-TR per il gioco d'azzardo patologico   A

Criteri DSM-IV-TR per il gioco d'azzardo patologico

A. Il comportamento di disadattamento, persistente e ricorrente, relativo al gioco d'azzardo è indicato da cinque (o più) dei seguenti elementi:

1. Il soggetto presenta preoccupazioni relative al gioco (per esempio, è preoccupato di rivivere passate esperienze di gioco d'azzardo, sta cercando di impedire o di pianificare il prossimo azzardo, o sta pensando a come ottenere il denaro per giocare)
2. Ha bisogno di giocare somme di denaro sempre maggiori al fine di ottenere l'eccitazione desiderata
3. Fa ripetuti sforzi per controllare o limitare le attività di gioco, o per smettere di giocare, senza successo
4. È inquieto, o irritabile, quando cerca di limitare le attività di gioco, o di smettere di giocare
5. Gioca per sfuggire ai problemi, o per alleviare uno stato d'animo disforico (per esempio, sensazioni di impotenza, colpa, ansia, depressione)
6. Dopo aver perso denaro al gioco, spesso torna per rivincerlo ("inseguendo" le proprie perdite)
7. Mente ai membri della famiglia, al terapeuta o ad altre persone, per nascondere l'entità del coinvolgimento nel gioco d'azzardo
8. Ha commesso reati, come falso, frode, furto, o appropriazione indebita, per finanziare il gioco d'azzardo
9. Ha compromesso, o perso, una relazione importante, il lavoro, o delle opportunità di studio e carriera, a causa del gioco
10. Conta su altre persone perché gli procurino il denaro necessario a sanare una situazione finanziaria, che è diventata disperata a causa del gioco d'azzardo

B. Non si considera il comportamento legato al gioco d'azzardo in presenza di un episodio maniacale

---

Appendice basata su: *Diagnostic and Statistical Manual of Mental Disorders*, IV edizione, Testo Rivisto. Washington, DC, *American Psychiatric Association* 2000. Manuale Diagnostico Statistico dei Disturbi Mentali, Masson, Italia.

Early Intervention Gambling Health Test (EIGHT) — B

Early Intervention Gambling Health Test

La maggior parte delle persone si divertono con il gioco d'azzardo, sia che si tratti della lotteria, delle scommesse sportive, delle carte, del bingo, delle corse, sia che ciò avvenga al casinò.
Qualche volta, tuttavia, questo può creare dei problemi per la nostra salute.
Per aiutarci a verificare il vostro stato di salute, vi preghiamo di rispondere alle seguenti domande, riportando la vostra esperienza con la maggior sincerità possibile.

1. Qualche volta mi sono sentito depresso o ansioso dopo aver giocato

    ☐ Sì, è vero   ☐ No, non è successo

2. Qualche volta mi sono sentito in colpa per il mio modo di giocare

    ☐ Sì, è vero   ☐ No, non è successo

3. Quando ci penso, il gioco – qualche volta – mi ha causato dei problemi

    ☐ Sì, è vero   ☐ No, non è successo

4. Qualche volta ho ritenuto che fosse meglio non raccontare agli altri, specialmente alla mia famiglia, quanto tempo passo e quanto denaro spendo per il gioco

    ☐ Sì, è vero   ☐ No, non è successo

5. Spesso mi accorgo che, quando finisco di giocare, rimango senza soldi

    ☐ Sì, è vero   ☐ No, non è successo

6. Spesso avverto l'impulso a tornare a giocare, per riguadagnare le cifre che ho perso in una precedente sessione di gioco

   ❏ Sì, è vero   ❏ No, non è successo

7. Sì, sono stato criticato, in passato, per il fatto che gioco d'azzardo

   ❏ Sì, è vero   ❏ No, non è successo

8. Sì, ho cercato di vincere denaro per pagare i debiti

   ❏ Sì, è vero   ❏ No, non è successo

Appendice sviluppata da: Sean Sullivan, Ph.D. per la *Compulsive Gambling Society of New Zealand Inc.* e il *Department of General Practice and Primary Health Care* della Auckland School of Medicine, 1999. Con autorizzazione.

Gambling Symptoms Assessment Scale (G-SAS)

Gambling Symptoms Assessment Scale (G-SAS)

Le domande seguenti sono mirate alla valutazione dei sintomi del gioco d'azzardo. Per favore *legga attentamente* le domande prima di rispondere.

1. Se ha avvertito il forte impulso al gioco nel corso della SETTIMANA passata, mediamente, quanto è stata forte tale sollecitazione? Per favore cerchiare il valore più appropriato

Nessuna	Lieve	Moderata	Intensa	Estremamente forte
0	1	2	3	4

2. Nel corso della SETTIMANA passata quante volte ha avvertito la sollecitazione al gioco? Per favore cerchiare una delle opzioni

   - ❏ Nessuna
   - ❏ Una volta
   - ❏ Due o tre volte
   - ❏ Da diverse volte a spesso
   - ❏ Costantemente, o quasi costantemente

3. Nel corso della SETTIMANA passata, per quante ore (sommare le ore) si è sentito/a preoccupato/a dall'urgenza di giocare? Per favore cerchiare il valore più appropriato

Mai	1 ora o meno	Da 1 a 7 ore	Da 7 a 21 ore	Più di 21 ore
0	1	2	3	4

4. Nel corso della SETTIMANA passata quanto è stato/a in grado di controllare il bisogno di giocare? Per favore cerchiare il valore più appropriato

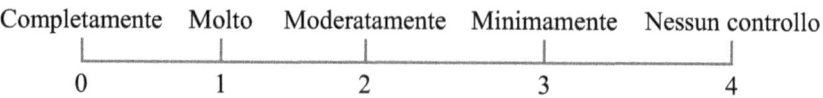

```
Completamente   Molto   Moderatamente   Minimamente   Nessun controllo
|_____|_____|_____|_____|_____|
       0           1           2               3               4
```

5. Nel corso della SETTIMANA passata quante volte Le si sono presentati pensieri riguardanti il gioco o le scommesse? Per favore cerchiare il valore più appropriato

- ❏ Nessuna
- ❏ Una volta
- ❏ Due o tre volte
- ❏ Da diverse volte a spesso
- ❏ Costantemente, o quasi costantemente

6. Nel corso della SETTIMANA passata, per quante ore, approssimativamente (sommare le ore) ha pensato a giocare d'azzardo o a piazzare scommesse? Per favore cerchiare il valore più appropriato

```
Mai    1 ora o meno   Da 1 a 7 ore   Da 7 a 21 ore   Più di 21 ore
|_____|_____|_____|_____|_____|
  0          1              2               3               4
```

7. Nel corso della SETTIMANA passata quanto è stato/a in grado di controllare i pensieri relativi al gioco? Per favore cerchiare il valore più appropriato

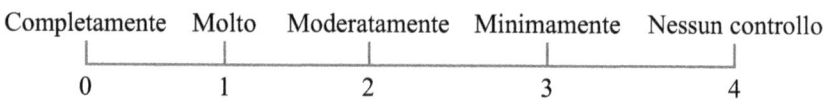

```
Completamente   Molto   Moderatamente   Minimamente   Nessun controllo
|_____|_____|_____|_____|_____|
       0           1           2               3               4
```

8. Nel corso della SETTIMANA passata, approssimativamente, quanto tempo ha passato, in totale, giocando o dedicandosi ad attività connesse al gioco d'azzardo? Per favore cerchiare il valore più appropriato

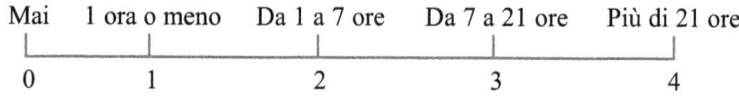

```
Mai    1 ora o meno   Da 1 a 7 ore   Da 7 a 21 ore   Più di 21 ore
|_____|_____|_____|_____|_____|
  0          1              2               3               4
```

9. Nel corso della SETTIMANA passata, in media, che livelli di tensione anticipatoria e/o di eccitazione ha provato, poco prima di dedicarsi al gioco? Se non ha giocato per favore faccia una stima dei livelli di tensione e/o di eccitazione, che ritiene avrebbe raggiunto se avesse giocato. Per favore cerchiare il valore più appropriato

```
Nessuna    Lieve    Moderata    Intensa    Estremamente forte
|_____|_____|_____|_____|_____|
0          1        2           3          4
```

10. Nel corso della SETTIMANA passata, in media, che livelli di eccitazione e di piacere ha provato vincendo una scommessa? Se non ha vinto, per favore faccia una stima dei livelli di eccitazione e di piacere che avrebbe provato se avesse vinto. Per favore cerchiare il valore più appropriato

```
Nessuna    Lieve    Moderata    Intensa    Estremamente forte
|_____|_____|_____|_____|_____|
0          1        2           3          4
```

11. Nel corso della SETTIMANA passata, che livelli di sofferenza emotiva (sofferenza mentale, angoscia, vergogna, senso di colpa, disagio) Le ha causato il gioco d'azzardo? Per favore cerchiare il valore più appropriato

```
Nessuna    Lieve    Moderata    Intensa    Estremamente forte
|_____|_____|_____|_____|_____|
0          1        2           3          4
```

12. Nel corso della SETTIMANA passata, in che grado il gioco d'azzardo Le ha causato problemi personali (relazionali, finanziari, di lavoro, medici, o legati allo stato di salute)? Per favore cerchiare il valore più appropriato

```
Nessuna    Lieve    Moderata    Intensa    Estremamente forte
|_____|_____|_____|_____|_____|
0          1        2           3          4
```

Appendice basata su: Kim SW, Grant JE, Adson DE et al (2001) Double-blind naltrexone and placebo comparison study in the treatment of pathological gambling. Biol Psychiatry 49:914-921. Con autorizzazione da Society for Biological Psychiatry, ed Elsevier.

South Oaks Gambling Screen (SOGS)

South Oaks Gambling Screen (SOGS)

1. Per favore indichi che tipo di gioco d'azzardo ha praticato nel corso della sua vita. Per ogni tipo di gioco segni solo una risposta: "mai", "meno di una volta la settimana", o "una o più volte la settimana".

	Mai	Meno di una volta la settimana	Una o più volte la settimana	
a.	☐	☐	☐	Ho giocato a carte puntando denaro
b.	☐	☐	☐	Ho scommesso sui cavalli, sui cani, o su altri animali (sul campo da corse o tramite allibratore)
c.	☐	☐	☐	Ho fatto scommesse sportive
d.	☐	☐	☐	Ho giocato a dadi puntando denaro
e.	☐	☐	☐	Ho giocato al casinò (legale, o bisca)
f.	☐	☐	☐	Ho scommesso su numeri, o lotterie
g.	☐	☐	☐	Ho giocato al bingo
h.	☐	☐	☐	Ho giocato in borsa e/o sul mercato delle materie prime
i.	☐	☐	☐	Ho giocato alla slot machine, con le le macchinette per il videopoker, o con altre macchinette per giochi d'azzardo
j.	☐	☐	☐	Ho giocato a bocce, a biliardo, a golf, o ad altri giochi di abilità per denaro

2. Qual è la più alta somma di denaro che avete giocato in un giorno?

   ❏ Non ho mai giocato   ❏ Più di 10 fino a 100 €
   ❏ 1 euro o meno   ❏ Più di 100 fino a 1.000 €
   ❏ Più di 1 €, fino a 10 €   ❏ Più di 1.000 fino a 10.000 €

3. I suoi genitori hanno (hanno avuto) problematiche di gioco d'azzardo?

   ❏ Entrambi i miei genitori giocano (giocavano) troppo
   ❏ Mio padre gioca (giocava) troppo
   ❏ Mia madre gioca (giocava) troppo
   ❏ Né l'uno né l'altro dei miei genitori giocano (giocavano) troppo

4. Quando gioca, quanto spesso torna – durante il giorno successivo – per rivincere la somma persa?

   ❏ Mai
   ❏ Qualche volta – metà delle volte che perdo
   ❏ La maggior parte delle volte che perdo
   ❏ Ogni volta che perdo

5. Si è mai vantato/a di aver vinto del denaro al gioco, anche se non era vero?

   ❏ Mai (o non ho mai giocato d'azzardo)
   ❏ Sì, meno della metà delle volte che ho perso
   ❏ Sì, la maggior parte delle volte

6. Sente di aver mai avuto un problema relativo al gioco d'azzardo?

   ❏ No
   ❏ Sì, in passato, ma non ora
   ❏ Sì

Indicare "Sì" o "No" alle domande da 7 a 16	Sì	No
7. Ha mai giocato più di quello che aveva intenzione di giocare?	❏	❏
8. È stato mai criticato/a a causa del gioco?	❏	❏
9. Si è mai sentito/a in colpa per il modo in cui gioca o per ciò che succede, quando gioca?	❏	❏
10. Ha mai provato la sensazione di voler smettere di giocare, ma di pensare di non poterlo fare?	❏	❏
11. Ha mai nascosto gli scontrini delle scommesse, i biglietti della lotteria, il denaro da giocare o altre prove al suo coniuge, ai figli, o ad altre persone importanti della sua vita?	❏	❏
12. Ha mai litigato con le persone con cui vive a causa del suo modo di gestire il denaro?	❏	❏

13. Se ha risposto "Sì" alla domanda 12: le sue liti relative al denaro, ▢ ▢
    sono state incentrate sul gioco?
14. Ha mai chiesto un prestito a qualcuno a cui non l'ha restituito, ▢ ▢
    a causa del gioco?
15. Ha mai perso del tempo che avrebbe dovuto dedicare al lavoro, ▢ ▢
    o alla scuola, a causa del gioco?
16. Se ha preso a prestito del denaro per giocare o per pagare i debiti ▢ ▢
    di gioco, dove l'ha preso, o da chi l'ha avuto?
    Indichi "Sì" o "No" per ogni punto.
    a. dal denaro per la gestione della casa ▢ ▢
    b. dal coniuge ▢ ▢
    c. da altre persone della famiglia ▢ ▢
    d. da banche, agenzie di prestito o cooperative di credito ▢ ▢
    e. da carte di credito ▢ ▢
    f. da usurai ▢ ▢
    g. ha convertito azioni, bond o altre obbligazioni ▢ ▢
    h. ha venduto beni personali o di famiglia ▢ ▢
    i. ha prelevato dal suo conto corrente (assegni scoperti) ▢ ▢
    j. ha (aveva) una linea di credito con un allibratore ▢ ▢
    k. ha (aveva) una linea di credito con un casinò ▢ ▢

Punteggio SOGS

I punteggi del *South Oaks Gambling Screen* (SOGS) si determinano sommando il numero delle domande cui è stata data una risposta "a rischio"

Le domande 1,2 e 3 non vengono calcolate.
- ☐ 4: La maggior parte delle volte che perdo, *o* Ogni volta che perdo
- ☐ 5: Sì, meno della metà delle volte che ho perso, *o* Sì, la maggior parte delle volte
- ☐ 6: Sì, in passato, ma non ora, *o* Sì
- ☐ 7: Sì
- ☐ 8: Sì
- ☐ 9: Sì
- ☐ 10: Sì
- ☐ 11: Sì

La domanda 12 non viene calcolata
- ☐ 13: Sì
- ☐ 14: Sì
- ☐ 15: Sì
- ☐ 16a: Sì
- ☐ 16b: Sì
- ☐ 16c: Sì
- ☐ 16d: Sì
- ☐ 16e: Sì
- ☐ 16f: Sì
- ☐ 16g: Sì
- ☐ 16h: Sì
- ☐ 16i: Sì

Le domande 16j e 16k non vengono calcolate

Totale = _____ (20 domande calcolate)

Punteggio totale maggiore o uguale a 5 = probabile giocatore d'azzardo compulsivo

---

Appendice basata su: Lesieur HR, Blume SB (1987) The South Oaks Gambling Screen (SOGS): A new instrument for the identification of pathological gamblers. Am J Psychiatry 144:1184-1188; Lesieur HR, Blume SB (1993) Revising the South Oaks Gambling Screen in different settings. J Gambling Stud 9:213-223. Copyright 1992, South Oaks Foundation.

Yale-Brown Obsessive-Compulsive Scale modificata per *Pathological Gambling* (PG-YBOCS) — E

Yale-Brown Obsessive-Compulsive Scale Modified for Pathological Gambling (PG-YBOCS)

1. **Tempo occupato da impulsi/pensieri relativi al gioco d'azzardo**
   Quanto del suo tempo è occupato da sollecitazioni/pensieri (s/p) relativi al gioco e/o ad attività legate al gioco? Quanto spesso ricorrono?

   - ❏ 0 = Nessuno
   - ❏ 1 = Lieve (meno di 1 ora/giorno) o occasionale (<8x/giorno)
   - ❏ 2 = Moderato (1-3 ore/giorno) o frequente (>8x/giorno ma la maggior parte di ore/giorno sono libere)
   - ❏ 3 = Intenso (>3 fino a 8 ore/giorno) o molto frequenti (>8x/giorno e ricorrono per la maggior parte delle ore)
   - ❏ 4 = Estremamente forte (>8 ore/giorno) o quasi costante (troppo numerosi per essere contati, raramente passa un'ora senza che i pensieri ricorrano in gran numero)

2. **Interferenza dovuta a sollecitazioni/pensieri relativi al gioco d'azzardo**
   Quanto interferiscono sollecitazioni/pensieri con il suo funzionamento sociale o lavorativo (o col suo ruolo)? C'è qualcosa che non fa a causa di questo? (Se al momento il paziente non sta lavorando, determinate quanto verrebbe danneggiata la sua prestazione lavorativa, se fosse occupato)

   - ❏ 0 = Nessuna
   - ❏ 1 = Lieve, leggera interferenza con l'attività sociale, o lavorativa ma la prestazione globale non viene danneggiata
   - ❏ 2 = Moderata, interferenza certa ma gestibile con le prestazioni lavorative, o con l'attività sociale
   - ❏ 3 = Intensa, causa un deterioramento sostanziale della prestazione lavorativa, o dell'attività sociale
   - ❏ 4 = Estremamente forte, inabilitante

3. **Sofferenza associata a impulsi/pensieri relativi al gioco d'azzardo**
   Quanta sofferenza le provocano sollecitazioni/pensieri relativi al gioco? (Valuti le sensazioni disturbanti o di ansia che sembrano innescate da questi pensieri e non ansia generalizzata, o sintomi ansiosi associati a stimoli diversi)

   - 0 = Nessuna
   - 1 = Lieve, poco frequente e non eccessivamente disturbante
   - 2 = Moderata, frequente e disturbante, ma ancora gestibile
   - 3 = Intensa, molto frequente e molto disturbante
   - 4 = Estremamente forte, sofferenza pressoché costante e inabilitante

4. **Resistenza a impulsi/pensieri relativi al gioco d'azzardo**
   Quanto si sforza di resistere a queste sollecitazioni/pensieri? Quanto spesso cerca di non tenerne conto? (Valuti solo gli sforzi fatti per resistere, non il successo o il fallimento effettivi nel controllo di tali pensieri. L'entità della resistenza del soggetto può essere in correlazione con la capacità di controllare tali stimoli, o non esserlo)

   - 0 = Fa sforzi per resistere sempre o ci sono sintomi così lievi che non richiedono una resistenza attiva
   - 1 = Cerca di resistere per la maggior parte del tempo
   - 2 = Fa qualche sforzo per resistere
   - 3 = Cede ad ogni sollecitazione/pensiero di questo tipo senza provare a controllarli ma lo fa con una certa riluttanza
   - 4 = Cede completamente e volontariamente ad ogni sollecitazione/pensiero di questo tipo

5. **Livello di controllo su sollecitazioni/pensieri relativi al gioco d'azzardo**
   Quanto controllo ha su impulsi/pensieri relativi al gioco d'azzardo?
   Quanto è in grado di fermare, o di deviare tali impulsi/pensieri?

   - 0 = Controllo completo
   - 1 = Grande controllo: solitamente è capace di fermare/deviare sollecitazioni/pensieri con qualche sforzo e qualche considerazione
   - 2 = Controllo moderato: qualche volta riesce a fermare/deviare sollecitazioni/pensieri
   - 3 = Scarso controllo: raramente riesce a fermare/deviare sollecitazioni/pensieri, può distogliere l'attenzione solo con difficoltà
   - 4 = Nessun controllo: gli stimoli sono vissuti come del tutto involontari. Raramente è in grado di fermare/deviare sollecitazioni/pensieri anche solo momentaneamente

6. **Tempo passato in attività legate al gioco d'azzardo**
   Quanto tempo passa in attività legate al gioco d'azzardo? (direttamente collegate al gioco in sé stesso o in attività quali negoziazione di transazioni in denaro, o ricerca di denaro in relazione al gioco)

   ☐ 0 = Nessuno
   ☐ 1 = Lieve: passa meno di 1 ora/giorno in queste attività o ne è coinvolto solo occasionalmente (<8 volte/giorno)
   ☐ 2 = Moderato (1-3 ore/giorno) o >8 volte/giorno ma la maggior parte delle ore sono libere da tali attività
   ☐ 3 = Intenso, passa >3 ore fino a 8 ore/giorno o è coinvolto molto frequentemente in tali attività (>8 volte/giorno, queste attività vengono svolte per la maggior parte delle ore)
   ☐ 4 = Estremamente forte (passa >8 ore/giorno in queste attività) o ne è coinvolto quasi costantemente (le occasioni di attività legate al gioco sono troppe per essere contate, raramente passa un'ora senza che il soggetto sia impegnato in numerose attività)

7. **Interferenza dovuta ad attività legate al gioco d'azzardo**
   Quanto le attività di gioco di cui sopra interferiscono con il funzionamento sociale/lavorativo (o con il suo ruolo)?
   C'è qualcosa che non fa a causa di questo? (se al momento il paziente non sta lavorando, determinate quanto verrebbe danneggiata la sua prestazione lavorativa, se fosse occupato)

   ☐ 0 = Nessuna
   ☐ 1 = Lieve; leggera interferenza con l'attività sociale o lavorativa ma la prestazione globale non viene danneggiata
   ☐ 2 = Moderata: interferenza certa ma gestibile con le prestazioni lavorative o con l'attività sociale
   ☐ 3 = Intensa: causa un deterioramento sostanziale della prestazione lavorativa, o dell'attività sociale
   ☐ 4 = Estremamente forte, inabilitante

8. **Sofferenza associata a comportamenti legati al gioco d'azzardo**
   Quanta sofferenza prova quando le è impedito di giocare? (Pausa)
   Quanto diventerebbe ansioso/a?

   - ☐ 0 = Nessuna
   - ☐ 1 = Lieve: diventa solo leggermente ansioso, se impedito nell'esercizio di comportamenti legati al gioco, o prova solo una lieve ansia, durante l'esercizio di tali attività
   - ☐ 2 = Moderata: riporta un aumento dell'ansia entro livelli gestibili, quando gli viene impedito di esercitare comportamenti legati al gioco; l'ansia cresce ma resta ugualmente gestibile nell'esercizio di tali attività
   - ☐ 3 = Intensa: aumento rilevante ed intensamente disturbante del livello di ansia, quando al soggetto viene impedito di esercitare comportamenti legati al gioco, o quando tali attività vengano interrotte. Ugualmente, il soggetto prova ansia a livelli crescenti, intensamente disturbanti, nell'esercizio di tali attività.
   - ☐ 4 = Estremamente forte: ansia inabilitante, causata da ogni intervento mirato a modificare il comportamento, o ansia a livelli invalidanti, che si sviluppa nell'esercizio di comportamenti legati al gioco.

9. **Resistenza al gioco d'azzardo**
   Quanto si sforza di resistere a praticare queste attività? (l'entità della resistenza del paziente a comportamenti associati al gioco d'azzardo può essere in correlazione con la capacità di controllare tali comportamenti, o può non esserlo)

   - ☐ 0 = Fa sforzi per resistere sempre o ci sono sintomi così lievi che non richiedono una resistenza attiva
   - ☐ 1 = Cerca di resistere per la maggior parte del tempo
   - ☐ 2 = Fa qualche sforzo per resistere
   - ☐ 3 = Cede quasi ad ogni comportamento di questo tipo senza provare a controllarli, ma lo fa con una certa riluttanza
   - ☐ 4 = Cede completamente e volontariamente ad ogni comportamento di questo tipo

10. **Livello di controllo sui comportamenti legati al gioco d'azzardo**
    Quanto è forte la spinta a giocare d'azzardo?

Quanto controllo ha sui comportamenti relativi alle attività collegate al gioco d'azzardo?

- ☐ 0 = Controllo completo
- ☐ 1 = Grande controllo: avverte la pressione a giocare ma, solitamente, è in grado di esercitare un controllo volontario su di essa
- ☐ 2 = Controllo moderato: forte spinta nei riguardi del gioco d'azzardo, deve portarlo a compimento, può solo rimandare l'azione, con grande difficoltà
- ☐ 3 = Scarso controllo: la spinta al gioco è fortissima, l'attività va portata a compimento, può solo essere rimandata con grande difficoltà
- ☐ 4 = Nessun controllo: la spinta al gioco è vissuta come totalmente involontaria e in grado di sopraffare il soggetto il quale, raramente, è in grado di posporre l'attività, anche solo momentaneamente

Subtotale sollecitazioni/pensieri relativi al gioco (D1-D5): _____

Subtotale comportamenti relativi al gioco (D6-D10): _____

Totale globale: _____

Appendice basata su: DeCaria CM, Hollander E, Begaz T et al (1998) Reliability and validity of a Pathological Gambling Modification of the Yale-Brown Obsessive Compulsive Scale (PG-YBOCS): Preliminary findings. Presentato alla XII Conferenza nazionale sul gioco d'azzardo patologico. Las Vegas, NV.

Indice analitico

A
Abuso di alcol e alcolismo. *Vedi anche* Disturbi da abuso e da uso di sostanze
- negli anziani, 84
- adolescenti e, 69, 70
- come potenziali conseguenze avverse, 10
- differenze di genere e, 92, 95
- programmi di prevenzione per adolescenti e, 148–149
- tassi di comorbidità e, 41, 54
- studi genetici e, 95, 124–125
- terapia cognitivo-comportamentale per, 170

Addiction Severity Index-Pathological Gamblers (ASI-PG), 197, 206
ADHD. *Vedi* Disturbi da deficit dell'attenzione/iperattività – Attention-Deficit/Hyperactivity Disorder
Adolescenti. *Vedi anche* Età
- associazioni comportamentali in, 69–70
- correlati sociodemografici e, 25, 26
- differenze di genere negli, 68
- giocatori adulti in confronto a, 68–69
- indicazioni di aiuto e, 141–142
- interventi di prevenzione e, 137, 148–150, 153
- potenziali conseguenze avverse e, 10
- ricerca futura su, 71–72
- strumenti di screening per, 198–199, 210–211
- studi di familiarità e, 125
- studi di prevalenza e, 63–67, 69, 147
- trattamento per, 150–153
- valutazione del gioco d'azzardo negli, 67–68

Allele TaqA1 (*D2A1*) del gene recettore della dopamina, 127

American Psychiatric Association, 4. *Vedi anche* DSM-IV-TR
Americani-asiatici e studi di prevalenza, 26
Americani ispanici
- linee guida di aiuto per il gioco d'azzardo e, 142
- studi di prevalenza e, 26

Analisi costi-benefici, 9–13
Analisi della popolazione e salute pubblica, 3–4
Analisi delle componenti principali e struttura fattoriale, 47
Analisi funzionale e terapia cognitivo-comportamentale, 161
Antidepressivi 181. *Vedi anche* Nefazodone, Farmacologia
Antipsicotici, 176. *Vedi anche* Antipsicotici atipici, Farmacologia
Antipsicotici atipici, 184–185. *Vedi anche* Antipsicotici, Olanzapina, Farmacologia
Ansia e differenze di genere, 93
Anziani. *Vedi anche* Età
- accesso a giochi d'azzardo da parte degli, 80
- correlati sociodemografici e, 25–26
- crescita del gioco d'azzardo e, 6
- fattori di rischio per, 77–80
- fenomenologia degli, 76–77
- funzione del sistema di produzione, alterazione e rilascio della dopamina negli, 119–120
- prevenzione secondaria e, 140–141
- schemi di comportamento relativi al gioco d'azzardo negli, 80–83
- stime di prevalenza per, 75–76
- valutazione e trattamento degli, 83–85

Apprendimento vicario, 105
Approccio multidimensionale per la prevenzione tra gli adolescenti, 150
Approccio socratico, 112, 159
Arousal
- dipendenze e, 106–107
- neurobiologia e, 123–124
- schemi di rinforzo negativo e, 104–105
Astinenza come obiettivo del trattamento, 168
Attività di gioco d'azzardo, 4
Attività fisica ed anziani, 79
Australia
- commissione nazionale in, 147
- studi di prevalenza in, 25
- suicidi collegati al gioco in, 40
- terapia cognitivo-comportamentale in, 169
Avversione comportamentale, 164–165

B
Bambini e tentativi di prevenzione, 137. *Vedi anche* Adolescenti
Basi biologiche. *Vedi* Genetica, Neurobiologia
Benefici e impatto positivo sulla salute, 11–12. *Vedi anche* Analisi costi-benefici
Bergler, E., 48
Bingo
- anziani e, 81
- fumo e, 137
Bisogni psicogeni, 110
Bleuler, E., 44
Bupropione, 186

C
Canada
- adolescenti e gioco d'azzardo in, 64–66, 70
- casinò e strategie di auto-esclusione in, 168
- gioco d'azzardo su Internet in, 27
- ricerca su casinò e schemi di gioco d'azzardo in, 15
- studi di prevalenza in, 7–9, 24, 64–66
- terapia cognitivo-comportamentale in, 169
Caratteristiche cliniche
- adolescenti e, 63–73
- anziani e, 75–86
- classificazione e, 51–58
- comportamento illegale e, 39–40
- conseguenze emotive e, 40–41
- decorso del gioco d'azzardo e, 38
- differenze di genere e, 89–97
- disturbi della personalità e, 44
- fenomenologia e, 39
- sottotipi di, 46–47
- tassi di comorbidità e, 41–44
- tratti dimensionali della personalità e, 44–46

Caratteristiche dei giocatori a livello individuale, 4
Carbamazepina, 53, 57, 183
Case di riposo e anziani, 82
Casinò
- anziani e, 80–82
- aumento del gioco d'azzardo e, 6, 9
- morti per cause cardiache nei, 136–137
- strategie di auto-esclusione e, 142, 167
- sviluppo economico della comunità e, 12
Categorizzazione. *Vedi* Classificazione
Ciclotimia, 178, 183
Citalopram, 181
Classificazione
- disturbi dell'umore e, 57–58
- disturbi del controllo degli impulsi e, 51–52
- disturbi dello spettro ossessivo-compulsivo e, 55–56
- livelli di comportamento e, 7–8
Clinician-Administered Rating Scale for Mania, 177
Clinical Global Impression (CGI) Scale-Pathological Gambling, 177, 178, 198, 209
Clinici, ruolo nella prevenzione, 135–143
Clomipramina, 118–119, 181
Clonidina, 121
Commission on the Review of the National Policy Toward Gambling, 23
Comportamento illegale. *Vedi anche* Questioni legali
- caratteristiche cliniche e, 39–40
- come fattore primario, 47
- genere sessuale e, 94
- potenziali conseguenze negative e, 10
Comportamento e teoria comportamentale. *Vedi anche* Comportamento sociopatico, Teoria cognitivo-comportamentale, Impulsività, Ricerca di sensazioni
- adolescenti e, 69–70
- adulti anziani e schemi di, 80–83
- condizionamento operante e, 103–105
- continuum del gioco d'azzardo e, 6–7
- fattori cognitivi e, 105
- prospettiva temperamentale su, 106–110
- sistemi neurobiologici e, 111–112
Comportamento sociopatico. *Vedi anche* Comportamento e terapia comportamentale
- come fattore primario, 47
- tratti della personalità e, 109–110
Comorbidità di disturbi psichiatrici. *Vedi anche i disturbi specifici*
- caratteristiche cliniche e, 41–44
- correlati sociodemografici e, 26
- differenze di genere nella, 93

Indice analitico

- potenziali conseguenze negative e, 10
- trattamenti farmacologici per, 185, 186
- trattamento e, 170
- tratti comuni condivisi con altri disturbi e, 53

Comunità
- dibattito sull'impatto del gioco d'azzardo sulla, 9
- potenziali effetti benefici del gioco d'azzardo sulla salute e, 12

Condizionamento operante, 103–105, 111
Connecticut Council on Problem Gambling (CCPG), 141
Conseguenze emotive e caratteristiche cliniche, 40–41
Contesto sociale e prospettive sul gioco d'azzardo, 4
Controllo
- impulsività e perdita di, 107–108
- terapia cognitiva e illusioni di, 158

Coping e potenziali benefici, 12
Correlazioni illusorie, 106
Costi e potenziali conseguenze avverse, 9–10

D

Decorso del gioco d'azzardo, 38
Demenza negli anziani, 79–80
Depressione e tassi di comorbidità, 57. *Vedi anche* Disturbo della depressione maggiore
Desensibilizzazione, 164–165
Detenzione e studi di prevalenza, 40
Diagnosi e criteri DSM-IV-TR per il gioco d'azzardo patologico, 217. *Vedi anche* Determinazione, Strumenti di screening
Diagnostic Interview for Gambling Schedule (DIGS), 194, 202
Dipendenza
- classificazione e, 52, 56
- schemi di rinforzo negativo e, 104–105
- personalità dipendente e, 106–107

Disordini del comportamento alimentare e tassi di comorbidità, 42
Disordini della personalità dipendente, 45
Disperazione e decorso del gioco d'azzardo, 38
Dissociazione, 110
Disturbi dell'umore
- classificazione e, 57–58
- tratti comuni condivisi dai, 53

Disturbi ansiosi e tassi di comorbidità, 41, 42, 105
Disturbi bipolari
- disturbi del controllo degli impulsi e, 57–58
- stabilizzatori dell'umore e, 177, 183, 186–187

- tassi di comorbidità e, 41, 43

Disturbi da deficit dell'attenzione/iperattività (ADHD)
- associazione tra disturbi da uso di sostanze e, 54
- tassi di comorbidità e, 42–43
- trattamento farmacologico dei, 175

Disturbi da gioco d'azzardo, 10
Disturbi da uso e abuso di sostanze. *Vedi anche* Abuso di alcol e Alcolismo
- adolescenti e, 69–71
- classificazione e, 52–55
- come potenziali conseguenze avverse, 10
- differenze di genere nei, 94
- programmi di prevenzione per adolescenti e, 149
- tassi di comorbidità e, 42–43, 44, 52–55
- terapia cognitivo-comportamentale per, 170
- trattamento farmacologico dei, 185, 186

Disturbi della personalità e caratteristiche cliniche, 44, 45–46. *Vedi anche* Disturbo sociopatico di personalità
Disturbo ossessivo-compulsivo di personalità, 45, 55–56
Disturbi dell'umore
- genere sessuale e tassi di, 92–93
- tassi di comorbidità e, 41, 42, 93, 105

Disturbi ossessivo-compulsivi
- caratteristiche comuni dei, 55–56
- tassi di comorbidità e, 43

Disturbi psicotici e tassi di comorbidità, 42
Disturbo da depressione maggiore. *Vedi anche* Depressione
- tassi di comorbidità e, 43
- trattamento farmacologico di, 186

Disturbo borderline di personalità, 45, 183
Disturbo istrionico di personalità, 45
Disturbo narcisistico di personalità, 45
Disturbo paranoide di personalità, 45
Disturbo psicologico e struttura fattoriale, 47
Disturbo schizoide di personalità, 45
Disturbo schizotipico di personalità, 45
Disturbo sociopatico di personalità (ASPD) – Antisocial Personality Disorder
- comportamento criminale e, 40
- conseguenze personali ed emozionali avverse, 46–47
- tassi di comorbidità e, 45
- studi genetici del, 125–126

Disturbo evitante di personalità, 45
Disturbi del controllo degli impulsi. *Vedi anche* Impulsività
- classificazione dei, 51, 53, 56
- spettro dei disturbi bipolari e, 57

- tassi di comorbidità e, 41, 42–43
Donne. *Vedi* Genere sessuale
Dopamina, alterazione e rilascio
- allele Taq-A1 (D2A1) e, 127
- anziani e, 79, 85
- associazioni tra disturbi da uso di sostanze, sistema di produzione, e gioco d'azzardo compulsivo, 52–54
- differenze di genere e, 95, 128
- neurobiologia e, 117–121
- studi genetici e, 126
DSM-IV-TR, criteri del gioco d'azzardo patologico, 217
DSM-IV Diagnostic Interview Schedule – Schema di Intervista Diagnostica DSM-IV, 24
DSM-IV Gambling Assessment Module – Modulo per Determinazione del Gioco d'Azzardo Compulsivo, 28
DSM-IV Multiple Response (DSM-IV-MR) – DSM-IV a Risposte Multiple, 193, 201
DSM-IV Multiple Response-Juvenile (DSMIV-MR-J) – DSM-IV a Risposte Multiple per i Giovani, 67, 210

E
Early Intervention Gambling Health Test (EIGHT), 196, 205, 219
Economia e gioco d'azzardo. *Vedi anche* problemi finanziari
- crescita nella, 7
- potenziali benefici e, 12
Enzimi epatici e naltrexone, 182
Enzimi del citocromo P450 e fluvoxamina, 179
Epidemiologia. *Vedi anche* Prevalenza
- caratteristiche comuni condivise da disturbi diversi e, 53
- collegamento tra abuso di sostanze e, 56
- compresenza di disturbi ossessivo-compulsivi e, 55
- correlati sociodemografici e, 25–26
- differenze di genere e, 26, 90–91
- valutazione degli sviluppi nella ricerca sulla, 29
- gioco d'azzardo in Internet e, 27–28
Epidemiologic Catchment Area Survey (ECA), 24, 25, 26, 44, 185
Errori di interpretazione, 106
Estroversione, 108–109
Età. *Vedi anche* Adolescenti, Bambini, Anziani
- correlati sociodemografici e, 26
- funzione del sistema di produzione della dopamina e, 119–120

Etnicità e correlati sociodemografici, 26. *Vedi anche* Americani ispanici, Nativi americani
Eziologia
- basi biologiche per, 129
- comprensione comportamentale e, 106–113

F
Famiglia
- conseguenze avverse e, 10
- studi genetici e, 124–125
Fantasie e bisogni psicogeni, 110
Farmacologia. *Vedi anche* Antidepressivi, Antipsicotici, Stabilizzatori dell'umore, Inibitori selettivi della ricaptazione della serotonina (SSRI), Inibitori della ricaptazione della serotonina, Trattamento
- algoritmi di trattamento per, 186
- anziani e, 84–85
- condizioni di comorbidità e, 185–186
Fase perdente e decorso del gioco d'azzardo, 38
Fase vincente e decorso del gioco d'azzardo, 38
Fattori cognitivi. *Vedi anche* Terapia cognitivo-comportamentale, Studi neurocognitivi
- decadimento negli anziani e, 84–85
- nell'eziologia del gioco d'azzardo compulsivo, 106, 111
Fattori di protezione per gli adolescenti, 149–150
Fattori di rischio
- adolescenti e, 149–150
- anziani e, 77–80
- prevenzione secondaria e, 138–141
Fattori scatenanti per episodi di gioco d'azzardo, 161
Fenomenologia. *Vedi anche* Caratteristiche cliniche
- anziani e, 76–77
- collegamento tra abuso di sostanze e, 56
- differenze di genere in, 92
- tratti comuni condivisi con altri disturbi e, 53
Fluvoxamina, 96, 119, 128, 152, 176, 178–179
Formazione. *Vedi anche* Scuole
- prevenzione e, 136
- terapia cognitivo-comportamentale e, 159
Frequenza del gioco d'azzardo negli anziani, 82
Fumo e interventi di prevenzione, 136–137

G
Gamblers Anonymous – Giocatori Anonimi, 40, 41, 54, 78, 85, 157, 158, 163, 166, 192, 194, 200. *Vedi anche* Gruppi di auto-aiuto, programmi in 12 fasi

Gambling Assessment Module (GAM-IV), 195, 204
Gambling Behavior Interview (GBI), 195, 204
Gambling Impact and Behavior Study (GIBS), 75, 81, 82, 136
Gambling Severity Index (GSI), 197, 206
Gambling Symptoms Assessment Scale (G-SAS), 198, 221
Gambling Treatment Outcome Monitoring System (GAMTOMS), 197, 198, 207
General Accounting Office (GAO), 11
Genere sessuale. *Vedi anche* Donne
- adolescenti e, 68
- accesso e responsività al trattamento, 96
- associazione tra disturbi da abuso di sostanze e, 52
- basi biologiche e, 128
- epidemiologia e, 25–26, 90–91
- fenomenologia e, 92–94
- prevenzione e, 96
- studi genetici e, 95
Genetica
- caratteristiche comuni a disturbi diversi e, 53, 55
- differenze di genere e, 95
- genetica molecolare e, 126–127
- studi di familiarità e, 124–125
- studi sui gemelli e, 95, 125–126
Genetica molecolare, 126–127
Gioco d'azzardo. *Vedi* Bingo, Casinò, Caratteristiche cliniche, Epidemiologia, Eziologia, Gioco d'Azzardo in Internet, Lotterie, Prevenzione, Salute pubblica, Slot machines, Trattamento
Gioco d'azzardo a scopo di beneficenza, 12
Gioco d'azzardo compulsivo, 23
Gioco d'azzardo in Internet
- adolescenti e, 65, 72
- epidemiologia e, 27
Gioco d'azzardo patologico. *Vedi* Caratteristiche cliniche, Epidemiologia, Eziologia, Prevenzione, Salute pubblica, Trattamento
Gioco, forme di, 12
Gran Bretagna
- commissione nazionale in, 147
- gioco d'azzardo in Internet in, 28
- linee di assistenza per il gioco d'azzardo in, 142
- modelli di esposizione e ricerca sulla salute pubblica in, 15–16
- studi di prevalenza e, 8, 25
Gruppi ad alto rischio e prevenzione secondaria, 138–141

Gruppi di auto-aiuto e prevenzione secondaria, 140. *Vedi anche* Gamblers Anonymous

H
Hong Kong e studi di prevalenza, 25

I
Impiegati e fumo passivo, 137
Impulsività. *Vedi anche* Disturbi del controllo degli impulsi, Tratti della personalità
- come fattori primari, 46
- disturbi ossessivo-compulsivi e, 55–56
- gravità e, 54
- prospettiva attitudinale e, 107–108
Inibitori della ricaptazione della serotonina, 37, 96, 119, 152, 176, 180. *Vedi anche* Clomipramina, Fluvoxamina, Paroxetina
Inibitori selettivi della ricaptazione della serotonina (SSRI), 53, 56, 176. *Vedi anche* Farmacologia
Integrazione sociale e benefici del gioco d'azzardo, 12
Internet/Computer Assessment Module, 28
Interventi brevi e terapia cognitivo-comportamentale, 163–164
Iowa
- modello di esposizione per ricerca sulla salute pubblica, 16
- studi di prevalenza in, 25
Ipomania, 41

K
Kraepelin E., 44

L
Le 20 domande dei Gamblers Anonymous – Gamblers Anonymous 20 Questions (GA-20), 192–193, 200
Lie/Bet Questionnaire, 194, 203
Linee guida di aiuto e prevenzione terziaria, 136–138
Litio, 53, 57, 177, 183, 184, 186
Livelli del fluido cerebrospinale e neurotrasmettitori, 117, 118, 124
Livelli di adrenalina e arousal, 123–124
Livelli di cortisolo e stress, 123
Livelli e classificazione del comportamento legato al gioco d'azzardo, 7
Louisiana e studi di prevalenza, 25, 64–65
Lotterie
- adolescenti e, 64–65
- gioco d'azzardo in Internet e, 27

M

Mania da gioco d'azzardo, 44
Maryland e studi di prevalenza, 25
Massachusetts Gambling Screen (MAGS), 193, 201
Meccanismi di produzione, alterazione e rilascio della noradrenalina, 120–121
Media e rinforzo vicario del comportamento, 105. *Vedi anche* Pubblicità
Medici di base e prevenzione secondaria, 139. *Vedi anche* Salute e sanità
Memoria selettiva, 106
Minnesota
- adolescenti in, 66, 70
- risultati della terapia cognitivo-comportamentale in, 166

Minnesota Multiphasic Personality Inventory (MMPI), 43, 46, 109
Missouri, 24
Modelli di riabilitazione psicosociali, del trattamento, 84–85
Modello di auto-medicazione, 105
Modello dell'esposizione per una ricerca sulla salute pubblica, 15–16
Monoaminoossidasi (MAO), 126
Morbo di Alzheimer, 85
Morbo di Parkinson, 79, 120, 141
Motivazione e anziani, 81

N

Naltrexone, 53, 54, 96, 118, 121, 176, 182–183, 186
National Council on Problem Gambling, 141, 158
National Gambling Impact Study Commission (NGISC), 8, 10, 11, 13
National Opinion Research Center, 23, 40–41, 65
National Opinion Research Center DSM-IV Screen for Gambling Problems (NODS), 194, 203
National Research Council, 8, 10–13, 24, 26, 63–64, 68–69, 136, 147
Nativi americani
- livelli di cortisolo e adrenalina e arousal nei, 123
- lotterie in Internet e, 27

Nefazodone, 96, 181–182, 186
Neurobiologia. *Vedi anche* Neuropsicologia
- effetti dell'arousal e dello stress, 123–124
- neurotrasmettitori e, 117–121
- studi con elettroencefalografia e, 124
- studi di Brain Imaging e, 122
- studi neurocognitivi e, 122–123
- studi sul fluido cerebrospinale, 124
- teorie psicologiche e, 111–112

Neuropsicologia e caratteristiche comuni, 53. *Vedi anche* Neurobiologia
Noradrenalina, 117, 120–121, 123, 127, 175, 181, 186
Nuova Zelanda
- commissione nazionale in, 147
- studi di prevalenza e, 25

Nevada
- carcerati e prevalenza in, 40
- gioco d'azzardo in Internet e, 27
- modelli adattativi per una ricerca sulla salute pubblica in, 16

Nevrosi, 44
New York e studi di prevalenza sugli adolescenti, 64–65

O

Olanzapina, 177, 185
Oppioidi antagonisti, 176, 182–183. *Vedi anche* Naltrexone
Oregon e studi di prevalenza, 25, 64–65
Ormone della crescita, 121

P

Padua Inventory, 56
Paroxetina, 37, 96, 119, 152, 176, 180
Pathological Gambling Modification of The Yale-Brown Obsessive-Compulsive Scale (PG-YBOCS), 176–181, 183–184, 198, 229
Politiche
- raccomandazioni per la salute pubblica e, 13–14
- programmi di prevenzione per gli adolescenti e, 153

Popolazioni aborigene. *Vedi* Nativi americani
Prevalenza. *Vedi anche* Epidemiologia
- adolescenti e, 63–67, 68–69, 147
- anziani e, 75–76
- crescita del gioco d'azzardo e, 7–8
- dei disturbi dell'umore e da ansia, 105
- del comportamento criminale, 39–40
- differenze di genere e, 90
- statistiche attuali su, 24–26

Prevenzione
- adolescenti e, 137–183, 148–150
- differenze di genere nella, 96
- prospettiva di salute pubblica sulla, 8
- ruolo del medico nella, 135–143

Prevenzione delle recidive e terapia cognitivo-comportamentale, 55, 162
Prevenzione primaria, 13, 135, 136–138

Prevenzione secondaria, 8, 14, 135, 138–141
Prevenzione terziaria, 135–136, 140, 141–142
Problemi finanziari. *Vedi anche* Economia
- anziani e, 77, 83
- come potenziale conseguenza avversa del gioco d'azzardo, 10
- differenze di genere e, 94
- terapia cognitivo-comportamentale counseling su, 167–168

Profitti aziendali e crescita del gioco d'azzardo, 6
Programmi dei 12 passi, 53, 166. *Vedi anche* Gamblers Anonymous
Tratti temperamentali e comprensione del comportamento, 106–110, 112. *Vedi anche* Tratti della personalità
Pubblicità. *Vedi anche* Media
- adolescenti e, 64
- interventi di prevenzione e, 136

Q
Questionario di Eysenck sulla personalità, 46
Questionario Foulds, 46

R
Resilienza e programmi di prevenzione, 148, 149–150
Ricerca di sensazioni
- come fattore primario, 47
- tratti temperamentali e, 92, 94
Ricerca basata sulle teorie e salute pubblica, 15
Ricerca sul condizionamento da paura, 111
Rinforzo positivo e terapia cognitivo-comportamentale, 103–104, 161
Rinuncia e decorso del gioco d'azzardo, 38

S
Scala dell'ansia di Hamilton, 93
Schizofrenia, 57, 170, 185, 198
Salute e sanità. *Vedi anche* Medici di base
- anziani e, 82–83, 84
- approccio medico ai problemi di gioco d'azzardo e, 8
- interventi di prevenzione ed effetti avversi su, 137–138, 140
Salute mentale e potenziali benefici, 12
Salute pubblica e gioco d'azzardo
- come argomento emergente, 3–5
- diffusione del, e problematiche connesse a, 6–8
- indicazioni per ricerche su, 4, 5, 15–17
- raccomandazioni per politiche e pratiche di, 13–14

- valutazione dell'impatto sulla, 8–13
Schemi di rinforzo negativo, 104–105
Scienza della prevenzione, 148
Scuole e programmi di prevenzione per gli adolescenti, 148. *Vedi anche* Formazione
Disperazione e decorso del gioco d'azzardo, 38
Shopping compulsivo, 41
Short Michigan Alcoholism Screening Test, 193
Sistema degli oppioidi, 118, 121
Sistema di produzione, alterazione e rilascio della serotonina
- associazione tra disturbi da uso di sostanze e, 53
- genere sessuale e, 128
- neurobiologia e, 117–119
- studi genetici e differenze di genere nel, 95
Sistema immunitario e arousal, 123
Slot machines e anziani, 79, 81
Sottotipi di gioco d'azzardo compulsivo, 46–47
South Oaks Gambling Screen (SOGS), 25, 39, 64, 142, 179, 191, 200, 225–228
South Oaks Gambling Screen-Revised for Adolescents (SOGS-RA), 65, 68, 69, 199, 210
Stabilizzatori dell'umore, 177, 183–184. *Vedi anche* Carbamazepina, Litio, Valproato
Stato civile e gioco d'azzardo in Internet, 28
Strategie di auto-esclusione dai casinò, 136, 140–142
Stress
- differenze di genere nello, 92
- neurobiologia dello, 123–124
Structured Clinical Interview for Pathological Gambling (SCI-PG), 197, 207
Structured Symptoms Assessment Scale (G-SAS), 176–177, 180, 198, 221–223. *Vedi anche* Gambling Impact and Behavior Study (GIBS)
Studi con "Brain imaging", 122
Studi con elettroencefalografia, 124
Studi di associazione, 126
Studi di casi
- di anziani, 76–77, 78
- di differenze di genere, 89–90
- di tipo telescopico e progressione, 37
Studi neurocognitivi, 122–123
Studi sugli afroamericani e studi di prevalenza, 26
Studio sull'Impatto del Gioco d'Azzardo e sul Comportamento
- prevenzione secondaria e, 139–140

- valutazione dell'efficacia del trattamento e, 197–198, 207–209
Sud Africa e studi di prevalenza, 25
Suicidio e ideazione suicidaria
- differenze di genere nel, 93
- disturbi dell'affettività nei giocatori d'azzardo patologici e, 53
- potenziali conseguenze negative e, 10, 38
Superstizioni, 106
Svezia e studi di prevalenza, 7, 25
Svizzera e studi di prevalenza, 7, 25

T
Tabacco e interventi di prevenzione, 136–137
Taurina, 124
Tecniche di avversione, 164–165
Tecnologia
- crescita del gioco d'azzardo e, 6
- gioco d'azzardo in Internet e, 27
Telescopio, 83, 92
Questioni legali. *Vedi anche* Comportamento illegale, Politiche
- gioco d'azzardo in Internet e, 27
- rinforzo delle leggi sul gioco d'azzardo tra i minorenni e, 151
Teoria bioinformatica del gioco d'azzardo compulsivo, 112
Teoria dell'apprendimento sociale, 105
Terapia cognitivo-comportamentale. *Vedi anche* Trattamento
- adolescenti e, 150
- disturbi ossessivo-compulsivi e, 56
- genere sessuale e, 96
- similarità tra abuso di sostanze e gioco d'azzardo compulsivo, 54–55
- questioni irrisolte nella, 168–171
- tipi di, 157–168

Test di Stroop, 122
Texas e studi di prevalenza sugli adolescenti, 66
Time-Line Follow Back (TLFB) e TLFB Adapted for Gambling, 196, 198, 206
Tomografia funzionale a risonanza magnetica (fMRI), 122
Trattamento del gioco d'azzardo compulsivo. *Vedi anche* Terapia cognitivo-comportamentale, Risultati, Farmacologia
- adolescenti e, 150–153
- anziani e, 83–85
- caratteristiche comuni, condivise con altri disturbi e, 53
- genere sessuale e, 96
- politiche di salute pubblica e, 13–14
- prevenzione terziaria e, 135–136
- strumenti di screening per la valutazione del, 197–198, 207–208
Trattamento di gruppo e tecniche cognitivo-comportamentali, 170–171
Tribù Coeur d'Alene, 27
Turismo e crescita del gioco d'azzardo, 6

V
Valproato, 58, 183, 184, 186
Valutazione
- di adolescenti, 67–68
- di adulti anziani, 83–84
- ricerca e sviluppo dell'epidemiologia della, 29
- strumenti di screening e, 191–199, 200–211
Venlafaxina, 186
Veterans Administration – Ospedale dei Veterani, 124, 166
Violenza domestica e conseguenze avverse del gioco d'azzardo, 10

Finito di stampare nel mese di giugno 2010

GPSR Compliance
The European Union's (EU) General Product Safety Regulation (GPSR) is a set of rules that requires consumer products to be safe and our obligations to ensure this.

If you have any concerns about our products, you can contact us on

ProductSafety@springernature.com

In case Publisher is established outside the EU, the EU authorized representative is:

Springer Nature Customer Service Center GmbH
Europaplatz 3
69115 Heidelberg, Germany